W0253884

Richtlinien zur medizinischen Indikation der Schwangerschaftsunterbrechung

Herausgegeben von

C. Müller und **D. Stucki**

Mit einer Abbildung

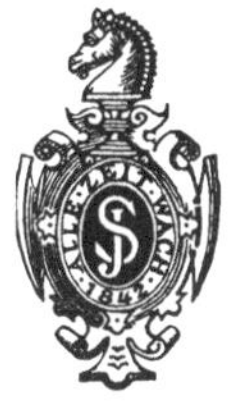

Springer-Verlag

Berlin · Göttingen · Heidelberg

1964

ISBN-13: 978-3-642-88108-4 e-ISBN-13: 978-3-642-88107-7
DOI: 10.1007/978-3-642-88107-7

Softcover reprint of the hardcover 1st edition 1964

Library of Congress Catalog Card Number 64-14613

Druck: Konrad Triltsch, Graphischer Großbetrieb, Würzburg

Titel Nr. 1209

Vorwort

Seit der letzten Auflage von G. WINTERS grundlegender Monographie „Die künstliche Schwangerschaftsunterbrechung“ (1949) und H. NAUJOKS „Leitfaden der Indikationen der künstlichen Schwangerschaftsunterbrechung“ (1954) ist — soweit wir wissen — in keinem Land ein ähnliches Werk erschienen. Es ist ein schönes Zeugnis der rasch fortschreitenden Wissenschaft, daß die beiden genannten Werke längst überholt sind. Zahlreiche Untersuchungen während des vergangenen Jahrzehnts über krankhafte Störungen in der Schwangerschaft haben zu einem erfreulichen Abbau der Indikationen der Unterbrechung geführt. Viele Ärzte, Praktiker wie Spezialisten, vermissen einen dem gegenwärtigen Stand unserer Erkenntnis angepaßten Ratgeber auf diesem aktuellen und verantwortungsvollen Gebiet.

Wir haben deshalb den Versuch unternommen, unseren Kollegen, von denen sich die überwiegende Mehrzahl um eine wissenschaftliche Indikationsstellung bemüht, neue Richtlinien in die Hand zu geben.

Da sich unsere Auffassungen mit dem Fortschritt in der Wissenschaft wandeln und ändern werden, sind wir für jede Unterstützung und Anregung von Klinikern und erfahrenen Praktikern dankbar.

Die Herausgeber danken allen Kollegen, die sich bereitwillig und der Tragweite des Problemes bewußt der verantwortungsvollen Aufgabe unterzogen haben.

Bern, Januar 1964 — Carl Müller
Porrentruy, Januar 1964 — David Stucki

Inhaltsverzeichnis

Herausgeber

Prof. Dr. Carl Müller	Honorarprofessor für Geburtshilfe und Gynäkologie an der Universität Bern
Dr. David Stucki	Chefarzt der geburtshilflich-gynäkologischen Abteilung des Bezirkspitals Pruntrut

Mitarbeiter

Dr. jur. Jürgen W. Bösche	Rechtsanwalt, Köln-Lindenthal
Prof. Dr. Fernand Cardis	Professeur associé der medizinischen Fakultät, Lausanne
Dr. Georg R. Constam	Konsiliarius für Diabetes an der medizinischen Universitätspoliklinik Zürich
PD. Dr. Bernard Courvoisier	Chefarzt der inneren Abteilung des städt. Krankenhauses La Chaux-de-Fonds
Prof. Dr. Pierre Dubuis	Professor der medizinischen Fakultät, Lausanne
PD Dr. Leo Eckmann	Chirurg am Tiefenauspital Bern
Dr. jur. Hermann Egli	Generalsekretär der schweizerischen Ärzteorganisation Bern
Prof. Dr. Franz Escher	Direktor der oto-rhino-laryngologischen Universitätsklinik Bern
Prof. Dr. Erich Glatthaar	Chefarzt der Frauenklinik des Kantonspitals Winterthur
Prof. Dr. Walter Hadorn	Direktor der medizinischen Universitätsklinik Bern
Dr. Ernst Hausamann	Spezialarzt für Chirurgie Bern
PD Dr. Guido Hemmeler	Spezialarzt für innere Medizin, Lausanne
Dr. Pierre A. Krieg	Spezialarzt für Gastro-enterologie, Lausanne
Prof. Dr. Hans Kuske	Direktor der dermatologischen Universitätsklinik Bern
Dr. Marianne Mall-Haefeli	Oberärztin der Universitätsfrauenklinik Basel
PD Dr. Ernesto Mordasini	Spezialarzt für Lungenkrankheiten, Bern
Prof. Dr. Jean Hermann Müller	Leiter der radiologischen Abteilung und des histopathologischen Laboratoriums der Universitätsfrauenklinik Zürich
Dr. Jakob Oeri	Oberarzt der chirurgischen Universitätsklinik Basel
PD Dr. Udo Pfändler	Dozent für Genetik an der Universität Bern
Dr. Theo de Preux	Spezialarzt für Rheumatologie, Lausanne
Dr. Joseph Regli	Chefarzt der kantonal-bernischen Heilstätte für Tuberkulose, Heiligenschwendi
Prof. Dr. François Reubi	Direktor der medizinischen Universitätspoliklinik Bern
PD Dr. Heini Stamm	Chefarzt der geburtshilflich-gynäkologischen Abteilung des städtischen Krankenhauses Baden
PD Dr. Markus Vest	Oberarzt der Universitätskinderklinik Basel
Dr. Hermann E. Voss	Ehemaliger Leiter des biologischen Laboratoriums der pharmazeutischen Werke Boehringer und Söhne, Mannheim
Prof. Dr. Egon Wildbolz	Chefarzt der urologischen Abteilung des Inselspitals Bern
Prof. Dr. Rudolf Witmer	Direktor der Universitätsaugenklinik Zürich
Dr. Rudolf Wyss	Chefarzt der Kantonalen Heil- und Pflegeanstalt, Münsingen/Kt. Bern

I. Einleitung

C. MÜLLER

Alle Zeiten und alle Völker kannten das Problem der künstlichen Beendigung der Schwangerschaft und setzten sich mit dem erlaubten und dem unerlaubten Abort auseinander. Je nach der Zeitauffassung, je nach dem Stand der ärztlichen Wissenschaft und der Kultur wurden die damit zusammenhängenden Fragen mehr von religiösen, ethischen, ärztlichen, sozialen oder bevölkerungspolitischen Gesichtspunkten aus beurteilt. Wie sehr sich die Auffassungen änderten, kommt in der Gesetzgebung zum Ausdruck, die im Laufe der Zeit alle Schattierungen kannte von völliger Straffreiheit bis zur Todesstrafe.

Die medizinische Indikation zur vorzeitigen Beendigung der Schwangerschaft, wenn auch schon in der Antike bekannt, fand erst im 18. Jahrhundert allgemeinere Anerkennung, nachdem sich eine Autorität wie WILLIAM COOPER (1772) für sie ausgesprochen hatte. Im 19. und 20. Jahrhundert kam es, mit wenigen Ausnahmen, in allen Rechtsstaaten zu Gesetzen, die den künstlichen Abort aus medizinischer Indikation gestatteten. Diese Indikation ist nach dem Gesetze nur dann gegeben, wenn eine Krankheit Leben oder Gesundheit der Mutter in eine ernste, nur durch Beendigung der Schwangerschaft abwendbare Gefahr bringt. In fast allen Ländern wurden Zwangskonsilien angeordnet oder Facharztkomitees zur Begutachtung eingesetzt, um dem Mißbrauch der medizinischen Indikation vorzubeugen. Trotzdem herrschte allgemeine Unsicherheit in der Indikationsstellung.

Es ist das große Verdienst von GEORG WINTER, als Erster allgemein gültige Richtlinien formuliert zu haben. 1918 veröffentlichte er seine Monographie „Die Indikationen der Schwangerschaftsunterbrechung“. Diese Schrift stellt eine mutige Pionierarbeit dar. Schon damals bestand ein großes Mißverhältnis zwischen der Anzahl wissenschaftlich begründeter Anzeigen zur Unterbrechung der Schwangerschaft und der Häufigkeit der praktischen Ausführung. Die Interpretation des Gesetzes war unbefriedigend — sie ist es ja heute noch. Dazu prallten damals, nach dem ersten Weltkrieg, politische und weltanschauliche Dogmen auch auf dem Gebiet des Abortus artificialis heftig aufeinander. Es bedurfte des zivilen Mutes eines so bedeutenden Menschen und Arztes wie WINTER, zur Besinnung und Verantwortung aufzurufen und der Verwirrung der Begriffe entgegenzutreten.

Zum ersten Male wurde hier systematisch untersucht, wie der Verlauf verschiedener Krankheiten durch eine hinzutretende Gravidität beeinflußt wird, und wann die Gefahr für das mütterliche Leben durch eine Interruptio abgewendet werden muß. In der zweiten Auflage (1932) überließ WINTER die Bearbeitung vieler medizinischer Indikationen seinem Schüler E. NAUJOKS. Grundsätzlich bewahrten die Richtlinien auch in dieser neuen Form den Geist WINTERS: „Unser Prinzip muß sein: keinen Abort zuviel und keinen zuwenig.“ Dieser zweiten Auflage war nur eine kurze Lebensdauer beschieden, denn 1935 wurden von STADLER im Auftrage der Reichsärztekammer und im Anschluß an die „4. Verordnung zur Ausführung des Gesetzes zur Verhütung erbkranken Nachwuchses“ neue „Richtlinien für Schwangerschaftsunterbrechungen aus gesundheitlichen Gründen“ herausgegeben. Sie bedeuteten nichts anderes als eine staatliche Sanktion des systematischen Mordes am keimenden Leben. WINTER hat die Korruption seines Werkes mit tiefster Empörung und Niedergeschlagenheit aufgenommen. Die Forderungen wurden für alle deutschen Ärzte verbindlich erklärt und verloren erst 1945 ihre Gültigkeit.

1946 starb GEORG WINTER, „das Gewissen der deutschen Gynäkologie". Sein Werk erschien zum letzten Mal 1949. Leider! Denn NAUJOKS entschloß sich nun, den „Richtlinien" eine offizielle Note zu geben und sie, unter dem Protektorat des Präsidiums des deutschen Ärztetages, stark gekürzt, in der Form eines Leitfadens herauszugeben. Dieser Leitfaden war aber m. E. kein Fortschritt. Im Gegenteil! Der leidenschaftliche Wunsch des Autors nach „amtlicher Fixierung" ist der Sache schlecht bekommen. NAUJOKS bedauerte, daß „es nur vorübergehend zu einer amtlichen Fixierung der Indikationen kam, und zwar der Stadlerschen Richtlinien", trotzdem letztere eine Schändung seines Werkes darstellten! Was NAUJOKS als Nachteil des Winterschen Buches empfand, war sein größter Vorteil: der Geist der Schule, der Geist einer überragenden Persönlichkeit von hohem Ethos und großer Zivilcourage. Im Vergleich dazu wirkt der stark geschrumpfte und — wie NAUJOKS im Vorwort schreibt — „aus der Sphäre wissenschaftlicher Diskussion herausgehobene" Leitfaden wie eine farblose amtliche Verlautbarung.

In fast allen Ländern ist man auf dem Gebiet der Schwangerschaftsunterbrechung ganz allgemein in eine unbefriedigende Situation geraten. Wenn man gehofft hatte, durch neue Gesetze die Abtreibungsseuche einzudämmen, so war dies ein Fehlschluß. Es ist ein offenes Geheimnis, daß viele Abtreibungen, die früher illegal vorgenommen wurden, heute unter einer laxen, gedankenlosen Begutachtungspraxis auf „legalem" Wege ausgeführt werden.

Ob Vertreter des Staates, einer religiösen Gemeinschaft, Ärzte oder politische Gruppen zur Schwangerschaftsunterbrechung Stellung nehmen, stets entbrennt ein heftiger Streit der Meinungen. Die Diskussion um die nichtmedizinischen Indikationen, sei es die soziale, eugenische, bevölkerungspolitische oder, wie jetzt wieder, die Notzuchtsindikation, ist von jeher unfehlbar ins Politische abgeglitten, selbst wenn sie von Fachleuten, Juristen oder Ärzten geführt wurde. Dies liegt im Charakter der Sache. Juristen in verantwortlichen Stellungen sind meist Politiker und als solche stellen sie häufig die Rechtsauffassung der Masse über die sittlichen Maßstäbe einer Minderheit. Wir alle wissen, daß Ethik nicht von der Masse getragen wird. Gerade die vorbehaltlose Zustimmung der Masse hat bestimmt den geringsten Kulturwert. Wie die Masse aus anonymen Gefühlen heraus bedenkenlos urteilt, haben wir beim Thalidomidprozeß in Lüttich in aller Deutlichkeit gesehen. Kulturfördernd kann nur das wirken, was zum Nachdenken zwingt. Von jeher waren es Einzelne, die auf dem steilen Weg der Ethik vorangegangen sind. Genau so kann auch nur der Einzelne Verantwortung tragen, nicht die Gruppe, nicht der Staat, nicht die Gesellschaft, nicht einmal die Kirche. Würde die Masse nach ethischen Grundsätzen leben und handeln, so wäre ein Strafgesetzbuch überhaupt unnötig. Es widerspricht aber jeder geschichtlichen Erfahrung, daß die Masse die absolute Freiheit erträgt, denn Freiheit verpflichtet, verlangt Verzicht und große Opfer.

Es scheint nur Wenigen bewußt zu sein, daß es bei der Vernichtung keimenden Lebens weit über politische, staatliche und kirchliche Toleranz oder Intoleranz hinausgeht. Es geht um das Lebensrecht schlechthin, um die Ehrfurcht vor dem Leben, um die Grundlage jeder Kultur. Ethik ist nicht eine Funktion sozialer Nützlichkeit. Bei diesen Stellungnahmen und Auseinandersetzungen sind oft eine erstaunliche Gedankenlosigkeit und eine Unkentnis der materiellen und ideellen Seite des ganzen Fragenkomplexes festzustellen, selbst bei Ärzten. Die Schwangerschaftsunterbrechung ist in jedem Einzelfall eine in tiefste Schichten des Einzel- und des Gemeinschaftslebens hinabreichende Tat, nämlich Tötung.

Immer ist es der Arzt, der die Entscheidung trifft. Er vor allem muß sich der Tragweite seines Handelns bewußt sein. Ihm darf als entlastendes Moment weder die Unwissenheit und die Gedankenlosigkeit der Masse, noch die seelische Verfassung der Schwangeren zugute gehalten werden. Ihm sollte das Problem in seiner Vielseitigkeit vertraut sein. Jeder, der sich mit diesen Fragen eingehend auseinandergesetzt hat, wird einsehen, daß es keine Kompromißlösungen geben kann, obschon diese sich unserer Bequemlichkeit so gerne anbieten. WINTER meint, und wir können das nur unterstreichen: „Die Art der Handhabung dieses schwierigen Stoffes ist geradezu ein Gradmesser für die geistige Freiheit, die Achtung vor der Persönlichkeit und für den Stand von Kultur und Sitte eines Volkes."

Das Wissen um den wahren Charakter der Fruchttötung ist unter dem Einfluß der zum System gewordenen „Indikationslehre" fast ganz verloren gegangen. Unter Indikation versteht man die wissenschaftliche Begründung eines therapeutischen Eingriffes, mit anderen Worten, eine Heilanzeige. Je differenzierter eine Heilmaßnahme ist, desto strenger muß die Indikationsstellung sein. Bei lebensgefährlichen Eingriffen wird stets eine vitale Indikation gefordert. *Nun kann aber ein Eingriff, durch den ein lebendes, gesundes Wesen mit allen seinen prospektiven Potenzen vernichtet wird, auf keinen Fall einer Heilhandlung gleichgesetzt werden.*

Manche Ärzte fassen die Schwangerschaft als Komplikation eines Krankheitsprozesses auf. Die Dinge liegen aber umgekehrt. Die Schwangerschaft ist Ausdruck normaler und vitaler Funktion und die *Krankheit* bedeutet eine Komplikation für die Schwangerschaft. Unser ärztliches Denken sollte also darauf ausgerichtet sein, den Krankheitsprozeß zu bekämpfen, nicht aber den gesunden Lebensvorgang zu vernichten. So gesehen bedeutet die Fruchttötung nicht nur keinen heilenden Eingriff, sondern das Eingeständnis des Versagens aller Therapie. Unsere Anstrengung muß dahin gehen, die therapeutischen Möglichkeiten immer weiter zu entwickeln, die Anzeigen zur Schwangerschaftsunterbrechung immer mehr einzuschränken, bis dieser Eingriff schließlich aus der Liste der wissenschaftlichen Operationen gestrichen werden kann. Dieses Bestreben allein entspricht einer biologischen, ärztlichen und ethischen Auffassung von der Menschwerdung und von der Verantwortung des Arztes. Ohne diese umfassende Anschauung verkümmert die Ehrfurcht vor dem Leben, reißen die letzten Dämme ein, die uns vor dem Chaos schützen.

Das Gesetz ermächtigt uns, den Keimling zu zerstören, wenn das Leben oder die Gesundheit der Mutter in einer nicht anders abwendbaren Gefahr sind. Das Gesetz setzt voraus, daß wir wissen, was Gesundheit ist. Wir wissen es aber nicht. Die Weltgesundheitsorganisation bezeichnet Gesundheit als „einen Zustand körperlichen, seelischen und sozialen Wohlbefindens". Keiner von uns glaubt im Ernst, daß diese simple, utilitaristische Definition wirklich stimmt. In der materialistischen Lebensschau ist Gesundheit in erster Linie Arbeitsfähigkeit und Kriegstauglichkeit des Menschen. Wir sind nicht der Ansicht, daß diese Betrachtungsweise der Bestimmung des Menschen und dem Sinn seiner Krankheit gerecht wird. Gesundheit ist ein Idealbegriff und sie bleibt daher, wie jedes Ideal, in diesem Leben unerreichbar. Auch der Begriff „Gefahr" ist relativ, subjektiv und er wird, wie auf Seite 210 angedeutet, gleich anderen Begriffen, in verschiedenen Epochen ungleich gewertet.

Wir sehen: *trotz allen Gesetzen, die eine Indikation zur Schwangerschaftsunterbrechung anerkennen, liegt die Auslegung des Gesetzes und damit die Verantwortung für eine Fruchttötung ausschließlich beim Arzt. Der künstliche Abort, der ein in normaler Entwicklung begriffenes kindliches Leben zerstört, erfordert also eine unantastbare, wissenschaftlich stichhaltige Indikation.*

Die Voraussetzungen zur *Aufstellung einer einwandfreien Indikation* sind folgende:

1. *Einwandfreie Diagnose* der Krankheit mit allen Mitteln der modernen Untersuchungstechnik. Der praktische Arzt verfügt im allgemeinen weder über die Kennt-

nisse und die Erfahrung noch über die Einrichtungen, die heute für die gründliche Abklärung eines Falles gefordert werden müssen. So kann die Indikation zur Schwangerschaftsunterbrechung nicht in der Sprechstunde, sondern, zumal bei internen und psychiatrischen Erkrankungen, erst nach gründlicher klinischer Abklärung gestellt werden.

2. *Richtige Prognose.* Diese Aufgabe ist noch schwieriger als die vorige, denn sie basiert nicht allein auf objektiv nachweisbaren Veränderungen, sondern auf Erfahrung und Spezialkenntnissen, über die nicht jeder Arzt verfügt. Indikationsstellung ist, mit wenigen Ausnahmen, ein prognostisches Urteil. Prognose aber ist wohl die schwierigste ärztliche Kunst; sie ist ein Wahrscheinlichkeitsschluß, der sich auf die eigene und die statistische Erfahrung stützt und von den Möglichkeiten der Therapie abhängt.

In der Beurteilung des Einflusses der Schwangerschaftsunterbrechung auf den weiteren Verlauf der Krankheit können wir nicht vorsichtig genug sein.

Besserung oder Heilung des Leidens nach der Unterbrechung sind kein Beweis für einen kausalen Zusammenhang. Bei adäquater Therapie heilen die meisten Krankheiten auch während der Schwangerschaft aus. Nicht so selten fördert die Gravidität, entgegen aller Erwartung, die Heilung der Krankheit. Bei manchen Krankheiten kann eine Verschlimmerung durch eine Unterbrechung nicht aufgehalten werden. Infolgedessen kann nicht jede Verschlimmerung durch das Austragen der Schwangerschaft dem Arzt zur Last gelegt und als Beweis falscher Beurteilung angesehen werden. Die Unterbrechung bedeutet also nicht immer die Beseitigung einer untragbaren Belastung des Organismus; sie ist und bleibt aber immer ein schwerwiegender Eingriff in einen normalen, biologischen Ablauf und dies in physischer und psychischer Hinsicht.

3. *Nachweis der Erfolglosigkeit aller therapeutischen Maßnahmen.* Bei der Koinzidenz eines Leidens mit einer Gravidität ist in erster Linie die Krankheit zu behandeln und diese kann heute in fast allen Fällen geheilt werden. *Der Abortus artificialis ist der letzte Ausweg; er gehört ans äußerste Ende aller therapeutischen Überlegungen und Anstrengungen.*

Richtlinien sollen keine Dienstvorschrift oder Polizeiverordnung sein. Sie sollen der persönlichen Einsicht und der Beurteilung des verantwortungsbewußten Arztes freien Raum gewähren. Sie sollen nur raten und Überblick geben für den, der Rat sucht und der alle Möglichkeiten ernstlich prüft, das keimende Leben zu erhalten. Suchen aber Schwangere und Arzt einen Weg, die Schwangerschaft zu unterbrechen, so werden sie ihn immer finden und bedürfen keiner Richtlinien.

Wir aber werden stets fragen: wann *muß* und nicht, wann *darf* eine Gravidität vor der Zeit künstlich beendet werden.

II. Belastung des Organismus durch eine normale Schwangerschaft

D. Stucki

Im Laufe der Schwangerschaft vollzieht sich unter der Führung des Hypothalamus die Entwicklung zweier Systeme: des anatomo-biologischen Systems (Fetus und Plazenta), das eine funktionelle und beinahe autonome Einheit darstellt und die Entwicklung des zweiten Systems anregt, nämlich des Adaptationssystems der Mutter. Die Manifestationen ihrer wechselseitigen Beeinflussung und Abhängigkeit sind sehr zahlreich.

Die Entwicklung von Plazenta und Fetus mit ihrem stetig steigenden, an parasitäre Lebensgemeinschaften erinnernden Fordern und Nehmen, stellt einen regelrechten Angriff auf den mütterlichen Organismus dar und verursacht in ihm bedeutende Umstellungen, evtl. sogar Störungen.

Zwischen der Frucht und den von ihr im mütterlichen Organismus ausgelösten Reaktionen kommt es zu einem gewissen, sehr labilen, stets zum Pathologischen tendierenden Gleichgewicht, das sorgfältiger Überwachung bedarf. Es ist daher berechtigt, nicht nur von funktioneller Anpassung des Organismus zu sprechen, welche die Gesamtheit der verschiedenen Aspekte dieses Gleichgewichtes umfaßt, sondern von einer eigentlichen funktionellen Überlastung; dieser sind die Abwehr- und Ausgleichskräfte des mütterlichen Organismus nicht immer gewachsen. Wir betrachten im folgenden, nach den verschiedenen Organen und Systemen geordnet, diese Reaktionen des mütterlichen Organismus und ziehen daraus einige praktische Schlüsse.

Genitalorgane

Der den Fruchtsack bergende Uterus vergrößert sich im Laufe der Schwangerschaft unter Wachstum, Verdünnung und struktureller Umordnung („Weiterstellung“) seiner Wand beträchtlich. Sein Volumen nimmt bis zum Ende der Schwangerschaft ungefähr auf das 500fache des ursprünglichen Volumens, die Masse auf das 20- bis 30fache zu.

Das Uterusgewicht beträgt bei der erwachsenen, nicht schwangeren Frau 30 bis 80 g. Der geburtsreife Uterus wiegt mit dem Fruchtsack 5000—6000 g; davon entfallen 3000 auf den Fetus, 1000 auf die Amnionflüssigkeit, 600 auf die Plazenta und 1000—1500 auf den Uterus selbst.

Die Länge der einzelnen Muskelzellen nimmt auf das 10fache, unter Umständen sogar auf das 17—40fache zu (STIEVE). Ebenso nimmt die Breite ca. auf das 3fache und die Kerngröße auf das doppelte zu. Nach STIEVE ist ferner mit einer Neubildung von Muskelzellen aus undifferenzierten Mesenchymzellen zu rechnen; in der Wochenbettsinvolution des Uterus gehen diese neugebildeten Muskelzellen größtenteils zugrunde.

Die Kapazität der im unentfalteten Uterus mehr oder weniger torquiert verlaufenden Blut- und Lymphgefäße, insbesondere der großen Venenplexus, wird durch Erweiterung, Streckung und Verlängerung der bestehenden, sowie durch Bildung neuer Gefäße bedeutend vergrößert. Die Fähigkeit zur Erweiterung des Uterus beruht neben dem Wachstum und der Vermehrung seiner Elemente auch auf dem strukturellen Gefüge des Myometriums (Anordnung der Muskelfasern in Spiralen).

Das Auftreten einer doppelten Querstreifung in den hypertrophischen Muskelfasern führte zu der Annahme, die glatte Muskulatur des Uterus würde in quergestreifte umgewandelt. Man weiß heute, daß es sich um Artefakte handelt. Diese interessante Entwicklung der Uterusmuskelfasern, die, obwohl histologisch glatt, physiologische Eigenschaften der quergestreiften Faser zeigt (Gehalt an kontraktilem Eiweiß usw.), ist wahrscheinlich durch Östrogenwirkung hervorgerufen, während die Steuerung des Tonus und der Kontraktilität vorwiegend dem Einfluß des gestagenen Hormons unterworfen zu sein scheint.

Form, Konsistenz und Lage des Uterus verändern sich im Laufe der Schwangerschaft in charakteristischer Weise. In den beiden ersten Schwangerschaftsmonaten macht der Uteruskörper eine mehr konzentrische Hypertrophie durch; weich-aufgelockert liegt er zu dieser Zeit leicht anteflektiert im kleinen Becken. Nach dem dritten Monat findet das Wachstum exzentrisch statt, so daß der Fruchthalter eine Längsachse aufweist, die mit der Längsachse des mütterlichen Körpers zusammenfällt.

In dieser Richtung findet die stärkste Vergrößerung statt, und so gibt der Stand des Fundus uteri einen indirekten Anhaltspunkt für die Größe des Uterus; solange der vorliegende große Teil noch keine engere Beziehungen zum kleinen Becken eingegangen ist.

Gegen den 4. Monat steigt der Uterus über die Beckeneingangsebene empor und füllt allmählich die ganze Abdominalhöhle aus. Von rundlicher Form im Beginn, nimmt er vom 5. Monat an eine mehr ovale Gestalt an. Diese Veränderung hat nach Reynolds eine besondere Bedeutung: sie erlaubt eine bessere Anpassung an die neue Vaskularisation (Gefäßkrise nach Reynolds) und spielt, nach demselben Autor, eine praktische Rolle in dem Sinne, daß die Reife des Fetus direkt abhängt von der Dauer seines Aufenthaltes im Uterus nach dessen Gefäßkrise.

Die Entwicklung der Gefäße geht konstant mit dem Wachstum des Uterus einher. Die Venen werden stark erweitert, oft bis zur Varikosität. Die spiralig angeordneten Arterien strecken sich mit dem Wachstum des Uterus, um nach der Geburt wieder ihre ursprüngliche Form anzunehmen. Die Durchblutung des Uterus erreicht in der normalen Schwangerschaft 500 ml pro Minute, der Sauerstoffverbrauch des Uterus einschließlich Fruchtsack 5 ml/kg/min, ein Phänomen, das für das hämodynamische Gleichgewicht von großer Bedeutung ist.

Infolge der dichten oberflächlichen Venennetze erhält die *Vagina* eine dunkelblau-violette, livide Farbe, die besonders zwischen Klitoris und Meatus externus urethrae und am Harnröhrenwulst augenfällig erscheint. Die Schleimhautfalten und Papillen treten in der Schwangerschaft stärker hervor. Durch diese Veränderungen wird die Vagina dehnbarer und für die Erweiterung unter der Geburt zweckmäßig vorbereitet, so daß nennenswerte Scheidenrisse in der Regel ausbleiben.

Durch die starke Blut- und Lymphgefäßvermehrung und Auflockerung ihrer Wand wird die Resorptionsfähigkeit der Scheidenschleimhaut stark gesteigert, was bei Spülungen und Lokalbehandlungen mit differenten Medikamenten zu berücksichtigen ist.

Extragenitale Schwangerschaftsveränderungen

Die Schwangerschaftsumstellungen beschränken sich nicht nur auf die Pars gestationis und deren Nachbarorgane, sondern sie erstrecken sich auf den ganzen Körper der Mutter. Die extragenitalen Schwangerschaftsveränderungen sind wie jene am Genitalapparat selbst durch Auflockerungsvorgänge, Tonusveränderung, Wachstums- und Neubildungserscheinungen, Leistungssteigerungen und Anpassungserscheinungen der nervösen und hormonalen Regulationen gekennzeichnet. Der Endzweck aller Veränderungen ist die Zurichtung des mütterlichen Organismus für die Aufgabe der Gravidität und der Geburt. Es sind nützliche und notwendige, d. h. also physiologische Vorgänge. Nur wenn sie über das Ziel hinausschießen, können sie zu Störungen führen und damit pathologisch werden.

Haut

Wenn wir uns in Erinnerung rufen, daß die Haut durch Veränderungen des Stoffwechsels, des Endokriniums und der Tonuslage des vegetativen Nervensystems beeinflußt werden kann, so erscheinen graviditätsbedingte Umstellungen des Integuments ohne weiteres verständlich. Die Haut und ihre Anhänge stehen einerseits im Zeichen vermehrter Funktion, andererseits treten Veränderungen auf, die man außerhalb der Gravidität, besonders bei Erkrankungen der endokrinen Drüsen beobachtet.

Das Auftreten von *Striae* oder Schwangerschaftsstreifen am unteren Abdomen, an den Hüften usw., ist in größerem oder geringerem Ausmaß bei den meisten Schwangeren festzustellen. Sie entstehen durch Auseinanderweichen elastischer Faserzüge der Kutis; konstitutionelle und endokrine Faktoren (Hypophyse? Nebenniere?) sind dabei im Spiele.

Die *Pigmentierung*, die im Gesicht, am Brustwarzenhof, an der Linea alba, der Vulva und am Anus sowie an alten Narben in Erscheinung tritt, beruht auf der Ablagerung von Melanin in der Haut, einem Pigment, das auch bei Morbus Addison gefunden wird. Einige glaubten daher, die Ursache dieser Schwangerschaftspigmentierung in einer Nebennierenrindeninsuffizienz zu sehen, obwohl das Pigment besonders in der zweiten Schwangerschaftshälfte auftritt, zu einer Zeit also, in der die Symptome der Nebennierenrindeninsuffizienz gewöhnlich verschwinden. Andere wieder sehen in der Pigmentierung eine Manifestation erhöhter Sensibilität der Haut auf ultraviolette Strahlung oder einer vermehrten Produktion des Pigmenthormons der Hypophyse.

Die Tätigkeit der Schweiß- und Talgdrüsen ist gesteigert, der pH des Schweißes dagegen vermindert.

Bewegungsapparat

Die graviditätsbedingte Auflockerung und Weiterstellung ergreift auch die Bauchdeckenmuskulatur, die Gelenkverbindungen des Beckenrings und der lumbosakralen Wirbelsäule, wenn auch die Physiopathologie dieser Vorgänge noch wenig erforscht ist.

Im *Knochen* werden Veränderungen im Sinne der Bildung von Osteoidsäumen (Becken, Lendenwirbelsäule, Rippen, Brustbein und Schädeldach) beobachtet. Hyperplasie des Gesichtsschädels und Kinns verleiht manchen Frauen einen akromegalen Ausdruck. Manche sehen in diesen Erscheinungen die Wirkung hypophysärer und plazentarer Wachstumshormone, die, mehr zur Vergrößerung des Uterus bestimmt, auch auf andere Organe übergreift.

Ausgesprochener und besser erforscht sind die Veränderungen der Ileosakralgelenke und der Symphyse. Die Weiterstellung der Symphyse, sehr ausgeprägt bei manchen Tieren (Seehund, Meerschweinchen usw.), kann bei der Frau 3 cm erreichen und beträgt im Mittel 5,8 mm. Auch die Ileosakralgelenke haben an der Distension des Beckens infolge erhöhter Beweglichkeit einen gewissen Anteil. Nicht nur der kindliche Kopf adaptiert sich bei der Geburt durch Konfiguration an Form und Masse des Beckens, sondern auch die Anpassungsfähigkeit der Beckenform an den kindlichen Schädel wirkt geburtserleichternd.

Proportional zur Anzahl der Geburten nehmen gewöhnlich auch die Beckenmaße zu: der Durchmesser des Beckeneingangs durchschnittlich um 5 mm nach 4 Geburten, der quere und gerade Durchmesser in Beckenmitte im Mittel um 5—10 mm.

Die Konsequenzen der Vermehrung und einer neuen Verteilung des Körpergewichtes erstrecken sich auch auf die Wirbelsäule, ihre Ligamente und Zwischenwirbelscheiben. Statische Störungen sind daher häufig. Die kompensatorische Lordose, notwendig zum Ausgleich der Vorderlastigkeit des Körpers der Schwangeren, und die Auflockerung der Beckenverbindungen zwingen die Rückenmuskulatur und die stark hypotonischen Muskeln der Bauchwand zu einer zusätzlichen Arbeit. Insuffizienzbeschwerden, die sich hauptsächlich in Kreuz- und Rückenschmerzen äußern, sind die häufige Folge. Auch Diskushernien werden während oder unmittelbar nach der Schwangerschaft etwas häufiger beobachtet.

Respirationsapparat

Atmung und Zirkulation hängen so eng zusammen, daß es nicht möglich ist, die in der Schwangerschaft auftretenden Störungen des einen von denen des anderen Systems scharf zu trennen.

Die Dyspnoe ist ein habituelles Symptom, das in 60—65% der Fälle angetroffen wird. Sie kann schon in der Ruhe auftreten und wird gesteigert durch physische Anstrengung, ohne nachweisbare Insuffizienzerscheinungen.

Die wesentlichsten der in der Schwangerschaft zu beobachtenden Veränderungen sind folgende:

Die *Atemfrequenz* (=Zahl der Atemzüge/min) ist im zweiten Trimenon um 15%, im letzten Trimenon um 8% gesteigert.

Die *Vitalkapazität* (=Luftmenge, die nach tiefster Inspiration durch stärkste Exspiration entleert werden kann) steigt von Anbeginn der Schwangerschaft an und erreicht ihr Maximum gegen die 36. Woche (durchschnittlich +15%) und nimmt dann bis zur Geburt wieder etwas ab (+8%).

Die *Ventilation* ist um 30% erhöht. Das Atemvolumen (=Respirationsluft =die bei jedem ruhigen Atemzug bewegte Luftmenge) beträgt im Durchschnitt 500 ml, d. h. 11% der Totalkapazität.

Das *Atemminutenvolumen* (=die in einer Minute bewegte Respirationsluft) nimmt um ca. 50% zu.

Der *Sauerstoffverbrauch* (=die pro Minute verbrauchte O_2-Menge in ml, in Ruhe 150—300) steigt bis zu 27% am Termin.

Die *alveoläre CO_2-Spannung* ist vermindert (auf ungefähr 35 mm Hg, anstatt 40 mm Hg).

O_2-Sättigung. Die Hämoglobindissoziationskurve liegt bei der schwangeren Frau rechts von der normalen Kurve, beim Fetus links davon, infolge des großen O_2-Bedarfs des Fetus. Die arterielle Sauerstoffsättigung des Hämoglobins liegt bei 94% (95% normal).

Es ist daraus zu schließen, daß die Kurzatmigkeit vor allem auf mechanischen, extrathorakalen Faktoren beruht, wie besonders auf dem Zwerchfellhochstand infolge des Uteruswachstums und auf der oft erheblichen Gewichtszunahme der Mammae.

Diese fast physiologische Schwangerschaftskurzatmigkeit kann den Arzt bei leichteren Herzstörungen vor schwierige diagnostische Fragen stellen; dies um so mehr, als auch psychischen oder emotionalen Faktoren Rechnung getragen werden muß, die, wie bei der Nichtschwangeren, eine starke Hyperventilation verursachen können.

Kreislauforgane

Die Affektionen des Zirkulationssystems der schwangeren Frau haben von jeher schwere diagnostische und therapeutische Probleme gestellt. Ihre Prognose ist indessen mit dem Fortschreiten unserer Kenntnisse auf diesem Gebiet wesentlich besser geworden. Die früher so gefürchteten Gefahren der Schwangerschafts- und Geburtsbelastung der kreislaufkranken Frauen können heute besser kontrolliert werden und dementsprechend ist die Zahl der therapeutischen Aborte aus diesen Indikationen stark zurückgegangen.

Da eine Reihe von Erscheinungen, wie Kurzatmigkeit, Ödeme, Tachykardie, Herzklopfen, Gewichtszunahme etc. in graviditate nicht eigentlich krankhaft, sondern gleichsam physiologisch sind, ist es wichtig, die Umstellungen der Hämodynamik zu kennen:

Die *Pulsfrequenz* ist beschleunigt; 65—70 im Mittel, kann sie gegen den 7. bis 8. Monat 82 erreichen, gegen den Geburtstermin kehrt sie zur Norm zurück.

Der *arterielle Blutdruck* bleibt im großen Kreislauf praktisch unverändert, abgesehen von einem leichten Absinken des diastolischen Drucks. Im Lungenkreislauf ist eine leichte Steigerung des diastolischen Drucks von der 25. bis zur 35. Woche häufig (ca. 25% der Fälle). — Es resultiert daraus eine Kongestion im kleinen Kreislauf, die durch körperliche Anstrengung noch vermehrt wird.

Das *Herzvolumen* (durch Bestimmung des Herzdurchmessers in zwei Ebenen oder in verschiedenen Formeln zu erfassen) bleibt unverändert. Die Konfiguration des Herzens kann durch seine Verlagerung infolge Zwerchfellhochstands gewisse Abweichungen aufweisen. Die elektrische Achse des Herzens weicht um ca. 15° nach links ab. Die Modifikationen des EKG sind uncharakteristisch.

Das *Herzminutenvolumen,* 4,5 l/min bei der Nichtschwangeren in Ruhe, nimmt vom Ende des 3. Monats an zu und erreicht sein Maximum gegen den 7.—8. Monat mit ca. 6 l/min, was einer Zunahme von 33% entspricht; es nimmt sodann progressiv ab und erreicht kurz vor dem Termin wieder den normalen Wert. Bald nach der Geburt nimmt es von neuem um ca. 9% zu, kehrt aber nach ca. 14 Tagen zur Norm zurück.

Die *Herzarbeit* hängt ab von dem Herzminutenvolumen, dem mittleren Blutdruck und der Beschleunigungsarbeit. Die Herzarbeit ist wegen der Zunahme des Herzminutenvolumens einerseits vermehrt, andererseits leicht vermindert durch Abnahme der Blutviskosität.

Die *periphere Zirkulation* ist charakteristisch verändert: der Gefäßquerschnitt ist beträchtlich vergrößert, die Strombahn wesentlich erweitert, der Venendruck im Bereich der unteren Extremitäten erhöht; er erreicht sein Maximum am Geburtstermin (10—15 cm H_2O höher als der venöse Druck in den oberen Extremitäten).

Die Strömungsgeschwindigkeit nimmt zu. Die Zirkulationszeiten nehmen ab; so beträgt z. B. die Zirkulationszeit Kubitalvene-Zunge (normal 15—16 sec) in der 34. Woche 12—13 sec, am Termin werden wieder normale Werte erreicht.

Zusammengefaßt finden wir folgende graviditätsbedingte Veränderungen der Hämodynamik:

1. Steigerung des Herzminutenvolumens und der Herzarbeit.
2. Steigerung der Strömungsgeschwindigkeit.
3. Vermehrung des Gesamtblutvolumens.
4. Steigerung der Pulsfrequenz.
5. Leichte Zunahme der Blutdruckamplitude.
6. Verminderung des peripheren Strömungswiderstandes.
7. Vermehrung der Stauung im kleinen Kreislauf.
8. Zunahme des venösen Blutdrucks in den unteren Extremitäten.
9. Vermehrung des Sauerstoffverbrauchs.
10. Verminderung der Blutviskosität.
11. Mehr oder weniger ausgeprägte physiologische Anämie.

Diese Veränderungen erreichen ihren höchsten Grad gegen den 7.—8. Monat. Ein gesundes Herz wird dadurch kaum beeinflußt. Die Wiederherstellung normaler Verhältnisse gegen das Ende der Schwangerschaft vermehrt die zur Geburt so willkommene „Herzreserve"; damit erklärt sich die Tatsache, daß das Herzversagen am Ende der Schwangerschaft viel seltener ist, als während des zweiten Trimenons. Eine relative Stauung des kleinen Kreislaufs und deren Zunahme durch physische Anstrengung wird bestätigt durch den guten Effekt absoluter Ruhe bei Herzkranken am Ende der Schwangerschaft.

Trotzdem kann die Beurteilung von Herzaffektionen und ihre Differentialdiagnose gegenüber einer physiologischen Symptomatologie große Schwierigkeiten bereiten. Sie stellt gewöhnlich große Anforderungen an Kompetenz und Erfahrung des Klinikers.

Blut

Das *Gesamtvolumen des Blutes,* in ml/kg Körpergewicht, ist im 8. Monat um ca. 34% vermehrt. Der Hauptanteil dieser Zunahme entfällt auf das Plasmavolumen (45—65%); die Zahl der Blutkörperchen steigt nur um ca. 25%. Am Ende der Schwangerschaft erreicht die Zunahme des Gesamtvolumens, bei starken individuellen Unterschieden, 1/2—1 l. Die Folge ist eine Blutverdünnung mit Verminderung des Hämatokritwertes (Mittel für Frauen 41%), Ausdruck der Schwangerschafts-Pseudo-Anämie. (Hämatokrit = Volumenanteil der Erythrozyten-Gesamtmenge an 100 ml Gesamtblut in Vol.-%).

Die *Blutviskosität* ist herabgesetzt.

Diese Veränderungen sind am ausgeprägtesten zwischen dem 3. und 6. Monat; schon in den letzten Wochen der Schwangerschaft nähern sich die Verhältnisse wieder der Norm.

Die Abnahme des Plasmavolumens erfolgt dabei rascher, als die Verminderung der Zahl der Blutkörperchen; dadurch kommt es zu einer Hämokonzentration (Zunahme des Hämatokritwertes). Der Normalzustand ist 1—2 Monate nach der Geburt wieder erreicht.

Korpuskuläre Elemente

Eine relative Verminderung der Zahl der roten Blutkörperchen bis zur 34. Woche ist die Regel; sie geht mit einer Verminderung des Hämoglobingehalts um 10% einher. Erythrozytenzahl und Hämoglobinwert steigen in den letzten Wochen der Schwangerschaft wieder an und kehren nach der Geburt zur Norm zurück. Gewöhnlich findet sich eine leichte Leukozytose von 10 000—15 000 mit Neutrophilie und relativer Lymphopenie. Diese geringe Linksverschiebung und Leukozytenvermehrung scheinen in Verbindung zu stehen mit fermentativen Abwehrvorgängen gegen gewisse, in der Plazenta gebildete Stoffe.

Das *Knochenmark* ist während der letzten Schwangerschaftswochen hyperplastisch; Erythropoese und Granulopoese sind gesteigert. Auch eine Proliferation der Retikulozyten und der unreifen Zellen ist zu beobachten. Diese Myelose spiegelt sich in den peripher zirkulierenden Zellen.

Blutsenkungsreaktion

Die Senkungsgeschwindigkeit der Erythrozyten ist gesteigert, besonders ausgeprägt während des letzten Trimenons und in der ersten Woche post partum; durchschnittlich beträgt die Senkungssteigerung 33 mm; sie ist die Folge einer Verschiebung des Albumin-Globulinverhältnisses der Plasmaeiweißkörper zugunsten der Globuline.

Blutgerinnung

Die Zahl der Blutplättchen, der Fibrinogengehalt (3—5% des Gesamteiweißes), sowie der Prothrombingehalt sind vermehrt.

Säure-Basen-Gleichgewicht

Der pH bleibt normal, die Alkalireserve sinkt vom 6. Monat an, der Azetongehalt ist leicht vermehrt.

Harnorgane

In histologischer Beziehung erfährt das Nierenparenchym keinerlei nennenswerte Modifikationen. Die üblichen Funktionsproben ergeben ebenfalls keine signifikanten Abweichungen.

In der Tat haben wir z. Z. noch kaum Einblick in die schwangerschaftsbedingten funktionellen Umstellungen im Bereich des Harnapparates. Dies ist um so bedauerlicher, als pathologische Alterationen häufig vorkommen und in engster Verbindung stehen mit einem wichtigen Kapitel der Nierenpathologie: den Gestosen.

Die Frage einer eventuellen Verminderung der Glomerulumfiltration und einer extremen Zunahme der tubulären Natrium-Rückresorption bei der Gestose ist noch ungelöst. Es scheint jedoch gesichert, daß die Filtration des Zuckers im Glomerulum gesteigert ist; bei 10% aller Schwangeren findet man gelegentlich Zucker im Harn. 100 g Dextrose, per os gegeben, führen fast immer zu einer Glykosurie; dies ist zu berücksichtigen, wenn diagnostisch ein echter Diabetes in Frage kommt.

Veränderungen im funktionellen Verhalten der ableitenden Harnwege sind eindeutig festzustellen, wenn auch die tieferen Zusammenhänge noch im Dunkeln liegen:

So wird angenommen, daß die renale Plasmadurchströmung zu Beginn des 2. Monats zunimmt und schon im 3. Monat wieder zur Norm zurückkehrt. Nach ALVAREZ erfolgt die Zunahme schon von Beginn der Schwangerschaft an; dann nimmt sie, nach diesem Autor, progressiv ab bis zu einem unter der Norm gelegenen Wert am Geburtstermin.

Die *Menge des Glomerulumfiltrates* liegt nach LEVITT während der ganzen zweiten Schwangerschaftshälfte um 50% über der Norm, nach ALVAREZ dagegen um 50—60% während des ersten Trimenons, dann sinkt sie während des dritten Trimenons allmählich unter die Norm ab; 6 Wochen nach der Geburt erreicht sie wieder den ursprünglichen Wert.

Die *Filtrationsfraktion* (= Glomerulumfiltrat in % der Plasmadurchströmung) ist angeblich niedrig während des zweiten Trimenons und steigt während des dritten Trimenons um 50% über die Norm an.

Ableitende Harnwege

Die bekannte Tonusverminderung und Weiterstellung des Pyelons, der Ureteren und der Blase werden neben mechanischen Faktoren hauptsächlich auf hormonale Einflüsse zurückgeführt; sie sind mitverantwortlich für die gesteigerte Frequenz von Harninfektionen, wie besonders der Pyelitis in der Schwangerschaft.

Verdauungstrakt

Gingiva und Zähne

Die bei den meisten Schwangeren zu beobachtende sogenannte Gingivitis (ödematöse Auflockerung und Proliferation des Zahnfleisches) wurde früher hauptsächlich auf einen Vitamin C-Mangel zurückgeführt. Neuere Untersuchungen von WESPI und REHSTEINER lassen vermuten, daß die Gingiva-Hypertrophie-Hyperplasie von Mutter und Neugeborenem in erster Linie durch Plazentarhormone bedingt ist. Diese Autoren fanden in der Schillerschen Jodreaktion eine brauchbare Methode, die Gingivaveränderungen in der Schwangerschaft zu erfassen. Es zeigt sich, daß die Gingiva in den ersten vier Monaten der Schwangerschaft unverändert bleibt. Alsdann setzt eine starke Hypertrophie ein, deren Maximum im 8. Monat erreicht wird. Nach der Geburt erfolgt innerhalb weniger Tage ein erheblicher Rückgang. Aus diesem Verhalten ist zu schließen, daß die Gingiva-Hypertrophie in der Schwangerschaft eine Reaktion des mütterlichen Organismus auf die Plazentarhormone darstellt. Für diese Annahme sprechen auch Beobachtungen über Rückgang der Gingiva-Hypertrophie bei intrauterinem Fruchttod und der nachweisbare Zusammenhang zwischen Plazentagröße und Ausfall der Jodreaktion am Zahnfleisch.

Es hat sich ferner gezeigt, daß die Kariesanfälligkeit in der Schwangerschaft und im Wochenbett nicht, wie früher oft angenommen wurde, auf einer Kalkverarmung der Zähne, sondern auf den schwangerschaftsbedingten Veränderungen des Mundhöhlenmilieus beruht.

Brush fand bei Schwangeren eine ca. 10mal höhere Kariesanfälligkeit als bei gleichaltrigen Nichtschwangeren. Als disponierende Momente zur Zahnkaries in der Gravidität nennt Brush: Störungen des Mineralstoffwechsels, besonders des Kalkes, allgemeine Stoffwechsel- und Zirkulationsveränderungen, Störungen des hormonalen Gleichgewichts, ferner fehlerhafte, d. h. in bezug auf wichtige Aufbaustoffe unzureichende Ernährung, Veränderungen des Speichels nach Zusammensetzung und Menge (saure Reaktion, Vermehrung von Muzin und Rhodankalium).

Tatsächlich haben Untersuchungen von Rehsteiner an 2276 Frauen gezeigt, daß die Gravidität das Auftreten von Karies stark begünstigt. Die Gefahr vollständiger Edentation nimmt nach diesem Autor mit jeder Schwangerschaft zu.

Die bisherigen kariesstatistischen Untersuchungen scheinen noch ungenügend zu sein, um ein abschließendes Urteil über den Wert der Fluorprophylaxe zu fällen. Von entscheidender Bedeutung für die Kariesprophylaxe in der Gravidität sind in erster Linie sorgfältige Zahnpflege und häufige zahnärztliche Kontrollen.

Salivation

Die Speichel-Tagesmenge ist in der normalen Gravidität unverändert. Der pH wie auch der Zellgehalt und die enzymatische Aktivität des Speichels sind leicht herabgesetzt.

Die *Statik der Verdauungsorgane* wird durch das Wachstum des Uterus mit fortschreitender Schwangerschaft immer stärker beeinflußt. Hiatushernien z. B. sind in den letzten Monaten häufiger.

Magen

Die Produktion des für die Resorption des Vitamin B_{12} notwendigen Intrinsicfaktors ist nicht vermindert, ebensowenig die Sekretion von Pepsinogen. Das Serum-Pepsinogen ist am Ende der Gravidität sogar vermehrt. Die Sekretion von Salzsäure ist während der ersten 5 Monate vermindert, wahrscheinlich unter dem Einfluß der Histaminase, wodurch die Beobachtung erklärt werden könnte, daß Magen- und Darmgeschwüre in der Schwangerschaft oft spontan abheilen.

Darmkanal

Die auffälligsten Veränderungen sind die Weiterstellung durch Verminderung des Wandtonus und Verlangsamung der Peristaltik; ihre Folgen sind die habituelle Obstipation, die häufigere Inzidenz von Ileus zwischen dem 4. und 6. Monat und die Bildung von Hämorrhoiden.

Die Ursache der Weiterstellung des Darmes, wie überhaupt ganz allgemein der Hohlorgane (Uterus, Ureteren, Harnblase, Gallenblase) wird in einer Tonusverminderung der glatten Muskulatur durch Progesteron gesucht.

Leber

Obwohl dieses Organ an fast allen Stoffwechselvorgängen der Schwangerschaft hervorragend beteiligt ist, scheint es in seiner Funktion verhältnismäßig selten beeinträchtigt zu werden.

Der alte Begriff der „Schwangerschaftsleber“ ist endgültig aufgegeben. Dysfunktion der Leber tritt offenbar nur in Erscheinung bei Gestosen oder bei primären Erkrankungen des Organs selbst. Indessen, die im Verhältnis zu anderen Organen größere Volumenzunahme der Leber sowie gewisse Veränderungen der Struktur und der Funktion weisen auf eine erhebliche Leistungssteigerung hin.

Zu einer gewissen Lageveränderung, d. h. zu einer Verschiebung nach oben rechts und hinten, kommt es erst im dritten Trimenon. Der untere Leberrand ist dann nur bei Erkrankung des Organs oder bei Stauung infolge Herzinsuffizienz zu palpieren.

Ältere Angaben wurden in den letzten Jahren durch Leberpunktionen auf breiter Basis nachgeprüft. Abgesehen von leichter Fetteinlagerung, deutlicher Glykogenverarmung, geringer lymphozytärer Infiltration und einer Vergrößerung der Kupfferschen Zellen, bietet die Leber der Schwangeren dasselbe histologische Bild wie die der Nichtschwangeren.

Physiologisch gesehen kann die Glykogenverminderung zwanglos erklärt werden durch den gesteigerten Bedarf der mütterlichen und fetalen Gewebe, sowie der Leberzellen; sie zieht eine vermehrte Mobilisierung des Fettes aus den Depots nach sich, welche auch in einer nachweisbaren Vermehrung der Neutralfette im Blut zum Ausdruck kommt. Diese Verminderung der Leber-Glykogenreserve stellt zunächst keinen pathologischen Vorgang dar; sie kann aber unangenehm werden wegen ihres Einflusses auf den Fettstoffwechsel, wobei es schließlich zur Bildung von Abbauprodukten, wie Oxybuttersäure und zur Ausscheidung von Azeton und Azetessigsäure im Harn kommt (Kohlenhydratmangel z. B. bei Schwangerschaftserbrechen).

Der *Bilirubinspiegel* im Blut ist normal oder leicht erhöht. Im Harn finden sich häufig gallensaure Salze und Urobilin.

Der *Cholesterinstoffwechsel* zeigt interessante Abweichungen. Der besonders im 3. Trimenon erhöhte Cholesterinspiegel im Blut, wie auch in der Choledochus-Galle und im Inhalt der Gallenblase scheint im Zusammenhang zu stehen mit der gesteigerten Synthese von Steroidhormonen. Die Leber spielt eine bedeutende Rolle beim Abbau dieser Stoffe, deren Ausscheidung besonders durch die Galle erfolgt, der im Verhältnis zur Ausscheidung im Harn zu wenig Beachtung geschenkt wird.

Schließlich sei noch auf die engen Beziehungen hingewiesen, welche zwischen der funktionellen und strukturellen Unversehrtheit der Leber, einer gut ausgewogenen Ernährung (Versuche von Binkind über den Einfluß von Vitamin B-Mangel und akute gelbe Leberatrophie bei der graviden Ratte) und einem Gleichgewicht aller hormonalen Kräfte bestehen.

Die *Lebertests* zeigen nur minimale Abweichungen, entsprechend den in der Schwangerschaft etwas erhöhten Anforderungen an den Stoffwechsel. Diese Störungen sind selten ernster Natur; sie sind häufiger am Ende der Gravidität und verschwinden bald nach der Entbindung.

So steigt z. B. der durchschnittliche Bilirubinwert um 0,3 mg/100 ml Blut (gelegentlich gegen das Ende der Schwangerschaft noch höher), die Thymoltrübungsreaktion ist nicht verändert; die Kephalin-Cholesterin-Reaktion ist in 20% der Fälle pathologisch (scheint eher im Zusammenhang mit den Veränderungen der Serumeiweiße zu stehen), der Hippursäuretest zeigt manchmal eine verminderte Harnausscheidung, gleich wie auch die Galaktoseprobe.

Vergleicht man diese Resultate mit jenen, die sich bei der Nichtschwangeren ergeben, so läßt sich folgendes feststellen: 2,5% willkürlich gewählter Versuchspersonen und 10% hospitalisierter, aber nicht leberkranker Frauen, zeigen ebenfalls Funktionsstörungen. Es ist daraus zu schließen, daß diese Tests nicht immer beweisend für eine Leberstörung sind, sondern sie können, wie oben erwähnt, einfach der Ausdruck der graviditätsbedingten Leistungssteigerung sein.

Die Enzymbestimmungen, von denen im Abschnitt über Stoffwechsel die Rede sein wird, ergeben ebenfalls keinen Anhaltspunkt für eine Funktionsstörung der Leber.

Eine physiologische Untersuchung von Guttmacher und Rovinsky ist hier von besonderem Interesse. Die Autoren maßen mittels Katheterisierung der Lebervene und Infusion von Bromsulphalein den Blutstrom, der die Leber passiert. Auf 1075 bis 2465 ml/min für eine Körperoberfläche von 1,73 m^2 geschätzt, ist diese Größe praktisch identisch mit dem Durchschnittswert, der bei Nichtschwangeren gefunden wird. Trotz physiologischer Vermehrung des gesamten Blutvolumens nimmt die Blutdurchströmung der Leber nicht zu, vermutlich infolge des plazentaren Kreislaufs.

Zusammenfassung: Die Leber bewältigt ihre Aufgabe in der normalen Schwangerschaft ohne Schwierigkeiten. Morphologisch weist sie eine leichte Verfettung, diskrete lymphozytäre Infiltration und histochemische Zeichen der Glykogenverarmung auf. Keine dieser Veränderungen kann als pathologisch betrachtet werden. Bei den biochemischen Funktionsproben sind zahlreiche kleine Abweichungen zu beobachten, die, wenn auch am Ende der Schwangerschaft oft ausgeprägter, post partum rasch verschwinden. Sie sind kein Beweis für eine klinische Leberschädigung, sondern einfach Ausdruck schwangerschaftsbedingter Mehrbelastung. Im Falle einer konstitutionellen Insuffizienz des Organs kann sich diese Belastung aber rasch zur Überlastung steigern und schwere Störungen hervorrufen.

Gallenblase

Die Störungen seitens der Gallenblase sind häufig und nehmen leicht pathologischen Charakter an. Übererregbarkeit, habituelle Atonie und Störungen in der Kontraktionsfähigkeit der Gallenblasenwand führen oft zur fatalen Stauung, die in Verbindung mit der Erhöhung des Cholesterinspiegels in Blut und Galle einer Konkrementbildung stark Vorschub leistet. In der Tat sind Gallenkoliken eine häufige, um nicht zu sagen banale Erscheinung in der Schwangerschaft.

Stoffwechsel

Wasser

Die durchschnittliche Gewichtszunahme der Schwangeren um 10—12 kg ist zu 75% durch Wasserretention bedingt. Wenn auch unterschiedlich eingeschätzt, so kann die Wasserretention etwa wie folgt aufgeteilt werden: der Anteil des Eies beträgt im Mittel 3500 g (99% der Amnionflüssigkeit, 75—80% des Gewichtes des Fetus), der Anteil durch Vermehrung des Gewichtes des Uterus und der Mammae beträgt ca. 700 g, während auf Plasma und Zellinterstitium ca. 3000 g kommen.

Der Mechanismus der Retention ist noch Gegenstand lebhafter Diskussion und Forschung. Viele Faktoren sind in ihrer relativen Bedeutung schwer zu bestimmen: so die Modifikation der renalen Ausscheidung, mehr oder weniger abhängig von der Kochsalzretention; Erweiterung des Strombettes (sekundäres Phänomen?); Zunahme des Uterusvolumens und deren hämodynamische Rückwirkung; Hypoproteinämie, deren Rolle überhaupt hypothetisch ist.

Die Ursache liegt — wir sind hier jedoch auf Hypothesen angewiesen — vermutlich in einer synergistischen Wirkung der Oestrogene, der Kortikosteroide (Glukokortikoide, Aldosteron, das am Ende des 3. Monats plötzlich ansteigt, um am Ende der Schwangerschaft Werte zu erreichen, die jenen bei Gestose oder Herzinsuffizienz gefundenen nahekommen) und besonders in der Aktivität des Hypophysenhinterlappens und des Hypothalamus.

Proteine

Die Serumproteine nehmen ab bis auf ein Minimum von 65—70 g im 6. bis 7. Monat, um dann bis zum Termin wieder anzusteigen. Dieses Absinken ist nicht ausschließlich eine Folge der Blutverdünnung.

Die Abnahme betrifft hauptsächlich die Serum*albumine* (deswegen teils positive Flockulationstests, z. B. Kephalin-Cholesterin-Reaktion), während die α- und β-

Globuline absolut und relativ vermehrt sind und die γ-Globuline unverändert bleiben. Ergänzend sei auch die Vermehrung des Fibrinogens erwähnt.

Was die ***Rest-Stickstoff-Substanzen*** im Serum anbetrifft, so nimmt der *Harnstoff* leicht ab (0,23 mg-% im Durchschnitt, entgegen früheren Ansichten), die *Harnsäure* ist variabel, der *Ammoniak-N* und der *Aminosäuren-N* nehmen zu, die *Polypeptide* dagegen, wie auch *Kreatinin* und *Kreatin* werden vermindert gefunden. Die Ausscheidung von *Histidin* im Urin ist für Schwangerschaft typisch. Das Schwangerenblut hat ein großes histaminolytisches Vermögen; die Histaminase erscheint gegen den zweiten und dritten Schwangerschaftsmonat.

Kohlenhydrate

Erwähnt sei nochmals die Senkung der Nierenschwelle für Glukose als Ursache der zahlreichen Glykosurien der Schwangeren ohne pathologische Bedeutung.

Die Glykämie hat zu zahlreichen Kontroversen geführt. Gegenwärtig wird eine leichte Hypoglykämie als Regel angenommen.

Die Zuckerbelastungskurven bewegen sich an den unteren Grenzen dessen, was für nichtschwangere Frauen gilt.

Es wird angenommen, daß im Verlaufe der Schwangerschaft eine physiologische Übersteigerung gewisser hyperglykämisierender Tendenzen von seiten der Hypophyse oder Nebenniere stattfindet, in deren Folge eine Aktivierung der Pankreasdrüse eintritt. Da die Leistungsfähigkeit des Pankreas somit am Scheitelpunkt steht, sind Insuffizienzerscheinungen in der Schwangerschaft gut verständlich.

Lipide

Der Gehalt des Blutes an Neutralfett und Lipoiden nimmt regelmäßig zu. Der Cholesteringehalt scheint proportional zum Gesamtfettgehalt erhöht zu sein. Im ersten Trimenon beginnen die Phospholipoide (Phosphatide) anzusteigen, dann erst das Cholesterin. Die Neutralfette nehmen ebenfalls rasch zu. Die Gesamtlipide, deren Gehalt normalerweise zwischen 385 und 675 mg-% liegt, können kurz vor dem Termin bis auf 1000 mg-% ansteigen (DE ALVAREZ, 1959).

Chlor und Natrium

Im Plasma und in den Blutkörperchen ist der Gehalt an Chlor und Natrium normal. Es liegt indes zweifellos eine Na-Retention vor, im Mittel 0,5 g Na/Tag, wovon ein beachtlicher Teil zum Glück osmotisch inaktiv bleibt. Der günstige Einfluß der Na-Einschränkung auf die Wasserretention ist zur Genüge bekannt.

Kalzium

Der Fetus braucht große Mengen Kalk zum Aufbau seines Skeletts. Am Ende der Schwangerschaft enthält er 25—50 g zu $^4/_5$ in den zwei letzten Monaten gespeichert.

Das Kalzium stammt teils aus der Nahrung der Mutter, teils aus ihren Reserven, speziell im Knochen, was zeitweilig zu Osteoporose und als Folge davon zu Spontanfrakturen führen kann.

Die Mutter speichert leichter das Nahrungskalzium (totale Speicherung 50 g). Der tägliche optimale Verbrauch liegt bei ca. 2 g. Der Fetus verbraucht in den ersten Monaten 0,006 g Kalzium/Tag und steigert seinen Bedarf bis Ende der Schwangerschaft auf 0,6 g/Tag.

Im übrigen soll die Mobilisation und Ausscheidung von Kalzium ein frühzeitiges Phänomen sein, das vor den fetalen Bedürfnissen in Gang kommt. Das Serumkalzium ist im Mittel leicht vermehrt.

Phosphor

Eine signifikante Änderung des Serumgehaltes an anorganischem Phosphor bzw. Phosphaten scheint in der Schwangerschaft nicht stattzufinden. Die Werte liegen für die Nichtschwangere wie für die Schwangere zwischen 3 und 5,8 mg-%; der Mittelwert beträgt 4,0 mg-%.

Eisen

Der menschliche Körper enthält 4—5 g Eisen, wovon sich $^2/_3$ im Hämoglobin, $^1/_5$ als Reserve in Leber, Milz und Knochenmark finden, und der Rest in Myoglobin und Enzymeisen vorliegt.

Tagesbedarf: 3—15 mg. Die Normalnahrung enthält 10—40 mg/Tag, wovon aber ein guter Teil nicht im Verdauungstrakt resorbiert wird.

Während einer Schwangerschaft werden 750 mg Eisen verbraucht, 400 mg vom Fetus, 150 mg von der Plazenta und 175 mg durch Blutverluste bei der Geburt. Der Mehrbedarf wird durch eine beträchtliche Resorptionssteigerung gedeckt, vorausgesetzt, daß die orale Einnahme adäquat ist. Studien mit isotopem Eisen haben gezeigt, daß das Resorptionsvermögen des Darms am Ende der Schwangerschaft dreimal stärker ist.

Der zusätzliche Tagesbedarf einer Schwangeren beträgt 1 mg für das erste Trimenon, 4 mg für das zweite und 12—15 mg für das dritte Trimenon.

Das Serum-Eisen liegt in der Regel unter der Norm; 8 Wochen nach der Geburt erreicht es wieder normale Werte.

Der Übertritt des Eisens von der Mutter auf den Fetus erfolgt direkt über die Plazenta (Versuche mit isotopem Eisen).

Auf die Wichtigkeit, den Eisenhaushalt im Verlaufe der Schwangerschaft sorgfältig zu überwachen, sei auch hier hingewiesen.

Die Eisenmangelanämie ist eines der bekanntesten Krankheitssymptome in der Schwangerschaft.

Häufiger bei Multiparen als bei Primiparen (Erschöpfung der Reserven) findet man diese Anämie leicht bei Schwangerschaften, welche unter ungünstigen Bedingungen begonnen haben, (starke Menses, Mangelernährung, aus ökonomischen Gründen, Abmagerungsdiät oder Inappetenz) oder auch bei Störungen zu Beginn der Schwangerschaft (Schwangerschaftserbrechen, Unverträglichkeit des Eisens im Magen usw.). Auf die Diagnosestellung und die Behandlung der Schwangerschaftsanämie soll hier nicht näher eingegangen werden.

Vitamine

Der Blutgehalt an Vitamin A ist zu 30% vermindert. Der Bedarf an Vitamin B_1 ist 5mal vermehrt, so daß die Schwangere des öfteren Mangelerscheinungen nahe ist; der Bedarf an Vitamin B_2, B_6, PP, Pantothensäure, Vitamin C und D ist ebenfalls vergrößert (Vitamin PP = Nikotinsäure, Niacin).

Gegen Ende der Schwangerschaft ist die Resorption von Vitamin B_{12} wahrscheinlich vermindert und der Serumgehalt niedrig. Der Fetus beansprucht die mütterlichen Reserven (Vitamin B_{12}-Gehalt im Nabelschnurblut doppelt so hoch wie im mütterlichen Blut).

Andererseits ist der Folsäuregehalt des Blutes während der Schwangerschaft erhöht, sinkt aber bei der Geburt wieder zur Norm ab, sowohl bei der Mutter als auch beim Fetus.

Es ist verständlich, daß der Fetus, der eine große Nukleoproteidproduktion zu seinem Gewebeaufbau unterhält, die mütterlichen Reserven an Folsäure, Askorbinsäure und Vitamin B_{12} gierig ausschöpft. Besonders wichtig ist in diesem Zusammenhang die Folsäure: der Fetus ist äußerst empfindlich gegen ein Folsäuredefizit, wie es durch deren Antagonisten, z. B. Aminopterin, hervorgerufen werden kann, vor allem im ersten Trimenon (Mißbildungen und Aborte).

Der Blutgehalt an Vitamin E ist um 50% vermehrt. Gleich verhält es sich mit Vitamin K, wie aus dem Prothrombinspiegel zu schließen ist.

Enzyme

Der Gehalt des Blutes an Cholinesterase und Milchsäuredehydrogenase bleibt in der Schwangerschaft normal; ebenso scheinen beide Transaminasen (GOT und GBT) unverändert zu sein. Gegen den zweiten bis dritten Monat erscheint Histaminase im Blut.

Die alkalische Phosphatase ist stark vermehrt und erreicht gegen Ende der Schwangerschaft Werte um 6,32 Bodansky-Einheiten oder 19 King-Armstrong-Einheiten für 100 ml Blut im Vergleich zu 2—4 Bodansky-Einheiten bzw. 8—14 King-Armstrong-Einheiten bei der Nichtschwangeren. Dieser Überschuß normalisiert sich 4—6 Wochen nach der Geburt. Die Vermehrung der alkalischen Phosphatase scheint nicht mit einer Leberinsuffizienz in Zusammenhang zu stehen, sondern sie ist Ausdruck einer vermehrten mütterlichen Aktivität zur Deckung der fetalen Bedürfnisse, insbesondere in bezug auf das fetale Knochenwachstum.

Nervensystem

Die subjektiven Symptome und Beschwerden von seiten des Nervensystems sind häufig und vielfältig, aber ihre Objektivierung ist gewöhnlich schwierig.

Auffallend ist die große Labilität des vegetativen Nervensystems (rasch wechselnde Gesichtsfarbe, Dermographismus usw.). Im vegetativen Nervensystem scheint in den meisten Fällen ein gewisser Vagotonus vorzuherrschen, der zusammen mit hormonalen Einflüssen den Tonus der Muskulatur des Uterus und der anderen Hohlorgane herabsetzt; er manifestiert sich auch in der Sekretionssteigerung verschiedener Drüsen (Speichel- und Verdauungsdrüsen), in Gefäßerweiterung, Weiterstellung der Harnwege usw.

Nur durch Elektroenzephalographie ist es bisher möglich, gewisse Manifestationen seitens des Nervensystems der Schwangeren zu objektivieren: so werden als Ausdruck einer Herabsetzung der zerebralen Aktivität eine Abnahme des α-Rhythmus und Auftreten des β-Rhythmus festgestellt. Gegen Ende des 6. Monats werden gelegentlich starke Paroxysmen der Synchronisation festgestellt, die die Diagnose eines Krampfleidens erschweren können. Es werden auch erhebliche Modifikationen im elektrischen Verhalten des Gehirns beobachtet, bei denen es sich wahrscheinlich in erster Linie um Adaptationsphänomene handelt, die sich elektroenzephalographisch gewöhnlich im Auftreten langer Wellen äußern.

Es ist übrigens interessant festzustellen, daß sich im EEG ein Überwiegen subkortikaler und dienzephaler Regionen findet; dies ist eine der seltenen Möglichkeiten, eine Hyperaktivität dieser Regionen in der Schwangerschaft direkt zu registrieren.

Hormonhaushalt

In der Gravidität entsteht ein vollständig neues neurohormonales Gleichgewicht zur Aufrechterhaltung der gewaltig beanspruchten Regulationsvorgänge:

Hypophyse

In der Schwangerschaft nimmt die Hypophyse beträchtlich an Gewicht zu und kann bei Mehrgebärenden sogar das doppelte der normalen Werte für Nichtgravide erreichen. An dieser Vergrößerung ist nur der *Vorderlappen* beteiligt, der Hinterlappen bleibt praktisch unverändert. Die Hauptzellen werden zu sog. Schwangerschaftszellen und das Zahlenverhältnis der drei wesentlichen Zellgruppen wird verändert. Nach verschiedenen Autoren stehen in der normalen, nicht graviden Hypophyse die eosinophilen Zellen zahlenmäßig an erster, die basophilen an zweiter und die Hauptzellen an letzter Stelle. In der Schwangerschaft ist das Verhältnis gerade umgekehrt, indem die Zahl der in Schwangerschaftszellen umgewandelten Hauptzellen bei weitem vorherrscht. Rein gewichtsmäßig und histologisch bietet der Hypophysenvorderlappen in der Gravidität das Bild einer erhöhten Aktivität. Die experimentellen und klinischen Forschungsergebnisse sind aber noch nicht so weit gediehen, daß wir den Sinn der anatomischen Veränderungen voll erfassen können. Die follikelstimulierende Tätigkeit ist gehemmt, während die Bildung des zur Stimulierung des Corpus luteum graviditatis wichtigen luteinisierenden bzw. luteotrophen Faktors vermehrt ist. Auch die thyreo-, kortiko- und somatotrope Aktivität des Vorderlappens ist gesteigert.

Hypothalamus

Durch das Hypophysen-Zwischenhirnsystem werden die vegetativen Einzelfunktionen im menschlichen Organismus geordnet, aufeinander abgestimmt und zu Funktionsgruppen zusammengeschaltet. Dies gilt auch für die Sexualorgane, und zwar sowohl für ihre vegetativen Funktionen, als auch für die Sicherstellung der Fortpflanzung, insofern nämlich, als die neurovegetative Regulierung nicht nur den Bestand der Genitalorgane sichert, sondern auch dem Ei für seine Entwicklung im Ovar, für seinen Transport durch die Tuben, für die Befruchtung, für die Implantation und weitere Entwicklung im Uterus die notwendigen Lebensbedingungen schafft und aufrecht erhält.

Gleichzeitig kann das Zwischenhirn als psychosomatisches Vermittlungsorgan betrachtet werden, da die Einflüsse der Psyche auf die vegetativen Funktionen über das Zwischenhirn geleitet werden.

Das Dienzephalon ist, wie zahlreiche Untersuchungen gezeigt haben, das wichtigste Adaptationsorgan, das dem mütterlichen Organismus die Anpassung an die Aufgaben der Schwangerschaft ermöglicht. Die Hyperaktivität des Hypothalamus und seine Tendenz zur „Dystonie" in der Schwangerschaft sind, wie erwähnt, bis zu einem gewissen Grad im Elektroenzephalogramm objektiviert worden.

Thyreoidea

Die histologische Struktur der Schilddrüse ist im Laufe der Schwangerschaft, je nach den physiologischen Bedürfnissen, gewissen Schwankungen unterworfen. Im ganzen ist nach WEGELIN u. a. die Annahme einer gesteigerten Tätigkeit erlaubt. Das Organ weist auch meistens eine mehr oder weniger ausgesprochene Vergrößerung auf (Gewichtszunahme im Mittel 15 g).

Die unregelmäßige Tätigkeit der Thyreoidea in der Gravidität, der wiederholte Wechsel zwischen Hyperplasie und Involution scheint in manchen Fällen zur Ausbildung einer Struma überzuleiten. Strumen sind häufiger bei Frauen als bei Männern und besonders häufig bei Frauen, die geboren haben.

Die normale Schwangerschaft kann in physiologischer Beziehung als eine gutartige Hyperthyreose angesehen werden; man findet den O_2-Verbrauch um 25%, den Grundumsatz am Ende der Schwangerschaft ungefähr um 20% gesteigert. Schon früh in der Schwangerschaft, etwa von der 6. Woche an, ist das eiweißgebundene Jod vermehrt (8—11 anstatt 4—8 mg-%), infolge einer Zunahme des an Serumglobulin gebundenen Thyroxins. Schließlich wird im Tracer-Versuch eine vermehrte Fixierung von Radio-Jod (^{131}J) nachgewiesen.

Versuche mit ^{131}J-markiertem Thyroxin zeigen, daß dieses Hormon durch die Plazentaschranke hindurchgeht, um den Fetus mit diesem Inkret zu versorgen, das von der kindlichen Thyreoidea vor der Geburt in kaum nennenswerten Mengen abgesondert wird und bei Aplasie der fetalen Drüse sogar ganz wegfallen kann, ohne daß dadurch im intrauterinen Leben eine Entwicklungsstörung auftritt.

Parathyreoidea

Auch die Epithelkörperchen lassen in der Schwangerschaft eine Vergrößerung und vermehrte Vaskularisation erkennen, bei nur geringgradigen sonstigen histologischen Veränderungen. Der Blutkalziumwert, normalerweise 9—11 mg-%, nimmt in den letzten Schwangerschaftsmonaten um ca. 1 mg-% ab, so daß er sich an der unteren Grenze der Norm oder sogar etwas darunter bewegt. Es steht fest, daß die galvanische Nervenmuskelerregbarkeit in der normalen Gravidität gesteigert ist. Bei strumektomierten Frauen mit nur 1 oder 2 Epithelkörperchen oder mit Insuffizienz der Nebenschilddrüsen kommt es daher in der Schwangerschaft leicht zu tetanischen Manifestationen. Diese Tatsachen sprechen einerseits für eine starke Beanspruchung und gesteigerte Leistung der Epithelkörperchen, andererseits für eine im Verhältnis zu den Anforderungen geringgradige Insuffizienz derselben.

Neben der parathyreopriven Tetanie gibt es auch eine D-avitaminotische, puerperale Tetanie; bei der ersteren stehen uns zur Therapie das Parathormon von Collip und das AT_{10} (Holtz) zur Verfügung; hinzu kommt die perorale oder parenterale Kalziumzufuhr. Bei D-Hypovitaminosen ist die Einnahme von Vitamin D und Kalzium, ferner auch Ultraviolettbestrahlung bzw. natürliche Besonnung indiziert.

Therapie der parathyreopriven Tetanie:

1. Parathormon (Collip),
2. AT_{10} „Merck",
3. Calcamin „Wander",
4. Vitamin D,
5. Kalzium.

Pankreas

Von verschiedenen Autoren wird angenommen, daß in der Schwangerschaft eine Zunahme der Langerhansschen Zellinseln stattfindet. Wir wissen aber über die funktionellen Änderungen der inkretorischen Bauchspeicheldrüse derzeit noch wenig. Bekannt ist, daß der Blutzuckerwert der schwangeren Frau an der unteren Grenze des Normalen liegt; dafür dürften die hormonalen Umstellungen und der starke Übertritt von Traubenzucker auf die Frucht maßgebend sein. Bemerkenswerterweise ist der Blutzucker beim Neugeborenen höher als bei der Mutter (vgl. Kapitel Stoffwechsel).

Nebennieren

Während wir über die funktionellen und anatomischen Veränderungen des Nebennierenmarks noch wenig wissen, ist längst eine Volumen- und Gewichtszunahme der Rinde festgestellt worden, beruhend vor allem auf einer Verbreiterung der Zona fasciculata und einer Zunahme des Lipoidgehalts.

Da Diagnose und Behandlung der Funktionsstörungen der Nebennierenrinde nicht ausschließlich auf einer klinischen Symptomatologie beruhen, sondern vielmehr auf Laboratoriumstests, und da die wichtigsten Syndrome oft schwer zu erkennen sind (Cushing-Syndrom, adrenogenitales Syndrom, primäre Hyperaldosteronämie, Addison u. a.), ist es für den Geburtshelfer wichtig, den Einfluß der Schwangerschaft auf den Stoffwechsel der Nebennierenrindenhormone zu kennen.

Gewisse Manifestationen des Hyperkortizismus sind wohldefiniert: Fettsucht, Natrium- und Wasserretention, cushingoider Ausdruck des Gesichts, Hypertrichie, Besserung des Rheumatismus und des Asthma bronchiale.

Kann daraus auf eine Hyperaktivität der Rinde während der Schwangerschaft geschlossen werden? Die neueren Autoren scheinen dieser Hypothese nicht beizupflichten. BEAULIEU äußert sich hierzu wie folgt:

Androgene: Trotz einer evidenten Vermehrung der Gesamt-17-Ketosteroide im Harn am Ende der Schwangerschaft (ihre Werte sind vorher normal, d. h. 5 bis 17 mg/24 Std) sind Dehydroepiandrosteron, Androsteron, Ätiocholanon und die 11-Oxy-17-Ketosteroide im Harn vermindert. Im übrigen ist der 17-Ketosteroidgehalt des Blutplasmas herabgesetzt.

Glukokortikoide: Ihre Vermehrung in Harn und Plasma ist seit langem bekannt. Diese Vermehrung bezieht sich auf das Cortisol * selbst, nicht aber auf seine Metabolite (25 γ-% statt 1,7—10 γ-% nach Documenta Geigy, bei der Nichtschwangeren). Dies führt zu der Annahme, daß mehr eine Abbaustörung, als eine Überproduktion vorliege, also ein Hypercortisolismus, nicht aber ein Hyperkortizismus. Man hat diese Diskrepanz zwischen der Vermehrung der freien Plasmakortikoide und dem normalen Titer der Gesamt-Kortikoide im Harn durch eine Abbaustörung des Cortisols in der Leber zu erklären versucht, bedingt durch die enorme Östrogenproduktion.

Mineralokortikoide: Nach neueren Arbeiten ist die Nebennierenrindenfunktion im Laufe der Schwangerschaft, kurz zusammengefaßt, etwa so zu charakterisieren: Verminderung der Androgene, Störung des Cortisol- und Aldosteronstoffwechsels ohne wirklichen Hyperkortizismus. Es sei noch vermerkt, daß während der ersten Schwangerschaftsmonate häufig klinische Symptome beobachtet werden, die eine momentane Nebennierenrindeninsuffizienz vermuten lassen und die oft auf Rindenextrakte gut ansprechen.

Ovar

Es erübrigt sich, hier auf die allgemein und gut bekannte Physiologie des Eierstocks einzugehen. Es sei nur an einige grundlegende Tatsachen erinnert, wie an die Ausbildung eines Corpus luteum graviditatis, induziert durch die gonadotrope Aktivität des Trophoblasten; er verschwindet um den 80.—90. Tag und wird in seiner Funktion von der Plazenta abgelöst.

Der Rückgang dieser follikulo-lutealen Sekretion differiert aber individuell sehr stark: sie kann rasch verschwinden und dann bleibt eine Ovariektomie, wie viele Beispiele zeigen, ohne Folgen für den Fortgang der Schwangerschaft. (Die Funktion der Plazenta setzt schon im zweiten Monat ein!) Andererseits kann die Gelbkörperaktivität, wie JAYLE in Versuchen mit ^{3}H und ^{14}C zeigen konnte, bis über die Mitte der Schwangerschaft hinaus andauern. Eine weitere Konsequenz der vom Ei ausgehenden Inkrete ist die Hemmung der Follikelreifung und damit der Ovulation. Aber wie das gelegentliche Vorkommen von Ovulationen und Menstruationen im Anfang der Schwangerschaft zeigt, werden die Funktionen des Ovars durch die Schwangerschaft nicht plötzlich und wohl auch nicht vollständig unterdrückt.

Psyche

Die große Bedeutung seelischer Prozesse für den Ablauf der Fortpflanzungsfortgänge bei der Frau wurde schon in vergangenen Jahrhunderten betont; FREUD hatte hier manche Vorläufer (DARWIN, PAWLOW u. a.). Während sich aber die innere Medizin psychologisches Erkenntnisgut schon früh zunutze gemacht und begonnen

---

* Cortisol = Trivialname für Hydrocortison. Synonyma: 17-Hydroxycortisteron, Compound F, Kendal, Substanz M Reichstein.

hat, die funktionellen Störungen von den organischen zu sondern, ist die „Psychosomatik“ der Geburtshilfe erst neueren Datums. Der Geburtshelfer ist seinem Wesen nach Rationalist. Die Kräfte, die zur Geburt den entscheidenden Anstoß geben, kennt er nicht und während des ganzen Ablaufs des Geburtsvorgangs stehen mechanische Phänomene im Vordergrund. So ist der Geburtshelfer Empiriker und Mechaniker. Sein Fach ist das „handgreiflichste“ in der Heilkunde. Die meisten Vorgänge bei der Geburt sind automatisch-reflektorisch. Daher stand der Geburtshelfer einer Psychologie seines Faches zunächst skeptisch gegenüber. Dies kommt so recht zum Ausdruck in der Diskussion um G. D. Reads „Childbirth without fear“, Nikoljews „Schmerzlose Geburt“ und andere psychoprophylaktische Verfahren.

Die psychologische Neuorientierung und die Zusammenarbeit der Geburtshelfer mit Psychologen führte zu wertvollen Aufschlüssen. Sie zeigte, daß die Schwangerschaft auch in seelischer Beziehung ein Wunder der Anpassung ist. Nicht nur die organischen, sondern auch die psychischen Regulationen ordnen sich mehr oder weniger dem einen Ziele unter. Versagen die körperlichen und seelischen Anpassungsvorgänge, so ist die Gemeinschaft von Mutter und Kind bedroht.

Schon in der Schwangerschaft bereitet sich die Seele der Frau auf die Mutterschaft vor. Sie gibt nach und nach die meisten ihrer gefühlsbetonten Interessen auf, richtet sie auf das Kind aus und bereitet damit den eigentlichen Boden für eine selbstlose Hingabe an das Kind vor. Diese Vorbereitung ist zunächst gekennzeichnet durch eine zunehmende *Introversion.* Dieses Zurückziehen der psychischen Energien von der Außenwelt ist das wichtigste Kennzeichen dafür, daß die individuelle Existenz sich ganz in den Dienst der Erhaltung der Art gestellt hat, daß das Persönliche zugunsten dieser Aufgabe in den Hintergrund getreten ist.

Interessanterweise zeigt sich jedoch gleichzeitig und parallel zu der Nach-innenwendung der Schwangeren immer deutlicher auch eine Hinwendung zur Welt der Realitäten. Eine spezifische Aktivität, der Trieb, das Nest zu bauen, setzt als erstes eindrückliches Zeichen des Mutterinstinktes ein. Jede seelisch gesunde Schwangere wird früher oder später von einem Drang ergriffen, für das zu erwartende Kind ein eigenes Reich zu bereiten, sei sie von Natur aus tätig oder passiv veranlagt.

Der harmonische Verlauf der Schwangerschaft setzt eine Reihe von Faktoren voraus: neben günstigen äußeren Bedingungen, vor allem ein genügendes Maß physischer Gesundheit und seelischer Reife. Wie in allen Phasen der weiblichen Fortpflanzungsfunktion, sehen wir auch in der Schwangerschaft eine intensive Wechselwirkung zwischen Leib und Seele.

Die Psyche erhält von den unter zunehmender Belastung arbeitenden Organen hemmende und fördernde Impulse verschiedenster Art. Umgekehrt können seelische Konflikte körperliche Symptome auslösen. Die körperlichen Vorgänge werden, in der Sprache der Psychologie ausgedrückt, vom seelischen Apparat „benutzt“, um den schon vorher bestehenden psychischen Spannungen und Schwierigkeiten Ausdruck zu geben. Von welcher Seite aber auch der erste störende Impuls kommen mag, ob von der körperlichen oder seelischen, er führt, wenn die normalen Abwehrkräfte unterliegen, früher oder später zu den wohlbekannten, mehr oder weniger ernsten Schwangerschaftsbeschwerden.

Viel Neues und Fremdes begegnet der Frau im Laufe ihrer ersten Schwangerschaft. Der gewohnte mensuelle Zyklus wird unterbrochen. Der Körper wird unförmig und zwingt in ästhetischer Hinsicht zu manchem Verzicht. Vielfache gastrointestinale Symptome treten in Erscheinung. Die Psychosexualität wird oft alteriert, sei es in erregendem oder auch abschwächendem Sinne. Angst nistet sich ein, Angst vor der Geburt, einer noch unbekannten und daher unheimlichen Erfahrung. Oft kann die Illusion, daß das erwartete Kind mit allen glänzenden Attributen des Körpers und des Geistes ausgestattet sein wird, vorübergehend oder endgültig von der angsterfüllten Vorstellung verdrängt werden, das Kind werde als Mißgeburt, als Monstrum zur Welt kommen.

Dies alles in vielfacher Abhängigkeit von einer vielleicht ungünstigen sozialen, familiären oder ehelichen Situation.

Die gesunde, seelisch ausgeglichene Schwangere ist von Natur aus optimistisch. Sie ist buchstäblich „guter Hoffnung". Die Entscheidung über die Zukunft überläßt sie vertrauensvoll den über ihr waltenden Mächten. Leichten Herzens nimmt sie die vielen Inkonvenienzen der Gravidität auf sich. Durch nichts läßt sie sich aus der Ruhe bringen, am wenigsten durch die sog. „Weltereignisse". Was auf der Welt könnte denn wichtiger sein als ihre Schwangerschaft?

Das tiefere Seelenleben der Schwangeren spielt sich ab in der Spannung zwischen zwei gegensätzlichen Tendenzen. Die eine ist positiv, sie wird getragen von dem erhebenden Gefühl, neues Leben in sich zu tragen. Aber zu derselben Erfahrung gehört zugleich auch Dunkles, Negatives, das den Frieden und die Harmonie zu verwirren droht: die Angst, tausend Ängste, bewußte und unbewußte Angst, das Kind werde nicht leben, Angst, selbst bei der Geburt zu sterben. Angst vor der endgültigen Trennung vom Kinde. Diese tiefe Trennungsangst, dieses schmerzliche Vorempfinden des gefürchteten Verlustes, ist vielleicht auch ein Ausdruck jener Todesangst, die jede Schwangere in ihrem Unterbewußtsein verborgen trägt. Im tiefsten Grunde der Frauenherzen finden wir noch immer eine unnennbare, schleichende Todesfurcht fest eingenistet. Sie blieb unbeeinflußt von den Errungenschaften der Hygiene und Zivilisation. Mit dem Verstand anerkennt zwar die Schwangere die vielen wohlbegründeten Argumente, die ihr zum erwarteten Termin mit an Sicherheit grenzender Wahrscheinlichkeit ein lebendes Kind in Aussicht stellen. Aber in einem geheimen Winkel ihrer Seele bleibt unmerkbar der Zweifel bestehen „wird es wirklich leben? werde ich es selbst erleben?".

Jede Schwangerschaft bringt einerseits Krise, Belastung und Gefahr mit sich, andererseits kann sie aber auch seelisch Heilung bedeuten.

Nicht selten erklären psychisch labile Frauen, daß sie sich zu keiner anderen Zeit von ihren neurotischen Zuständen so frei fühlen, wie während der Schwangerschaft. Und das ist verständlich. Zum Beispiel findet die Hysterika nun einen realen Inhalt für ihre hemmungslos wuchernde Phantasie, und für die Angstneurotikerin kann diese Zeitspanne eine Ruhepause von ihren dauernden Konflikten zwischen Hassen und Lieben darstellen; denn das Objekt, das Kind, dem nun ihr ganzes emotionales Interesse zufließt, kann ihre Ambivalenz nicht nähren, da es ja noch nicht unabhängig von ihr existiert.

Eine der besonderen individuellen Situation der Schwangeren rechnungtragende Vorbereitung auf die Geburt, die sog. Psychoprophylaxe — welchen Systems auch immer — wird oft dazu beitragen können, ernsteren psychischen Manifestationen vorzubeugen.

Zusammenfassung

Die schwangerschaftsbedingten Veränderungen im Organismus der Frau sind in Art und Intensität sehr verschieden, je nach Organ oder Organsystemen. Aber keine Zelle, von der einfachsten bis zur differenziertesten, bleibt unberührt. Der Zweck ist die Vorbereitung des Organismus auf seine große Aufgabe: das Austragen und die Geburt des Kindes. Diese strukturellen und funktionellen Umstellungen sind also nützlich und notwendig; sie sind also physiologisch, führen aber zweifellos zu einer Mehrarbeit aller Organe, die, wenn ihr nicht Rechnung getragen wird, leicht zur

Überlastung werden kann. Ein gesunder und sowohl körperlich wie physisch intakter Organismus ist durch die Schwangerschaft in keiner Weise gefährdet. Unauffällig vollzieht sich das große Wunder der Anpassung, und die Schwangere erfreut sich oft eines Wohlbefindens, das ihr vorher unbekannt war. Eine Frau von weniger tragfähiger Konstitution kann aber, sofern die schwache Stelle nicht rechtzeitig erkannt wird, mit der Schwangerschaft in ernste Konflikte geraten. Gewisse, in ihrer Pathogenese noch wenig erforschte Schwangerschaftskrankheiten können früher oder später in der Gravidität ein bedrohliches Ausmaß annehmen. Eine gute Kenntnis der Physiologie der Schwangerschaft und deren physischen und psychischen Anforderungen, eine gründliche und regelmäßige Untersuchung der Schwangeren in Verbindung mit einer raschen und adäquaten Therapie werden es fast immer ermöglichen, den auftretenden Schwierigkeiten mit Erfolg zu begegnen.

Literaturverzeichnis

ALVAREZ, R. R. DE: Renal glomerulotubular mechanisms during normal pregnancy. Amer. J. Obstet. Gynec. **75**, 931 (1958).

BEAULIEU, E. E.: Quelques notions récentes sur le fonctionnement cortico-surrénalien au cours de la gestation. Cah. Coll. Méd. des Hôpitaux de Paris **7**, 545 (1960).

BRUSH, A.: Zahnkaries, Speichel und Schwangerschaft. Sammlung Meusser, Heft 42. Leipzig: J. A. Barth 1959.

Documenta Geigy. Wissenschaftliche Tabellen, 6. Auflage 1960.

FAURE, J.: Rythmes bioélectriques du cerveau pendant la grossesse. Gynéc. et Obstét. **51**, 367 (1952).

GUTTMACHER, A. F., and J. J. ROVINSKY: Medical, surgical and gynecological complications of pregnancy. Baltimore: Williams and Wilkins 1960.

HINTZSCHE, E.: Untersuchungen über den genetischen Bauplan des Myometriums. Acta anatom. **4**, 142 (1947).

JAYLE, M. G.: Les stéroides d'origine placentaire au cours de la grossesse normale. Cah. Coll. Méd. des Hôpitaux de Paris **7**, 515 (1960).

KLEIN, H.: Veränderungen in der Mundhöhle während der Schwangerschaft. Würzburg: Med. Diss. 1956.

LEVITT, M. F., and A. ALTCHEK: Hypertension and toxemia of pregnancy. In GUTTMACHER and ROVINSKY: Medical, surgical and gynecological complications of pregnancy. S. 68—98. Baltimore: Williams and Wilkins 1960.

MARTIUS, H.: Lehrbuch der Geburtshilfe. Stuttgart: Thieme-Verlag 1961.

MÜLLER, C.: Zur Psychologie der Gestation und zur Frage der Schwangerschaftsübertragung aus psychischer Ursache. Gynaecologia (Basel) **138**, 447 (1954).

REHSTEINER, H. P.: Untersuchungen über den Einfluß der Schwangerschaft auf den Gebißzustand. Schweiz. med. Wschr. **46**, 1307 (1960).

— Hormonale Gingiva-Veränderungen. Gynaecologia (Basel) **155**, 55 (1963).

REYNOLDS, S. R. M.: Physiological bases of Gynecology and Obstetrics. Springfield: Thomas 1952.

STIEVE, H.: Die Neubildung von Muskelzellen in der Wand der schwangeren Gebärmutter. Verh. anat. Ges. (Tübingen); Anat. Anz. Erg. H. **67**, 27 (1929).

— Muskulatur und Bindegewebe in der Wand der menschlichen Gebärmutter außerhalb und während der Schwangerschaft, während der Geburt und des Wochenbettes. Z. mikr.-anat. Forsch. **17**, 371 (1929).

— Über die Neubildung von Muskelzellen in der Wand der schwangeren menschlichen Gebärmutter. Zbl. Gynäk. **24**, 1442 (1932).

SUREAU, CL.: L'adaptation fonctionnelle de l'organisme féminin à la grossesse. Rev. Prat. (Paris) **5**, 421 (1961).

WESPI, H. J.: Schillersche Jodprobe in der Mundhöhle. Schweiz. med. Wschr. **12**, 374 (1961).

— Kropf- und Kariesverhütung in der Schwangerschaft. Arch. Gynäk. **195**, 378 (1960).

—, und H. P. REHSTEINER: Untersuchungen über die Jodreaktion der Gingiva in der Schwangerschaft. Z. Geburtsh. Gynäk. **1**, 93 (1962).

III. Geburtshilflich-gynäkologische Erkrankungen

E. GLATTHAAR

Gynäkologische und geburtshilfliche Affektionen, bei denen sich die Frage einer Schwangerschaftsunterbrechung vor Eintritt der Lebensfähigkeit des Kindes stellt, sind in praxi zweifellos relativ selten. Überdies handelt es sich dabei teilweise um medizinische Notfallsituationen, die in den Bereich des unmittelbar therapeutischen Handelns gehören und damit sinngemäß nicht mehr unter den Begriff der Schwangerschaftsunterbrechung nach Art. 120 des Schweiz. Strafgesetzbuches fallen. Trotzdem haben wir auch diese letzteren Komplikationen teilweise mitberücksichtigt, weil gelegentlich eine scharfe Abgrenzung der begutachtungspflichtigen Fälle in rein formeller Hinsicht gewisse Schwierigkeiten bereiten kann; außerdem schien uns der Hinweis auf Situationen, bei denen eine Interruptio *nicht* indiziert ist, keineswegs überflüssig zu sein, nachdem die Fortschritte in der allgemeinen Therapie auch die Möglichkeiten zur *Vermeidung einer Interruptio* vielfach verbessert haben.

Wenn somit der Frauenarzt nur selten in die Lage kommt, sich als Gutachter zu betätigen, so steht er doch in engstem Kontakt und ständiger Auseinandersetzung mit der Problematik der Schwangerschaftsunterbrechung. Er ist es in den meisten Fällen, der sich in erster Instanz oder konsiliarisch im konkreten Falle mit der Frage der Interruptio zu befassen hat, und *seine* Stellungnahme ist erfahrungsgemäß meist schon entscheidend für den weiteren Gang der Ereignisse. Handelt es sich eindeutig um eine außerhalb seines Fachgebietes liegende medizinische Komplikation, so besteht seine ärztliche Aufgabe zunächst in der Überweisung an den zuständigen fachärztlichen Gutachter, auch wenn nach seiner persönlichen Überzeugung voraussichtlich keine medizinische Indikation zur Interruptio vorliegt. In den viel häufigeren Fällen, in denen eine Gravidität aus sozialen oder psychologischen Gründen nicht akzeptiert wird, ist jedoch die Rolle des Frauenarztes als des ersten Beraters von überragender Bedeutung; nimmt er sich Zeit und Mühe, diese Ehepaare eingehend zu beraten, ihre Argumente zu diskutieren, evtl. fürsorgerische oder psychotherapeutische Maßnahmen in die Wege zu leiten, so gelingt es nach unserer Erfahrung in mindestens der Hälfte dieser Fälle, eine Interruptio (— auch eine Zufluchtnahme der Schwangeren zum illegalen Abort —) zu vermeiden. Situationen, in denen der Frauenarzt von sich aus eine Interruptio empfehlen muß, bilden eine verschwindende Minderheit gegenüber den zahlreichen Fällen, wo er aus voller Überzeugung zur Austragung der Schwangerschaft raten darf.

Es sei hier noch kurz auf ein formaljuristisches Randproblem hingewiesen, das gelegentlich zur Diskussion gestellt wird.

In denjenigen Landesteilen, in denen die Institution eines durch die Behörden ernannten permanenten Kollegiums von Gutachtern besteht, kann der Fall eintreten, daß sich die Frage der Interruptio bei der Patientin eines solchen als Gutachter bezeichneten Frauenarztes ergibt. Es stellt sich nun die Frage, ob der betreffende Gynäkologe in diesem Falle befugt sei, sowohl die Begutachtung wie auch die Schwangerschaftsunterbrechung durchzuführen. Artikel 120 St.G.B. schließt dies nicht ausdrücklich aus; nach Ziff. 2 ist diese Möglichkeit bei *Notstand* sogar expressis verbis vorgesehen. Andererseits ergibt sich aber daraus, daß eine solche Personalunion von Gutachter und Operateur vom Gesetzgeber nur für Ausnahmefälle vorgesehen wurde. Sinngemäß interpretiert gilt somit die in Ziff. 1 verlangte Zuziehung eines *zweiten,* für den Zustand der Schwangeren sachverständigen Arztes auch dann, wenn der für den Eingriff zuständige Frauenarzt die amtliche Befugnis und die fachliche Kompetenz zur Abgabe des Gutachtens im betreffenden Fall besitzt.

Geburtshilfliche Komplikationen

Ausschließlich gestationsbedingte Allgemeinerkrankungen

Diese Gruppe umfaßt im engeren Sinne jene primär funktionellen Störungen, die wir je nach dem Zeitpunkt ihres Auftretens als *Frühgestosen* (Neurovegetosen, Hyperemesis mit Begleit- und Folgezuständen) oder als *Spätgestosen* (Toxikosen, ödemo-nephrotisch-hypertensiver Symptomenkomplex etc.) bezeichnen. Für die Beurteilung des gesundheitlichen Risikos für die Mutter ist hier der Geburtshelfer zuständig.

Im Gegensatz zu den genuinen Spätgestosen entwickelt sich bei den sog. *Pfropfgestosen* die charakteristische Symptomatologie auf der Basis vorbestehender Organschädigungen (Nieren, Kreislauf, Stoffwechselorgane), so daß die Begutachtung hier meist in den Kompetenzbereich des Internisten fallen wird.

Zu den Gestosen im weiteren Sinne gehören ferner gewisse isolierte Organerkrankungen, wie die schwere *Nephropyelitis gravidarum, Dermatopathien* (Herpes bzw. Impetigo gestationis), *Hepatopathien* (toxisch verlaufender Ikterus, akute gelbe Leberdystrophie), schwere *Schwangerschaftsanämien* u. a. m. Auch bei diesen Affektionen beruht die Aufgabe des Geburtshelfers vor allem darin, den Eintritt einer vitalen Gefahr für die Mutter rechtzeitig zu erkennen, während er für die entscheidende Beurteilung der Situation einen weiteren, für das betreffende Gebiet zuständigen Facharzt zuziehen wird.

Grundsätzlich stellt sich die Frage der Schwangerschaftsunterbrechung bei noch nicht lebensfähigem Kind bei allen Gestoseformen *nur in therapieresistenten Fällen.* Die heute zur Verfügung stehenden therapeutischen Mittel erlauben aber in der überwiegenden Mehrzahl der Fälle eine Fortsetzung der Schwangerschaft bis zur Lebensfähigkeit des Kindes.

Vorwiegend gestationsbedingte Allgemeinerkrankungen

In dieser Kategorie figurieren gewisse Krankheiten, die erst in der Schwangerschaft manifest werden können, während sich außerhalb der Gravidität eventuell nur durch spezielle Untersuchungsmethoden eine entsprechende Disposition nachweisen läßt; als Beispiele wären hier anzuführen der latente *Diabetes* oder die Disposition zu *Steinleiden* (Cholelithiasis, Nephrolithiasis), die in der Gravidität zur Bildung größerer Konkremente Anlaß geben kann. Der Geburtshelfer kann daher in die Lage kommen, sich in erster Instanz mit derartigen Schwangerschaftskomplikationen befassen zu müssen. Zur Abklärung des Risikos und Einleitung einer adäquaten Therapie wird sich auch hier die Zuziehung eines für das betreffende Gebiet zuständigen Fachkollegen empfehlen; eine Interruptio wird nur in Ausnahmefällen in Betracht kommen.

In den therapeutischen Aufgabenkreis des Geburtshelfers gehören auch die relativ häufigen Erkrankungen der *oberflächlichen Beinvenen* (Thrombose, Thrombophlebitis), sowie die in der Gravidität seltenen Erkrankungen der *tiefen Bein- und Beckenvenen.* Während erstere einer Lokaltherapie zugänglich sind, können letztere wegen der Emboliegefahr eine Anwendung von Antikoagulantien erfordern, wobei in der Schwangerschaft ausschließlich Heparin und Heparinoide in Betracht kommen (vgl. S. 155). Eine Interruptio ist dagegen in diesen Fällen kontraindiziert, da das nachfolgende Wochenbett nicht nur keine Besserung, sondern unter Umständen eine Verschlimmerung der tiefen Thrombose herbeiführen kann.

Frauen, welche nach vorausgegangenen Schwangerschaften oder Operationen eine thromboembolische Erkrankung durchgemacht haben, wenden sich bei Eintritt einer erneuten Gravidität oft an den Geburtshelfer mit der Frage nach dem *Risiko eines*

Rezidivs bzw. mit dem Wunsch nach einer Interruptio. Die Wahrscheinlichkeit einer erneuten thromboembolischen Erkrankung ist schwer abzuschätzen; sie wird von kompetenten Autoren als relativ groß beurteilt (Sigg: 30—40%; Stamm: bis 75% *), kann allerdings durch eine zweckmäßige Prophylaxe erheblich gesenkt werden. Immerhin wird bei vorausgegangenen schweren thromboembolischen Komplikationen *mit nachweisbaren erheblichen Residuen* eine Interruptio wenigstens in der Frühschwangerschaft in Betracht gezogen werden müssen, wenn das betreffende Ehepaar nicht bereit ist, das Rezidivrisiko zu akzeptieren. Dagegen besteht für den Arzt weder ein Anlaß noch eine Verpflichtung, auf dieses potentielle Risiko von sich aus aufmerksam zu machen oder gar eine Interruptio zu empfehlen.

Störungen im Ablauf der Schwangerschaft

Vorausgegangene wiederholte operative Entbindungen (Forceps, Sectio) oder Störungen der Nachgeburtsperiode (manuelle Plazentalösung, schwere Blutungen) sind für sich allein grundsätzlich *nicht* als Indikation zu einer Interruptio zu betrachten (wohl aber gegebenenfalls zu einer prophylaktischen Sterilisation!). Besteht aber außerdem aus *allgemein-medizinischen Gründen* ein *erhöhtes Operationsrisiko* (Narkose!) und ist *mit Sicherheit* eine erneute operative Entbindung vorauszusehen (Indikation zu einer prophylaktischen Sectio), so wäre allerdings in besonderen Fällen der wenig belastende Eingriff einer vaginalen Interruptio (mit vikariierender Sterilisation des Ehemannes!) in Betracht zu ziehen. Für die Begutachtung wäre hier der entsprechende Facharzt (meist Internist) zuständig.

Störungen in der Entwicklung von Plazenta und Embryo

In der überwiegenden Mehrzahl der Fälle handelt es sich hier um Komplikationen, die in den Bereich der geburtshilflichen Therapie fallen. Diese Therapie ist grundsätzlich auf eine Erhaltung der Schwangerschaft gerichtet, solange die Frucht noch lebt und entwicklungsfähig ist. Der Übergang von einer schwangerschaftserhaltenden Behandlung zur aktiven (medikamentösen oder operativen) Beendigung der Gravidität wird ausschließlich durch die klinische Situation bestimmt. Der Ausfall der biologischen Schwangerschaftsreaktionen wird in diesen Fällen die Entschlußfassung des Geburtshelfers erleichtern. Es ist aber daran zu erinnern, daß diese Reaktionen jenseits der 16. Schwangerschaftswoche auch bei intakter Gravidität negativ werden können (Abfall des Choriongonadotropinspiegels); man darf sie daher nur im Rahmen des gesamten klinischen Bildes (und nach wiederholter Ausführung) verwerten. Eine Besprechung der verschiedenen ätiologischen und klinischen Formen des Abortes bzw. Partus praematurus erübrigt sich hier.

Schwerwiegendere Probleme erheben sich für den Arzt bei den im folgenden angeführten Komplikationen, bei denen die prospektive Lebensfähigkeit des Kindes nicht entscheidend beeinträchtigt wird. Da diese Affektionen, speziell soweit sie das werdende Kind betreffen, immer wieder Gegenstand von Diskussionen in medizinischen Kreisen wie in der Öffentlichkeit bilden, soll hier auch aus der Sicht des Geburtshelfers zu diesen Fragen Stellung genommen werden. Gleichzeitig sei auf die ausführliche Behandlung dieses Themas in Kapitel XIII und XV hingewiesen.

Akutes Hydramnion

Diese an sich seltene Störung kann derart dramatisch verlaufen, daß sich sogar die Frage einer Unterbrechung der Schwangerschaft bei noch nicht lebensfähigem Kind

* Persönliche Mitteilung.

stellen kann. Im allgemeinen wird es jedoch möglich sein, durch Bettruhe, Diät, medikamentöse Therapie (Saluretika, Spasmolytika), nötigenfalls auch durch Punktion der Amnionhöhle die Gravidität zu verlängern, bis das Kind lebensfähig ist. Im Hinblick auf das Auftreten von Hydramnion bei kindlichen Mißbildungen (Anenzephalie) empfiehlt sich jenseits der 20. Schwangerschaftswoche eine Röntgenkontrolle.

Erkrankungen des Kindes ohne Beeinträchtigung der Lebensfähigkeit

Eine Interruptio bei mutmaßlicher intrauteriner Schädigung des Kindes (sog. „eugenische Indikation") ist nach dem schweizerischen Strafgesetz nicht zulässig. Trotz dieser formaljuristisch eindeutigen Situation wird die Möglichkeit einer Schwangerschaftsunterbrechung in derartigen Fällen auch in der Öffentlichkeit immer wieder diskutiert, wobei sich ebenso starke befürwortende wie ablehnende Tendenzen abzeichnen. Offensichtlich sind die Normen des öffentlichen Rechtsempfindens, die in den erwähnten Gesetzesbestimmungen ihren Ausdruck gefunden haben, in neuerer Zeit vielerorts in Fluß geraten. Das Argument, daß zur Zeit der Inkraftsetzung dieser Gesetzesbestimmungen (für das schweiz. Strafgesetz 1942) die Embryopathien in ihrer vollen Bedeutung noch nicht bekannt waren, ist nicht zu bestreiten. So muß erfahrungsgemäß heute jeder Frauenarzt, in zweiter Linie auch der Pädiater, damit rechnen, in einem konkreten Fall mit diesem Problem konfrontiert zu werden, und in der heutigen Situation kann er sich einer persönlichen Stellungnahme kaum entziehen. Als solche sind auch die nachfolgenden Ausführungen zu betrachten.

In der grundsätzlichen Frage bezüglich Zulassung oder Ablehnung der „eugenischen Indikation" bin ich der Auffassung, daß die *bestehende gesetzliche Regelung* trotz der zitierten Einwände *vorzuziehen* ist; eine gesetzliche Anerkennung dieser Indikation könnte leicht zu einer largen oder sogar mißbräuchlichen Anwendung führen und würde überdies dem gewissenhaften Arzt seine Stellungnahme keineswegs erleichtern, da eine Schädigung des Kindes im Einzelfalle doch nur mit einer — mehr oder weniger großen — *Wahrscheinlichkeit* vermutet werden kann. Im übrigen besteht auch im Rahmen der geltenden Gesetzesbestimmungen bei uns die Möglichkeit, im konkreten Falle eine ärztlich und menschlich befriedigende Lösung zu finden.

Skeletdeformitäten

Unter den schon intrauterin röntgenologisch nachweisbaren Affektionen figurieren vor allem die *Anenzephalie*, sowie stärkere Grade von *Hydrozephalie*, die bei Austragung der Gravidität zu Komplikationen sub partu Anlaß geben. In beiden Fällen darf die vorzeitige Beendigung der Schwangerschaft, obwohl sie ausschließlich im Interesse der Mutter liegt, als *geburtshilflich-therapeutische Maßnahme* betrachtet werden, besonders wenn außerdem ein Hydramnion besteht.

Schwieriger ist eine grundsätzliche Stellungnahme bei schweren *Extremitätenmißbildungen*, wo die wichtigsten Organsysteme und damit die Lebensfähigkeit des Kindes nicht entscheidend beeinträchtigt sind. So haben in jüngster Zeit die durch *Thalidomid* induzierten *Phokomelien* weltweites Aufsehen erregt; bei diesem Anlaß wurde besonders von englischen Autoren wohl mit Recht darauf hingewiesen, daß sich dieses Phänomen, wenn auch vielleicht weniger spektakulär, auf der Basis anderer Medikamente aus der Gruppe der Schlaf- und Beruhigungsmittel wiederholen könnte. Daß Schwangerschaftsunterbrechungen bei Thalidomid-Fällen diskutiert und auch ausgeführt wurden, ist bekannt. In diesem Zusammenhang sind die sorgfältigen Untersuchungen von LENZ und KNAPP von größter Bedeutung, welche gezeigt haben, daß die *kritische Zeit*, innerhalb welcher die Einnahme der Substanz zur Schädigung des Kindes führt, vom *27. bis 40. Tag post conceptionem* oder (bei 28tägigem Zyklus) vom 37. bis 50. Tag port menstruationem reicht. Außerhalb dieser relativ kurzen

Zeitspanne wurden auch bei positiver Anamnese keine Fälle von Phokomelie beobachtet. Die *Vermutung* einer Schädigung des Kindes wäre also nur in denjenigen Fällen hinreichend begründet, wo diese zeitliche Voraussetzung erfüllt ist. *Objektiv* röntgenologisch nachweisbar sind diese Mißbildungen allerdings erst in einem Zeitpunkt, in welchem das Kind schon annähernd lebensfähig und eine Schwangerschaftsunterbrechung somit nicht mehr zu verantworten ist, ganz abgesehen davon, daß in praxi nicht auf eine Frühdiagnose solcher Mißbildungen tendiert wurde. (Ähnliche Überlegungen könnten z. B. auch für die *Osteopsathyrosis congenita* gelten.)

Glücklicherweise gehört das Problem der Interruptio bei Thalidomidschädigung bereits der Vergangenheit an. Als positiv zu wertende Konsequenzen dürfen neben den neuen pathogenetischen Erkenntnissen vor allem eine größere Vorsicht und Zurückhaltung gegenüber solchen Medikamenten in der Frühschwangerschaft bei Ärzteschaft und Publikum registriert werden.

Virus-Embryopathien

Im Gegensatz zu den medikamentös induzierten Keimschädigungen werden die Virus-Embryopathien solange noch aktuell bleiben, als keine wirksame, systematisch anwendbare Schutzimpfung zur Verfügung steht.

Obwohl grundsätzlich jede Virusaffektion der Mutter in der kritischen Zeit der Organogenese zu einer Schädigung des Kindes führen kann, darf die Frage der Interruptio m. E. in praxi nur bei der *Rubeola* diskutiert werden, da andere Virus-Embryopathien nur mit (nicht immer beweiskräftigen) Einzelfällen vertreten sind. Im weiteren muß die Erkrankung der Mutter in die kritische Zeit der *ersten 10 Schwangerschaftswochen* fallen und *mit hinreichender Zuverlässigkeit diagnostiziert* sein.

Sind diese Voraussetzungen erfüllt und sind die entsprechenden Zusammenhänge der Schwangeren bekannt, so kann allerdings eine Austragung der Schwangerschaft eine nicht zumutbare psychische Belastung für die Mutter bedeuten, ganz abgesehen von der späteren dauernden Belastung durch die Pflege des invaliden Kindes. Erfordert aber die Situation eine psychiatrische Begutachtung, so halten wir es für richtig, daß der Geburtshelfer dem Psychiater einen Teil seiner ärztlichen Verantwortung abnimmt, indem er seinerseits bei der Überweisung eine Interruptio befürwortet.

Für den Geburtshelfer ist die Last der Verantwortung in diesen Fällen sehr groß, ob er nun eine Interruptio befürwortet bzw. durchführt oder ob er sie ablehnt. Seine Stellungnahme wird weiterhin dadurch erschwert, daß die empirischen Unterlagen über die statistische Wahrscheinlichkeit einer kindlichen Schädigung nicht unerheblich variieren und daß er im Einzelfall doch immer Gefahr läuft, eine klinisch intakte Schwangerschaft zu zerstören.

Die heikle Frage, ob der Arzt *von sich aus* die Schwangere auf die Möglichkeit einer Schädigung ihres Kindes aufmerksam machen soll oder gar *muß*, (was m. E. abzulehnen ist), erübrigt sich in praxi, weil das Publikum heute über diese Zusammenhänge weitgehend orientiert ist.

Blutgruppen-Inkompatibilität

Wie von pädiatrischer Seite (M. Vest) in Kapitel XIII dargelegt wird, stellt sich die Frage der Interruptio auf Grund einer entsprechenden Anamnese und klinischer Befunde praktisch nur bei *Rhesusinkompatibilität,* und auch hier erfahrungsgemäß nur selten, da bei zunehmender Sensibilisierung der Mutter und entsprechender Schwere der Erythroblastose oft in einem bestimmten Zeitpunkt eine Schnittentbindung (im Sinne eines letzten Versuches) mit gleichzeitiger Sterilisation ausgeführt wird. Ist aber im konkreten Fall die Prognose für das Kind von vornherein infaust (z. B. bei Status nach wiederholter Totgeburt oder schwerem Hydrops congenitus) und wird die Interruptio von der Schwangeren gewünscht, so halten wir den Eingriff in der Frühschwangerschaft für gerechtfertigt, sofern der psychiatrische Gutachter die seelische Belastung der Mutter als nicht zumutbar betrachtet; der Entschluß zu diesem Vorgehen wird hier immerhin durch den Umstand erleichtert, daß bei Austragung der Schwangerschaft fast mit Sicherheit ein nicht lebensfähiges Kind resultieren wird. Bei psychisch indolenten Frauen kann allerdings diese Indikation wegfallen, und es bleibt nur die Empfehlung einer späteren Sterilisation eines Ehepartners.

Erkrankungen des Kindes in der Spätschwangerschaft

Eine weitere Gruppe von Krankheiten, die vor allem durch Lues, Tuberkulose, Toxoplasmose und Listeriose repräsentiert werden, kann vorwiegend in der 2. Schwangerschaftshälfte über eine hämatogene Erkrankung der Dezidua zu einer intrauterinen Infektion des Kindes führen.

Die Epidemiologie dieser Affektionen und die heutigen therapeutischen Möglichkeiten bringen es aber mit sich, daß hier die Frage einer Interruptio aus „eugenischer Indikation“ nie aktuell wird.

Abschließend sei in Übereinstimmung mit den Ausführungen von Vest nochmals betont, daß für das Vorgehen bei Fällen von mutmaßlicher Schädigung des Kindes in der Frühschwangerschaft (um eine *sichere* Diagnose kann es sich in diesem Zeitpunkt ja *nie* handeln!) auch auf Grund unserer heutigen Kenntnisse keine allgemeinen Richtlinien aufgestellt werden können, sondern daß vielmehr jeder derartige Fall individuell und sehr eingehend überprüft werden muß. Sind aber die medizinischen Voraussetzungen erfüllt, so läßt sich auch im Rahmen der bestehenden gesetzlichen Vorschriften diejenige Lösung finden, die dem ärztlichen Verantwortungsgefühl gegenüber der betreffenden Familie entspricht.

Gynäkologische Komplikationen

Lageveränderungen des Uterus

Die *Retroflexio fixata* kann die Entwicklung einer Gravidität gefährden, wenn sie nicht spätestens bis Ende des 4. Schwangerschaftsmonats behoben wird; eine Indikation zur Interruptio ergibt sich jedoch daraus nie.

Schwangerschaften nach Prolapsoperationen: Eine Gefährdung der Mutter könnte nur bei Gravidität nach *Interposition des Uterus* eintreten. Da bei dieser Operation, sofern sie vor der Menopause ausgeführt wird, eine gleichzeitige Tubensterilisation obligat ist, wäre diese Situation nur bei Koinzidenz mit einem der seltenen Fälle von „Sterilisationsversager“ möglich.

Mißbildungen des Uterus

Bei *asymmetrischen Doppelbildungen des Uterus,* vor allem bei Uterus bicornis mit Unterentwicklung eines Hornes, kann eine Schwangerschaft in diesem Nebenhorn zur Uterusruptur führen und damit eine operative Entfernung der Gravidität erfordern. Hier wie im oben erwähnten Fall handelt es sich aber um primär nicht entwicklungsfähige Schwangerschaften, deren Behandlung in den Bereich der gynäkologischen Therapie gehört und somit keine Rechtsfragen tangiert.

Entzündliche Prozesse an den Genitalorganen

Vorbestehende entzündliche Prozesse kommen in diesem Zusammenhang nicht in Betracht, da sie entweder eine Konzeption verhindern oder dann irrelevant sind.

Aszendierende genitale Infektionen bei *intakter* Gravidität gibt es nicht.

Hämatogene Streuungen in der Gravidität bei gewissen Allgemeinerkrankungen der Mutter (Virusaffektionen, Tuberkulose, Lues, Toxoplasmose, Listeriose) befallen bestimmte Teile der Plazenta und gefährden damit das Kind, während für die Mutter kein zusätzliches gesundheitliches Risiko entsteht, das durch eine vorzeitige Beendigung der Gravidität beseitigt werden könnte. Hinsichtlich der Beurteilung dieser Fälle wird auf den vorstehenden Abschnitt verwiesen.

Gutartige Tumoren

Eine Indikation zur Schwangerschaftsunterbrechung bei noch nicht lebensfähigem Kind kann sich hier höchstens bei *schwerwiegenden Komplikationen* ergeben (Perforation infizierter Tumoren mit diffuser Peritonitis, Ileus, abdominale Blutungen).

Ovarialtumoren, Parovarialzysten und andere juxtauterine Tumoren im Beckenbereich (cave: Beckenniere!) sind jenseits der 12. Schwangerschaftswoche, wenn die Erhaltung der Gravidität durch die hormonale Funktion der Plazenta gewährleistet ist, stets operativ zu entfernen, sowohl im Hinblick auf ihre Bedeutung als Geburtshindernis (Vermeidung einer Schnittentbindung) wie auch auf die Möglichkeit einer malignen Entartung oder schon bestehender Malignität.

Myome sind in der Schwangerschaft nur dann operativ zu behandeln, wenn sie klinische Symptome verursachen (Nekrose mit lokaler Peritonitis, Stieltorsion, Raumverdrängung mit Behinderung von Miktion oder Darmpassage etc.). Das Risiko derartiger Eingriffe am graviden Uterus bezüglich Störung der Gravidität oder postoperativer Thromboembolie ist immerhin so erheblich, daß ein möglichst konservatives Vorgehen angezeigt ist, vor allem solange das Kind noch nicht lebensfähig ist. In den seltenen Fällen, wo ein operativer Eingriff unvermeidlich wird, läßt sich die Schwangerschaft durch schonendes und konservatives Operieren sowie durch entsprechende medikamentöse Vor- und Nachbehandlung (Uterusrelaxantien, Hormontherapie) meist erhalten.

Bösartige Tumoren

Allgemeine Bemerkungen

Das Zusammentreffen von Schwangerschaft und bösartigen Tumoren ist glücklicherweise ein sehr seltenes Ereignis, da diese vorwiegend erst im letzten Drittel der reproduktionsfähigen Zeit auftreten, wo selten mehr eine Gravidität eintritt. Auch für das *Kollumkarzinom* als häufigste bei Schwangerschaft beobachtete Krebsform beträgt die Frequenz nach älteren Statistiken 0,4—0,6 ‰ (Probst) und dürfte mit der seither erzielten Verbesserung der Früherfassung noch eine erhebliche Reduktion erfahren haben.

Das Auftreten bzw. Manifestwerden eines Malignoms während einer Schwangerschaft bedeutet eine besonders schwerwiegende Komplikation. Bei der Mutter trifft die Krankheit in eine Phase erhöhter körperlicher Beanspruchung und oft verminderter Resistenz. Im weiteren dürfte die verstärkte Durchblutung und Auflockerung der Gewebe die Ausbreitung eines bestehenden Malignoms eher begünstigen, obwohl die Erfahrungen, ob und in welchem Sinne ein Genitalkarzinom durch die Gravidität beeinflußt wird, durchaus nicht einheitlich sind. So wird beim Ovarialkarzinom eher eine beschleunigte Progredienz angenommen, während beim Kollumkarzinom die

Ansichten zwischen Stimulation des Tumors, fehlende Beeinflussung und Wachstumshemmung variieren. Auch die Frage einer direkten Beeinflussung des Tumorwachstums durch die Plazentarhormone ist noch nicht abgeklärt.

Die Feststellung eines Malignoms in der Schwangerschaft hat grundsätzlich die gleichen Konsequenzen wie außerhalb der Gravidität, nämlich die *möglichst rasche Einleitung der adäquaten Therapie.* Die Interessen der Mutter müssen unbedingt denjenigen des Kindes vorangestellt werden.

Je früher in der Schwangerschaft ein Malignom erfaßt wird, je länger also die Zeitspanne bis zur Lebensfähigkeit des Kindes ist, um so eher muß die Schwangerschaft im Interesse der Mutter geopfert werden. Ferner ist die Möglichkeit einer Erhaltung der Gravidität um so geringer, je engere topographische Beziehungen zwischen dem Malignom und dem graviden Uterus bestehen.

Ist der Krankheitsprozeß schon sehr fortgeschritten und die Prognose für die Mutter infaust, so kann es sich rechtfertigen, mit einer (ohnehin nur palliativen) Therapie bis zur Lebensfähigkeit des Kindes zuzuwarten, wenn dies dem dringenden Wunsch der Patientin und der Angehörigen entspricht. Auf die vielschichtigen menschlichen und ärztlichen Probleme, die sich aus einer solchen Situation ergeben, kann im Rahmen dieser Ausführungen nicht näher eingetreten werden.

Einfacher gestaltet sich die Entscheidung jenseits der 33.—34. Schwangerschaftswoche; hier stellt sich zunächst die Indikation zur Schnittenbindung (beim Kollumkarzinom nach schonender Vorbehandlung des Tumors), um das Kind den Einwirkungen der therapeutischen Maßnahmen (Operation, Strahlentherapie, Chemotherapie) zu entziehen.

Spezieller Teil

Es kann hier nicht im einzelnen auf die Therapie der malignen Genitaltumoren in graviditate eingegangen werden; jeder Einzelfall wird seine besondere Konstellation aufweisen, die ein sorgfältiges Abwägen aller Komponenten erfordert. Wir möchten uns daher auf einige grundsätzliche Hinweise beschränken, vor allem in bezug auf die Möglichkeit einer Erhaltung der Gravidität bis zur Lebensfähigkeit des Kindes, wobei wir uns für das Vorgehen beim Kollumkarzinom der Auffassung von Bickenbach und Soost anschließen.

Karzinom der Vulva und Vagina

Bei nicht zu großer Ausdehnung des Tumors kommt eine vorsichtige Strahlentherapie unter Erhaltung der Gravidität bis zur Lebensfähigkeit des Kindes in Betracht; dann Entbindung durch Sectio und Fortsetzung der Strahlentherapie bzw. Radikaloperation (Vulvakarzinom). Bei fortgeschrittenen Fällen wird eine Rücksichtnahme auf das Kind nur jenseits der 28. Schwangerschaftswoche in Betracht kommen.

Kollumkarzinom

Im Hinblick auf die heutigen Kenntnisse über den ungünstigen Einfluß der postpartalen Phase und eines Operationstraumas auf die Ausbreitung des Tumors, wird zuerst eine (fraktionierte) *intravaginale Radiumbestrahlung* durchgeführt, unabhängig vom Ausbreitungsgrad des Tumors und der vorgesehenen weiteren Therapie wie auch vom Alter der Schwangerschaft.

Das weitere Vorgehen (Operation und/oder Strahlentherapie) gestaltet sich im *1. und 2. Trimenon* der Gravidität ausschließlich entsprechend dem Ausbreitungsgrad des Tumors; eine Rücksichtnahme auf das Kind kommt hier nicht in Frage. Bei ausschließlicher Strahlentherapie wird im ersten Schwangerschaftsdrittel (bis spätestens 16. Woche) auf eine möglichst lange Erhaltung der Gravidität tendiert; die

Behandlung des Karzinoms soll bei Eintritt der besonders ungünstigen postpartalen Phase möglichst weit fortgeschritten sein. Die Ausstoßung der strahlengeschädigten Schwangerschaft kann der Natur überlassen werden und erfolgt auch meist spontan; andernfalls wird der Uterus nach Abschluß der Tiefentherapie operativ entleert und gleichzeitig die intrauterine Radiumapplikation ausgeführt. Im *2. Trimenon* wird im Anschluß an die initiale Radiumtherapie die Schwangerschaftsunterbrechung auf abdominalem Wege ausgeführt und gleichzeitig — je nach Ausbreitungsgrad des Tumors bzw. Therapieplan — eine subtotale Hysterektomie oder eine erweiterte Totalexstirpation des Uterus, mit späterer Fortsetzung der Strahlentherapie.

Im *3. Trimenon,* jenseits der 28. Schwangerschaftswoche, kann nach der initialen intravaginalen Radiumtherapie die Lebensfähigkeit des Kindes abgewartet werden; in der 34.—36. Woche Schnittentbindung mit subtotaler oder erweiterter totaler Hysterektomie, je nach Therapieplan, und Fortsetzung der Strahlentherapie.

Das sog. *„Oberflächenkarzinom“* des Collum uteri erfordert in der Gravidität *keine therapeutischen Maßnahmen.* Wird durch die Fährtensuchmethoden (Kolposkopie, Zytologie) eine solche Veränderung erfaßt und die Diagnose durch *Biopsie mit Serienschnittuntersuchung* gesichert (bzw. ein invasives Wachstum ausgeschlossen), so kann die Spontangeburt abgewartet werden. Wir empfehlen aber zur *Materialentnahme* eine *Konisation* (Ringbiopsie), da nur damit eine hinreichende diagnostische Sicherheit gewährleistet ist; mit einem erhöhten Abortrisiko muß nach unserer Erfahrung bei sorgfältiger Ausführung des Eingriffs nicht gerechnet werden.

Korpuskarzinom

In der Literatur sind nach Probst nur 3 Fälle bei Gravidität bekannt, die alle mit Abort endigten.

Ovarial- und Tubenkarzinom

Die Diagnose wird hier immer erst bei der Laparotomie gestellt werden, bei Ovarialtumoren nicht selten erst bei der histologischen Untersuchung. Die seltenen, besonders bösartigen Tubenkarzinome erfordern eine Unterbrechung der Schwangerschaft; im übrigen richtet sich die Ausdehnung des Eingriffs nach der Ausbreitung des Tumors.

Eine Erhaltung der Schwangerschaft, besonders bei jugendlichen Frauen, kommt z. B. bei Disgerminom, Granulosazelltumor oder erst beginnender karzinomatöser Entartung eines Ovarialtumors in Betracht, sofern das karzinomatöse Gewebe vollständig entfernt werden kann. Die weiteren therapeutischen Maßnahmen (Entfernung des 2. Ovars, Nachbestrahlung) können anläßlich bzw. im Anschluß an die Schnittentbindung durchgeführt werden.

Hat das Karzinom die Grenzen des Ovars überschritten, so ist schon primär eine Entleerung des Uterus mit subtotaler Hysterektomie indiziert.

Zusammenfassend handelt es sich bei den gynäkologischen Komplikationen, soweit sich daraus eine Indikation zur Schwangerschaftsunterbrechung ergibt, ausschließlich um Situationen, die in den Rahmen der allgemeinen gynäkologischen Therapie fallen. Nach dem bei uns herrschenden Gewohnheitsrecht ist in diesen Fällen eine fachärztliche Begutachtung gemäß Art. 120 nicht erforderlich, doch läßt sich dieses Vorgehen aus dem Wortlaut des Gesetzes nicht ohne weiteres ableiten, sofern nicht dem Arzt unter solchen Umständen a priori eine Notstandsituation gemäß Art. 34 Ziff. 2 zugebilligt wird. Auf alle Fälle aber soll es der behandelnde Arzt nie versäumen, sowohl von der Patientin wie vom Ehemann eine *schriftliche Einwilligung* für den Eingriff einzuholen, auch wenn die Interruptio nur integrierender Bestandteil einer anderweitigen Therapie von vitaler Dringlichkeit ist.

Anhang

„Sterilisationsversager"

Tritt nach operativer Sterilisation beim Ehemann oder der Frau infolge Rekanalisation oder technisch unzulänglicher Ausführung des Eingriffs eine Gravidität ein, so wird sich das betreffende Ehepaar erfahrungsgemäß in erster Instanz an den betreffenden Operateur mit dem Ersuchen um eine erneute Interruptio wenden, wobei direkt oder indirekt eine Haftbarkeit des Arztes postuliert wird. Auf die juristischen Aspekte dieser Situation soll hier nicht eingegangen werden; in ärztlicher Sicht ist vor allem die Tatsache relevant, daß eine Sterilisation zweifellos stets mit der Absicht einer definitiven Verhütung weiterer Schwangerschaften ausgeführt wird.

Wurde die Sterilisation *gleichzeitig mit einer Interruptio* auf Grund eines fachärztlichen Gutachtens ausgeführt, so wird der nochmaligen Ausfertigung eines Gutachtens zur Interruptio (mit erneuter Sterilisation) nichts im Wege stehen, sofern die frühere Indikation noch besteht oder durch die Gravidität reaktiviert wird.

Problematischer gestaltet sich die Lage dort, wo die Sterilisation nicht auf Grund einer medizinischen Indikation, sondern aus rein sozialen Gründen auf Wunsch beider Ehegatten ausgeführt wurde. Zwar kann sich in einzelnen Fällen die soziale Situation in der Zwischenzeit in günstigem Sinne verändert haben, so daß sich das Ehepaar bereit finden wird, diese weitere Schwangerschaft zu akzeptieren. Ist dies nicht der Fall, so stellt sich die Frage, ob — in medizinischer Sicht — aus dem Mißerfolg der Sterilisationsoperation ein Anspruch auf Beseitigung der Folgen abgeleitet werden kann.

Sofern der Entschluß zur Sterilisation als definitiver Verhütungsmaßnahme nach gründlicher Überprüfung der Situation und reiflicher Überlegung seitens des Arztes wie der Eheleute gefaßt wurde, halten wir den Wunsch nach einer Interruptio (mit erneuter Sterilisation) und eine positive Indikationsstellung für berechtigt. Als zuständiger Facharzt für die Begutachtung wäre in einem solchen Falle der Gynäkologe zu betrachten.

Diese Bemerkungen zum Problem der „Sterilisation" sind nicht rein hypothetischer Art, sondern basieren durchwegs auf eigenen kasuistischen Erfahrungen.

Zum Schluß dieser Ausführungen über die medizinischen Aspekte der Schwangerschaftsunterbrechung in der Sicht des Frauenarztes soll noch eine Frage aufgeworfen werden, die die *ärztliche Ethik* tangiert:

Trägt der Arzt (zumeist der Gynäkologe), der auf Grund eines fachärztlichen Gutachtens und im Auftrag und Einverständnis der Eheleute den Eingriff ausführen soll, irgend eine *Mitverantwortung* oder ist er *ausschließlich ausführende Instanz*, welche die im Gutachten enthaltene Indikationsstellung unbesehen in die Tat umzusetzen hat?

Es wäre zunächst darauf hinzuweisen, daß im Text von Art. 120 Str.G.B. gerade *der die Interruptio ausführende Arzt* durchaus im Vordergrund steht: *er* hat für die Einhaltung der gesetzlichen Bedingungen für die straflose Durchführung des Eingriffs zu sorgen und *er* wird strafrechtlich haftbar, wenn diese Voraussetzungen nicht erfüllt sind. Letzteres wäre beispielsweise dann der Fall, wenn das fachärztliche Gutachten nicht stichhaltig wäre. *Juristisch* könnte diese Haftbarkeit aktuell werden, wenn der operierende Arzt aus anderen, mit dem Eingriff in Zusammenhang stehenden Gründen (z. B. schwere Folgen oder tödlicher Ausgang) strafrechtlich verfolgt würde.

Schwererwiegend aber ist m. E. die *moralische Mitverantwortung* des Operateurs, die er in *jedem Falle* übernimmt, wo er eine Interruptio ausführt: Indem er dies nämlich tut, identifiziert er sich eo ipso mit der Auffassung des Gutachters. Seine

Mitverantwortung ergibt sich aber nicht nur in dieser gewissermaßen beiläufigen Weise, sondern vielmehr aus einer aktiven Legitimation: Er ist nicht nur berechtigt, sondern geradezu *verpflichtet,* sich im konkreten Fall eine *eigene Auffassung* zu bilden. Er kann und *soll* ein nicht genügend fundiertes Gutachten ablehnen und auf die Ausführung des Eingriffs verzichten oder die Zuziehung eines weiteren Gutachters veranlassen. Dies ist die Haltung, die der Arzt, und ganz besonders der Fachgynäkologe, seiner Berufsethik schuldig ist.

Literaturverzeichnis

Bickenbach, W., u. H. J. Soost: Das Kollumkarzinom in der Schwangerschaft; neue Gesichtspunkte zur Therapie. Geburtsh. u. Frauenheilk. **20**, 313 (1960).

Lenz, W., u. R. Knapp: Die Thalidomid-Embryopathie. Dtsch. med. Wschr. **87**, 1232 (1962).

Probst, V.: Komplikationen in Schwangerschaft, Geburt und Wochenbett durch Geschwülste im Bereiche der Genitalien. In: Handb. Seitz-Amreich, Bd. X, S. 818 ff., 1955.

IV. Gestose

C. Müller und P. Dubuis

Dieses Kapitel befaßt sich mit dem Problem der therapeutischen Schwangerschaftsunterbrechung bei den spezifischen Toxikosen der graviden Frau. Alle andern toxischen Zustände (z. B. alimentäre, medikamentöse, gewerbliche usw.), die auch bei der Nichtschwangeren vorkommen und bei denen sich unter Umständen auch die Frage des therapeutischen Aborts stellen kann, bleiben unberücksichtigt.

Unter Gestose verstehen wir alle Störungen im Stoffwechsel, in der chemischen und physikalischen Beschaffenheit des Blutes und der Säfte, die ihre letzte Ursache in der Anwesenheit und in der Rückwirkung der Frucht auf den mütterlichen Körper haben. Diese Störungen wurden auch als Schwangerschaftstoxikosen bezeichnet, in der Annahme, daß auch unentbehrliche Wirkstoffe und Stoffwechselzwischenprodukte eine schädliche (toxische) Wirkung auf den mütterlichen Organismus entfalten können, wenn sie im Körper in unphysiologischen Mengen vorkommen. Bei der Bewertung der Entstehungsmechanismen einer Gestose muß stets berücksichtigt werden, daß zu ihrem Ausbruch eine Schwangerschaft Vorbedingung ist, daß aber die konstitutionell bedingte Reaktionsweise des mütterlichen Organismus und auch Umwelteinflüsse eine ebenso große Rolle spielen. Am deutlichsten gehen diese Wechselbeziehungen aus den Beobachtungen hervor, die bei den am meisten erforschten Gestosen, der Hyperemesis gravidarum, und dem nephrotisch-hypertensiven Symptomenkomplex gemacht werden.

Die von der Frucht ausgehenden Einwirkungen erfolgen durch Stoffe, deren chemische oder biologische Natur zum größten Teil unbekannt ist. Daneben spielen zweifellos u. a. neurovegetativ wirksame Abbaustoffe und Fermente eine bedeutende Rolle.

Während also die Erforschung der Kausalfaktoren noch in den Anfängen steckt, sind wir über die physikalisch-chemischen, endokrinen und neurovegetativen Umstellungen, die von der Frucht ausgelöst werden, und die das pathologische Geschehen in den verschiedenen Organen bedingen, etwas besser unterrichtet.

Einteilung und Bezeichnung der verschiedenen Gestoseformen haben nur provisorischen Wert, da sie sich mit unserer allgemein biologischen Auffassung und mit dem Stand unserer speziellen Kenntnisse ändern müssen. Auf die Diskussion darüber kann hier nicht eingegangen werden; wir haben uns mehr mit der Frage zu beschäftigen, in welchen Fällen dieser Schwangerschaftskomplikationen der therapeutische Abort angezeigt ist, sei es, um das Leben der Mutter zu retten, sei es, um sie vor unheilvollen Folgen zu bewahren. Unser Urteil wird dabei abhängen von der Schwere des Falles, von einer sorgfältigen klinischen Untersuchung, von den Aussichten für das Leben des Kindes und schließlich von den im Laboratorium gewonnenen Untersuchungsresultaten. Mit anderen Worten: eine Unterbrechung kann erst in Betracht gezogen werden, wenn sich im Laufe der gründlichen Beobachtung alle in Frage kommenden konservativen Maßnahmen als unwirksam erwiesen haben.

Gestosen der Frühschwangerschaft

(Neurovegetosen, Maladie gravidique précoce.)

Dieses spezifische Schwangerschaftssyndrom, charakterisiert durch Nausea und Erbrechen, gelegentlich auch durch exzessive Salivation (auch Ptyalismus oder Sialorrhoe genannt), tritt in den ersten Monaten der Gravidität in Erscheinung.

Schwangerschaftserbrechen

Zunächst haben wir zu unterscheiden zwischen Nausea und leichtem Erbrechen *(Emesis)* einerseits und schwerem, perniziösem oder unstillbarem Erbrechen *(Hyperemesis)* andererseits. Emesis ist eine für die Frühschwangerschaft beinahe typische und im allgemeinen rasch vorübergehende Störung. Sie tritt bei mehr als der Hälfte der graviden Frauen auf, welche meistens morgens nüchtern (vomitus matutinus), bisweilen tagsüber oder sogar regelmäßig am Abend unter Würgen eine mehr oder weniger saure Flüssigkeit aus dem Magen entleeren. Gelegentlich wird auch die aufgenommene Nahrung erbrochen. Häufiges Übelsein belästigt die Frauen manchmal noch mehr als das Erbrechen selbst. Durch entsprechende Therapie sind Nausea und Emesis leicht zu beheben, und sie beeinträchtigen den Allgemeinzustand nie soweit, daß auch nur im entferntesten an eine Interruptio gedacht werden könnte.

Mit *Hyperemesis* dagegen, dem schweren, unstillbaren Erbrechen, sind die Grenzen des Physiologischen weit überschritten; wir haben es mit einem ernst zu nehmenden Krankheitsbild zu tun. Während die Schwangere bei Vomitus matutinus oder Emesis, so lästig und hartnäckig diese Störungen bisweilen auch sein mögen, ihrer Arbeit nachgehen kann und genügend Nahrung aufnimmt, wird sie bei Hyperemesis arbeitsunfähig und gleitet rasch in einen gefährlichen Zustand des Elektrolyt- und Wassermangels sowie der Unterernährung hinein. In tödlich verlaufenden Fällen werden vorwiegend die Veränderungen im Sinne einer toxischen Leberentartung gefunden.

Es ist bekannt, daß eine Emesis, die zunächst banal erscheint, plötzlich in Hyperemesis übergehen kann. Folgende Kriterien erlauben im allgemeinen eine rasche Diagnose der Hyperemesis:

1. Erbrechen jeglicher festen wie flüssigen Nahrung zu jeder Tageszeit.

2. Dauernde Übelkeit und absolute Intoleranz des Magens, trotz Bettruhe; infolgedessen völlige Schlaflosigkeit.

3. Widerwillen gegen Speisen jeglicher Art, daher spontane Bereitschaft zur strengsten Diät.

4. Trotz Diät keine Besserung. Unvermindertes Andauern des Erbrechens. Starker Foetor ex ore. Das Erbrochene enthält vorwiegend Schleim, Galle, bisweilen auch Blut.

5. Rapide Verschlechterung des Allgemeinzustandes mit Elektrolytstörungen (hypochlorämische Alkalose mit oder ohne Hypokaliämie) und Dehydration. Die Gewichtsabnahme kann wöchentlich bis 7 kg betragen. Trockene Zunge, verminderter

Hautturgor, Pulsbeschleunigung, Blutdrucksenkung, Oligurie, Anstieg des Blutharnstoffs („Azotémie par manque de sel").

6. Auftreten zerebraler Erscheinungen, wie Agitation, Charakterveränderung, Depression, Delirien, Somnolenz usw. Auch Neuralgien bzw. Neuritiden sind häufig.

7. Eine Bilirubinämie von 2 mg-% und mehr weist auf eine stärkere Beeinträchtigung der Leberfunktion hin. Verlängerte Prothrombinzeit, die auf Vitamin K-Injektionen nicht oder nur wenig abnimmt (F. KOLLER), spricht ebenfalls für ernste Leberschädigung sowie die Vermehrung von Urobilin und Urobilinogen und das Auftreten von Azeton, Bilirubin und Eiweiß im Harn.

Wird nicht rechtzeitig eingegriffen, so kommt es bald zu den Zeichen der manifesten Leberinsuffizienz. Ikterus, schwere nervöse Störungen, wie Konvulsionen, Halluzinationen usw. kündigen das bevorstehende Koma und den Exitus letalis an.

Die Statistik zeigt, daß Hyperemesis in einer Proportion von 3 auf 1000 Schwangerschaften beobachtet wird. Das unstillbare Schwangerschaftserbrechen war vor 30—50 Jahren wesentlich häufiger. Die Prophylaxe, d. h. die systematische und sofortige diätetische und medikamentöse Behandlung auch der leichteren Formen, wie Nausea, Vomitus matutinus und Emesis, ist zweifellos die Ursache dieses Rückganges der Hyperemesis.

Will das nun heißen, daß in 3 auf 1000 Schwangerschaften ein therapeutischer Abort unvermeidlich ist? Keineswegs! Weitaus in den meisten und selbst den schwersten Fällen kann durch eine adäquate Behandlung geholfen werden. Diese Behandlung stützt sich vor allem auf die heutige allgemeine Auffassung von der Pathogenese dieses Leidens. Man weiß, daß es sich hier um einen Reizzustand im zentralen und peripheren Nervensystem der Schwangeren handelt. Die Störung hat ihre Ursache im Ei selbst, seien nun vorwiegend toxische Einflüsse, hormonale Fehlregulationen oder allergische Reaktionen am pathologischen Geschehen beteiligt.

Die Prognose dieser Frühgestosen ist, sofern die Behandlung nicht rasch und sachgemäß eingeleitet wird, schlecht. Wird der richtige Zeitpunkt des Eingreifens verpaßt, so kann die Katastrophe auch durch eine Unterbrechung nicht mehr verhindert werden.

Behandlung der Emesis

Die Prophylaxe der Hyperemesis besteht in der unverzüglichen und konsequenten Bekämpfung auch der leichtesten Form der Emesis. Für den praktischen Arzt ist es nicht immer leicht, sich in der kaum mehr übersehbaren Menge pharmazeutischer Erzeugnisse, die fast täglich durch neue Präparate vermehrt wird, zurechtzufinden.

Die Grundlage der Behandlung bilden:

Diätetische Maßnahmen

Große, in langen Intervallen eingenommene Mahlzeiten sind zu vermeiden. Sie werden ersetzt durch eine möglichst häufige, quantitativ gering bemessene Aufnahme leicht assimilierbarer Nahrung. Schon frühmorgens, unmittelbar nach dem Erwachen, sollte damit begonnen werden.

Soziale, körperliche und geistige Hygiene

Die Patientin sollte in einer möglichst ausgeglichenen Atmosphäre leben. Unruhe und entmutigende Haltung der Umgebung sind um so abträglicher, je weniger die Schwangerschaft erwünscht ist. Die Patientin sollte auf dem schnellsten Wege aus einem psychisch ungünstigen Milieu entfernt werden. Körperliche und geistige Überanstrengung, materielle Sorgen, schlechte Wohnverhältnisse sind Faktoren, die an sich schon Erbrechen auslösen können. Hier sollte Abhilfe geschaffen werden und sei es mit der Hilfe sozialer Organisationen. Es ist in solchen Fällen besonders wichtig, daß die soziale Unterstützung taktvoll getätigt wird.

Die ärztliche Psychotherapie wird danach trachten, gegen Angst, Vorurteile und depressive Verstimmung anzugehen und eine positive Einstellung zur Schwangerschaft aufzubauen.

Medikamentöse Behandlung

a) *Infusionen* sind schon früh in der Behandlung angezeigt, um einem circulus vitiosus Erbrechen—Kochsalzverlust entgegenzuwirken: je nach Elektrolytveränderungen im Serum entweder NaCl isotonisch oder NaCl isotonisch + Laevulose 20%ig āā oder NaCl isotonisch + 1 bis 2 g KCl/l.

Bei Hypoproteinämie i.v. Infusion von Plasmakonserven oder Proteinlösung.

b) Hauptziel der medikamentösen Behandlung ist *Dämpfung* der Übererregbarkeit des zentralen und vegetativen Nervensystems. An erster Stelle steht das Phenobarbital (Luminal u. a.), das am zweckmäßigsten in der Form von Suppositorien verabfolgt wird. Gut bewährt sich auch Calcibromat in der Form von Brausetabletten. Die allgemein beruhigende Wirkung des Broms verbindet sich hier mit einem lokal sedativen Effekt der Kohlensäure auf die Magenschleimhaut.

Vagusdämpfende Mittel wirken beruhigend auf das übererregte Verdauungssystem. Es sind dies besonders Belladonna und synthetische Präparate ähnlicher Wirkung.

In neuerer Zeit werden zur Behandlung der Frühgestosen auch die modernen *Psychopharmaka* empfohlen. Die erfolgreiche Anwendung dieser Präparate setzt eine gute Kenntnis ihrer Wirkungen und Nebenwirkungen voraus.

Da die meisten *Phenothiazin-Derivate* sehr gute antiemetische Eigenschaften besitzen, wurden sie bald zur Behandlung der Hyperemesis verwendet. Neben der relativ guten Verträglichkeit wird meist der prompte Wirkungseintritt hervorgehoben. Für leichtere Erkrankungen scheint die ambulante Chlorpromazintherapie (Largactil) ausreichend zu sein: z. B. 3mal 25 mg eine halbe Stunde vor den Hauptmahlzeiten in Dragéeform, oder dann Suppositorien zu 100 mg.

Abgesehen von gelegentlich auftretenden Tachykardien wurden von Krais keine unerwünschten Nebenerscheinungen beobachtet. Bernaschek weist dagegen ausdrücklich auf die Bereitschaft zu unerwünschten und störenden Blutdruckschwankungen mit Kreislaufkollaps hin, und er hält die Verabfolgung von Phenothiazinderivaten in der ersten Behandlungswoche nur bei strenger Bettruhe für gefahrlos. Die Behandlung wird gewöhnlich mit 50 mg Largactil i.m. eingeleitet, eine Dosis, die erforderlichenfalls mehrmals täglich wiederholt werden muß. Als gute Ergänzung zu den Phenothiazinderivaten und als weitgehender Ersatz für die Abenddosis haben sich 0,1 bis 0,2 g Luminal bewährt.

Die Erhaltungsdosis muß unter Umständen während längerer Zeit verabreicht werden und beträgt in der Regel 50—75 mg per os oder 2mal 1 Suppositorium zu 100 mg.

Störungen der Fruchtentwicklung sind auch bei wochenlangen Chlorpromazingaben nie beobachtet worden.

Im Zusammenhang mit der Verwendung von Chlorperazin (Nipodal, Témentil, Stémetil, Compazine, Capazine, Meterazine, Dicopal) als Antiemetikum, weist neben anderen Autoren Pfeiffer auf die Möglichkeit schwerer neurologischer (extrapyramidaler) Komplikationen hin. Von Meyer wird Chlorperphenazin (Decentan, Fentazin, Trilafon, Thilatazin, Ethaperazine) als hochwirksames Antiemetikum angepriesen. Nach Cornus Erfahrungen in der Psychiatrischen Universitätsklinik Bern (Waldau) — die allerdings zum Teil im Gegensatz zu solchen von amerikanischen Autoren stehen —, ist bei Trilafon wegen der Gefahr schwerer extrapyramidaler Syndrome Vorsicht am Platz, besonders bei Frauen.

Von den Phenothiazinen dürfte Melleril zweifellos das Präparat mit den geringsten vegetativen (Hypotonie) und motorischen Nebenerscheinungen sein. Nachdem sich Melleril in der Kinderpsychiatrie, Pädiatrie und Geriatrie sehr gut bewährt hat, nimmt Cornu an, daß dies auch in der Geburtshilfe der Fall ist. Das Thioxanthen-Derivat Chlorporthixen (Taractan, Truxal) führt eher zu Hypotonie, wenn auch diese Nebenwirkung bei den üblichen peroralen Tagesdosen bis zu 90 mg nicht zu erwarten ist.

Im übrigen eignen sich Melleril wie Taractan auch sehr gut zur Bekämpfung von Spannung, Ängstlichkeit, Unruhe und Schlafstörungen.

Auch das neuroleptisch wirkende Butyrophenon-Derivat Haloperidol wird in der Dosis von 2mal 1 mg pro Tag zur Bekämpfung von unstillbarem Erbrechen bei hospitalisierten Erwachsenen empfohlen; Frauen reagieren jedoch nach Cornu auf Haloperidol relativ rasch mit extrapyramidal-motorischen Syndromen.

Was *Angst, Übererregbarkeit und Schlaflosigkeit* während der Schwangerschaft anbelangt, so scheinen — abgesehen von den bereits genannten Neuroleptika Melleril und Taractan — vor allem Mittel angezeigt, die möglichst wenig vegetative und neurologische Nebenerscheinungen verursachen. In Frage kommt etwa Librium in der Dosis von 20—40 mg pro Tag. Da Librium ein Psycho- und Muskelrelaxans ist, empfiehlt es sich vor allem auch bei Neigung zu muskulären Spasmen.

Bei *leichten depressiven Verstimmungen* hat Librium im übrigen einen günstigen euphorisierenden Effekt. Ähnlich wie Librium kann Meprobamat (Miltown etc.) in einer Dosis von 3mal 400 mg gegeben werden; es scheint jedoch eher weniger wirksam zu sein. Weiterhin kommen in Frage vegetativ wirksame Stoffe aus der Diphenylmethan-Gruppe, z. B. Hydroxyzin (Atarax), 4mal 50 mg/die. Die Nebenerscheinungen sind im allgemeinen gering.

Da Imipramin (Tofranil) meist zu ausgeprägten vegetativen Nebenerscheinungen führt (z. B. Hypotonie) und von vielen Autoren nachgewiesen wurde, daß es zu einer Wasser- und Salzretention führt, dürfte es zur Behandlung *depressiver Verstimmungen während der Schwangerschaft* weniger geeignet sein. Dasselbe gilt u. E. auch für Amitriptylin (Laroxyl, Tryptizol etc.). In solchen Fällen dürfte Insidon eher angezeigt sein, je nach Fall in der Dosierung von 50—100 und 150—300 mg/die. Das Präparat eignet sich ja speziell auch zur Behandlung von vegetativen Dystonien und psychosomatischen Störungen, die mit depressiver Verstimmung verbunden sind. Gefährliche Nebenwirkungen sind bis jetzt nicht bekannt geworden.

Empfehlenswert ist u. E. auch Trimepropimin (Surmontil), das recht gut verträglich ist. Dosierung je nach Schweregrad der Depression per os (Tabletten zu 25 mg) 75—150—200 mg (und darüber). Das Präparat beeinflußt in sehr günstiger Weise die depressive Angsterregung.

Wegen der meist starken hypotensiven Wirkung und der Lebertoxizität, dürften Monoaminoxydase-Hemmer wie Marsilid, Marplan, Niamid, Stinerval etc. bei depressiven Schwangeren kaum in Frage kommen, höchstens bei schweren psychasthenisch-antriebslosen Syndromen.

Wenn auch bisher von keinem dieser Präparate eine fruchtschädigende Wirkung bekannt wurde, so werden wir sie doch, besonders im Beginn der Schwangerschaft, nur mit Zurückhaltung und bei strenger Indikation anwenden (vgl. S. 130).

c) Die *Vitamine* der B-Gruppe, besonders B_6, aber auch Vitamin C, sind in erster Linie zu nennen. Sie fördern den normalen Zellstoffwechsel und kompensieren bis zu einem gewissen Grad das alimentäre Vitamindefizit. Die Bilanz der wasserlöslichen Vitamine wird bei der Hyperemesis stark defizitär.

d) *Präparate mit selektiver Wirkung auf das Brechzentrum* wie Dramamin und zahlreiche Präparate ähnlicher Zusammensetzung wirken zwar häufig auf das Erbrechen, beeinflussen aber die Nausea kaum, und sie zeigen nicht selten unerwünschte Nebenwirkungen.

e) *Leberextrakte* wirken entlastend auf die überbeanspruchten Leberzellen und tragen zur Entgiftung bei.

f) *Insulin* in kleinen Dosen (2mal 5—10 E/die) wirkt günstig auf den abwegigen intermediären Kohlenhydratstoffwechsel.

Psychotherapie

Das Vorgehen wird variieren, je nachdem wir es mit einer neuropathischen Reaktion, einer Psychasthenika, einer Primitivreaktion oder einer hysterischen Reaktion zu tun haben. Wenn eine eingreifendere psychische Behandlung unentbehrlich wird, so sollte stets ein Spezialarzt zugezogen werden.

Die Gewichtskurve der Patientin ist aufmerksam zu überwachen. Starke Gewichtsabnahme, Wassermangel und Elektrolytstörungen, das Erscheinen von Azeton und Bilirubin im Harn sind alarmierende Zeichen, die eine unmittelbar bevorstehende Verschlimmerung anzeigen.

Stimulation bis Substitution der Nebennierenrindenfunktion

Bei Mißerfolg der bisher erwähnten Therapie ACTH i.m. 5—10 E täglich in mehrtägigen Abständen, je nach Schwere des Falles.

Bei mangelhafter Reaktionsfähigkeit der NNR Prednisolonpräparate (erst nach der 8. Schwangerschaftswoche, wegen Gefahr der Virilisierung weiblicher Feten).

Behandlung der Hyperemesis

Das perniziöse oder unstillbare Schwangerschaftserbrechen *erfordert Aufnahme der Patientin in die Klinik*. Von dieser Regel gibt es keinerlei Ausnahmen. Es ist gefährlich und unverantwortlich, eine Patientin ambulant zu behandeln, deren Zustand sich jeden Augenblick katastrophal verschlechtern kann. Außerdem können die in Frage kommenden therapeutischen Maßnahmen nur im Spital sachgemäß durchgeführt werden. Das Entfernen der Kranken aus ihrer häuslichen Umgebung und aus den zahllosen ungünstigen Einflüssen der Außenwelt, ist der entscheidende Faktor der ganzen Behandlung. Ein Milieuwechsel innerhalb der eigenen Familie hat selten einen so durchschlagenden Erfolg, da hier oft die Quelle des psychischen Konfliktes liegt.

In der Klinik wird man zunächst versuchen, das Erbrechen aufzuhalten und den Wasser-, Elektrolyt- und Eiweißverlust durch Infusionen von adäquater Zusammensetzung zu ersetzen. Erst dann kann vorsichtig und progressiv zu einer natürlichen Ernährung übergegangen werden.

Es ist unerläßlich, auf diese Therapie etwas näher einzugehen, denn von ihrem Erfolg bzw. Mißerfolg hängt es ab, ob wir, als ultima ratio, die Schwangerschaft unterbrechen müssen.

Unter sorgfältiger Überwachung des Pulses, des arteriellen Blutdrucks, der Blutelektrolyte, der Leber- und Nierenfunktion, erfolgt die Ernährung während der ersten vier Tage ausschließlich durch intravenöse Kochsalz-Glukose-Infusionen, mit oder ohne Kaliumzusatz, denen Vitamine und ein zentral wirkendes Sedativum zugefügt werden. Letzteres soll vor allem auch der Vasokonstriktion in den inneren Organen, wie Nieren, Leber, Gehirn, Retina, Plazenta und Uterus entgegenwirken.

Während dieser „Schlafkur" können Sedativa, evtl. ACTH und Cortisone, Flüssigkeitsersatz und Remineralisierung ihre antiemetische Wirkung entfalten und die stets zu beobachtende psychische Übererregung dämpfen. Auch warme Kompressen auf den Oberbauch wirken antiemetisch.

Absolute Ruhe, unter Umständen Verbot jeglichen Besuches, sind unbedingt notwendig. Es muß um die Kranke eine Atmosphäre des Vertrauens, der Geborgenheit und Zuversicht geschaffen werden. Die Haltung des Spitalpersonals ist von entscheidender Bedeutung; der Patientin muß der sichere Eindruck vermittelt werden, daß die Behandlung, die ihr zuteil wird, nicht nur die richtige, sondern die einzig in Frage kommende ist. Der geringste, von Arzt und Schwestern geäußerte Zweifel, wird den Erfolg des Unternehmens zunichte machen.

Nach dieser Periode der Besserung kann vorsichtig mit der Zufuhr von Nahrung begonnen werden, zunächst in flüssiger Form, dann Brei, um schließlich, unter stetem Testen der Toleranz, zu fester Nahrung überzugehen.

Bei diesem Vorgehen wird selbst in den schwersten Fällen fast immer Heilung zu erzielen sein. Wird die Patientin zu früh in ihr häusliches Milieu entlassen, so kann ein Rückfall eintreten; mit einem solchen muß selbstverständlich immer gerechnet werden, aber mit dem Ende des dritten Monats werden die Symptome so gut wie immer spontan verschwinden, und ein Rückfall ist dann nicht mehr zu befürchten.

Ptyalismus

Krankhaft gesteigerter Speichelfluß wird allein für sich, gelegentlich aber auch mit leichtem Erbrechen beobachtet; stets begleitet dieses Symptom das schwere, unstillbare Schwangerschaftserbrechen.

Normalerweise werden von Erwachsenen ca. 1,5 l Speichel in 24 Std produziert, heruntergeschluckt und rückresorbiert.

Die Menge des ausgespuckten Speichels kann bei Ptyalismus 1 l pro Tag erreichen. Dieser Speichel ist viskös, übelriechend und oft so widerlich, daß ihn die Patientin nicht schlucken kann. Da der Speichelfluß Tag und Nacht unvermindert anhält, so ist die Kranke gezwungen, in völliger Schlaflosigkeit neben einem Gefäß zu leben, in das sie den Speichel entleert. Die Folge ist nicht nur eine weitere Steigerung des durch Emesis verursachten Wasserverlustes, sondern ein rapider Zerfall des Allgemeinzustandes.

Die Affektion kann in extremen und sehr seltenen Fällen zum Exitus führen, und sie erfordert daher von Anfang an eine energische, der Hyperemesistherapie analoge Behandlung.

Indessen hat die Erfahrung gezeigt, daß die Prognose des Ptyalismus in seiner schweren Form ungünstiger ist als jene des unstillbaren Erbrechens und daß er weniger auf die Behandlung anspricht.

Oft dauert der Speichelfluß auch nach dem Aufhören des Erbrechens weiter an. In diesem Falle werden die fortschreitende Dehydratation, die Schlaflosigkeit, die psychische Alteration und die zunehmende Verschlechterung des Allgemeinzustandes schließlich eine unzweifelhafte Indikation zum therapeutischen Abort bilden.

Persönlich haben wir in den letzten 18 Jahren privater Praxis nur zwei schwere Fälle beobachtet, die eine Interruptio erforderten.

Schwangerschaftsunterbrechung bei Frühgestose

Sie kommt nur als letzter Ausweg in Frage, als letzte und die einzige Möglichkeit, das Leben der Mutter zu retten, wenn sich die Symptome bedrohlich verschlimmern und alle therapeutischen Maßnahmen versagen sollten.

Die prognostischen Schwierigkeiten in diesen äußerst seltenen Fällen werden uns mit dem Eingriff nicht zögern lassen, damit wir uns nicht plötzlich einer irreparablen Situation gegenübergestellt sehen.

Die Entscheidung zum Eingriff wird sich auf folgende Symptome stützen:

1. Andauerndes unstillbares Erbrechen, trotz strikten Vermeidens jeder oralen Nahrungszufuhr, trotz ausreichender Flüssigkeits- und Elektrolytversorgung und medikamentöser Therapie.

2. Auftreten von Zeichen der Leberschädigung in Harn und Blut.

3. Auftreten beunruhigender psychischer Phänomene.

4. Alarmierende Laboratoriumsresultate, Erscheinen von Eiweiß und Zylindern im Harn, Nachweis von Leucin und Tyrosin, Ansteigen des Bilirubinspiegels im Blut auf einen Wert von 4—5 mg-%.

Eine Frist von 3—4 Tagen bei klinischer Behandlung und Beobachtung in oben besprochenem Sinne dürfte im allgemeinen genügen, um die Situation zu beurteilen, denn nach dieser Zeit müßte eine deutliche Besserung festzustellen sein. Verschlimmert sich aber die Lage noch weiter, so wäre es gefährlich, länger zuzuwarten; zudem ist in diesen Fällen auch die Prognose für die Schwangerschaft ungünstig; das Ei wird früher oder später zugrunde gehen.

Ein Rezidiv, das in den einer scheinbaren Heilung folgenden Wochen auftritt, ist keine Indikation zur Unterbrechung, sofern dieser Rückfall durch Behandlung rasch wieder zur Besserung geführt werden kann. Diese Eventualität eines Rezidivs erfordert von der Patientin und vom Arzt eine Haltung, die keinerlei Entmutigung aufkommen läßt.

Womöglich noch eifriger werden wir bestrebt sein, die konservative Behandlung zum Erfolg zu führen, wenn es sich um eine Erstgebärende handelt; für sie muß der „therapeutische Abort“ einen unglücklichen Präzedenzfall bedeuten und bei ihr einen derart starken Eindruck hinterlassen, daß bei einer späteren Gravidität Hyperemesis zu befürchten ist. In der Vorstellung dieser Patientin wird die Interruptio weiterhin nicht als äußerste therapeutische Maßnahme gelten, sondern als ein unausweichliches Schicksal, mit dem in jeder neuen Schwangerschaft von vornherein zu rechnen ist. Diese pessimistische, defätistische Einstellung verhindert selbstverständlich jenen Heilungswillen, der zur Unterstützung der Behandlung so wichtig ist.

Spätgestose

Da diese Form der Schwangerschaftskrankheit gewöhnlich erst in den letzten 16 Schwangerschaftswochen in Erscheinung tritt, steht weniger die Frage eines therapeutischen Aborts, als jene der vorzeitigen Entbindung zur Diskussion.

Obwohl die klinischen Erscheinungsformen der Gestose in den monosymptomatischen Fällen weitgehend voneinander abweichen, müssen sie als eine eng zusammengehörende Krankheitsgruppe bezeichnet werden, weil die Kardinalsymptome meist zu zweit und zu dritt oder sogar zu viert vorkommen. Die monosymptomatische ist gewöhnlich nur ein Vorstadium einer komplexen Form.

Diese Komplikationen wurden besonders auf Grund der pathologisch-anatomischen Veränderungen in der Leber, in den Nieren und im Gehirn vielfach auf Toxine zurückgeführt, welche aus der Frucht stammen sollen; sie wurden deshalb als Schwangerschaftsspättoxikose bezeichnet. Eine solche Erklärung genügt aber nicht, den ganzen Krankheitskreis zu erfassen, ganz abgesehen davon, daß bisher ein derartiges Toxin nicht nachgewiesen werden konnte. Wir sprechen deshalb besser von Spätgestose.

Als Spätgestose im engeren Sinne gelten heute:

1. Der nephrotisch-hypertensive Symptomenkomplex, zu dem unter Umständen auch noch eklamptische Konvulsionen kommen. Es ist dies die „maladie gravidique tardive“ der Franzosen, die „pre-eclamptic“ und „eclamptic toxemia“ der Angel-

sachsen bzw. die früher als Schwangerschaftsniere, Schwangerschaftshydrops, Schwangerschaftshypertonie, Präeklampsie und Eklampsie bezeichnete Schwangerschaftskomplikation.

2. Die utero-plazentare Apoplexie mit und ohne vorzeitige Lösung der normal sitzenden Plazenta.

3. In einem gewissen Sinne ist auch die Nephropyelitis gravidarum, wenn sie in den letzten 16 Schwangerschaftswochen auftritt, hier einzureihen, denn die Infektion mit E. coli erfolgt durch graviditätsbedingte Veränderungen der abführenden Harnwege und des Darmes.

Im folgenden soll in erster Linie vom nephrotisch-hypertensiven Symptomenkomplex die Rede sein, den wir kurz als Spätgestose im engeren Sinne (i.e.S.) bezeichnen.

Pathogenese

Held betont in einer Publikation über Spätgestose mit Recht, daß die Pathogenese der Spätgestose, soll den bekannten Fakten Rechnung getragen werden, in konditioneller Sicht dargestellt werden muß und er gibt dazu folgendes Schema:

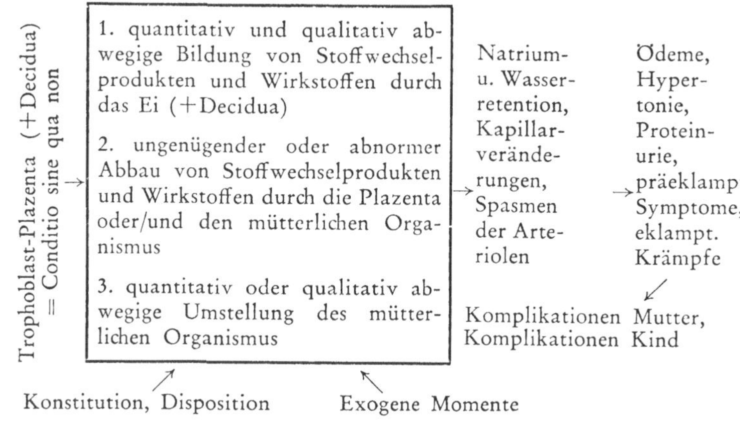

Eingerahmt sind die vermutlichen Vorgänge, die entweder allein oder kombiniert zu den rechts davon aufgezeichneten, sicher nachgewiesenen Veränderungen im Salz-Wasser-Stoffwechsel und im Gefäßsystem führen. Zur Abklärung der Wasser- und Kochsalzretention im Gewebe und der generalisierten Kapillarveränderungen liegt eine kaum mehr zu übersehende Anzahl von Beobachtungen und Untersuchungsresultaten vor. Ihre Deutung ist schwierig und läßt der Spekulation breitesten Raum.

Die für die Pathogenese angenommenen drei Arten von Vorgängen spielen eine individuelle, d. h. je nach der Frau und der Schwangerschaft wahrscheinlich verschiedene Rolle. Die Umstellung des mütterlichen Organismus in neuraler, hormonaler und ionaler Hinsicht ist von hervorragender Bedeutung; auf sie näher einzugehen, muß hier verzichtet werden. Es soll nur auf einige sich daraus ergebende Veränderungen der Zirkulation, des Wasser- und NaCl-Haushaltes hingewiesen werden.

Ödeme

Für die Entstehung der Ödeme sind eine Reihe verschiedener, zum Teil noch unbekannter Faktoren verantwortlich. Vermehrte Durchlässigkeit der Kapillaren für Wasser, Salz und feindisperse Eiweißstoffe (Albumin) sowie ein durchschnittlich leicht erhöhter Venendruck wirken begünstigend auf die Wasserverschiebung vom Blut in die Gewebe. Im Verlauf der Schwangerschaft speichert der Organismus ungefähr 6,5 l Wasser in folgender Verteilung: Zunahme der interstitiellen Flüssigkeit 2500 g, Plasmavolumenzunahme 1300 g, extrazelluläre Flüssigkeit neugebildeter Gewebe 700 g, Flüssigkeitsanteil der Plazenta und der Adnexe 1500—2000 g.

Von gewisser Bedeutung ist die Abnahme des kolloidosmotischen Druckes des Blutplasmas infolge Hypoproteinämie; speziell die feindispersen Albumine sind vermindert. Fördernd in dieser Richtung wirken auch die östrogenen Hormone, das Progesteron und, wie neuere Untersuchungen zeigten, die Nebennierenrindenhormone, die in der Gravidität in vermehrtem Maße produziert werden sollen.

Hypertonie

Die Durchblutung mehrerer Organe ist bei den Spätgestosen infolge Gefäßspasmen vermindert; die Folge ist Hypoxie der Gewebe. So wurde ein erhöhter Gefäßwiderstand im Gehirn nachgewiesen. Verminderung der Inulin- und PAH-Clearance läßt annehmen, daß auch die Durchblutung der Nieren herabgesetzt ist. Clearance-Versuche mit ^{24}Na aus dem Chorio-dezidualen Raum (Browne, 1953) ergaben eine Verminderung der Zirkulation in den intervillösen Räumen bei Hypertonie und Spätgestose. Dasselbe konnte Norman (1956) für den Uterusmuskel zeigen. Aus weiteren Untersuchungen derselben Autoren geht hervor, daß jede physiologische Tätigkeit den Blutdruck steigert und zugleich die ^{24}Na-Clearance aus dem Uterus vermindert und somit die Zirkulation des graviden Uterus herabsetzt. Dadurch wurde der empirisch längst bekannte therapeutische Wert der Ruhe experimentell bewiesen. Die Untersuchungen von Yakahashi (1959) haben ergeben, daß auch die Durchblutung der Leber vermindert ist. Möglicherweise ist die Zirkulation in allen Organen eingeschränkt. Darüber aber, wie der Arteriolospasmus zustande kommt, gehen die Meinungen weit auseinander. Im Gegensatz zum Hochdruck bei gewissen Nierenkrankheiten sind die blutdrucksteigernden Stoffe bei der Spätgestose wahrscheinlich nicht nephrogenen Ursprungs. Es konnte jedenfalls gezeigt werden, daß die Nierendurchblutung oft normal oder subnormal ist, daß also eine ausgesprochene Nierenischämie, die zur Erzeugung des Renins nötig wäre, fehlt.

Von den meteorologischen Einflüssen darf mit großer Wahrscheinlichkeit angenommen werden, daß sie in erster Linie am Gefäßsystem zur Auswirkung kommen, vielleicht auf dem Umweg über die dienzephalen vegetativen Zentren. Aber auch schwere körperliche Arbeit und seelische Belastung wirken auf die Entstehung von Gefäßspasmen begünstigend.

An konstitutionellen und dispositionellen Faktoren, welche diese Störungen begünstigen, seien in Erinnerung gerufen: Adipositas, Diabetes mellitus, essentielle Hypertonie, vorher bestehende chronische Nephropathien, Zystenniere. Auch das Alter spielt eine Rolle; Patientinnen unter 20 Jahren und solche über 35 Jahren erkranken häufiger an Spätgestose.

Die *essentielle Hypertonie* liegt nach der Erfahrung der letzten Jahrzehnte viel häufiger einer Spätgestose zugrunde als früher angenommen wurde (Held u. a.). Die sichere Diagnose ist natürlich nur dann möglich, wenn die Blutdruckwerte vor der Gravidität bekannt sind; leider ist dies meistens nicht der Fall.

Die Werte in der ersten Schwangerschaftshälfte sind weniger maßgebend, da hier der Blutdruck oft vorübergehend erheblich absinkt; im zweiten Schwangerschaftsviertel ist ein Blutdruck von 130/80 mm Hg nach Held bereits auf eine vorbestehende essentielle Hypertonie verdächtig. Dies würde (sofern prägravide Blutdruckmessungen fehlen) eine gewisse Einschränkung des Wertes der Definition der Spätgestose bedeuten, wonach die Blutdrucksteigerung erst nach der 24. Schwangerschaftswoche auftreten soll.

In 25% der Fälle von essentieller Hypertonie steigt nach LEVITT und ALTCHEK der systolische Blutdruck im dritten Quartal um 30 und der diastolische um 15 mm Hg oder mehr, Proteinurie und oft auch Ödem treten hinzu und wir haben das schwere, besonders für das Kind bedrohliche Krankheitsbild der *Pfropfgestose* vor uns.

Häufiger, d. h. in etwa 40% der Fälle wird eine Blutdrucksteigerung ohne oder nur mit Spuren Eiweiß im Harn beobachtet; Ödeme fehlen meistens. Über die Deutung dieses Krankheitsbildes gehen die Meinungen auseinander: früher sprach man von monosymptomatischer Spätgestose, heute neigt man mehr dazu, nur eine graviditätsbedingte Verschlimmerung der Grundkrankheit der essentiellen Hypertonie, ohne Spätgestose i. e. S. anzunehmen.

Proteinurie

Für die Entstehung der Proteinurie sind glomeruläre Veränderungen verantwortlich (Verdickung der Basalmembran und Quellung der Endothelien). — Wenn man ehemals annehmen konnte, daß arterielle Spasmen die Ursache der renalen Ischämie darstellen, welche die Oligurie und die Ödeme sowie die Hypertonie mit ihren Folgen erklären könnte, so muß heute festgestellt werden: der Eklampsie liegt ein generalisierter Prozeß zu Grunde, in welchem die Nierenbeteiligung nur einen Faktor darstellt, und zwar, allem Anschein nach, einen Faktor von untergeordneter Bedeutung. Alle Autoren sind sich darüber einig, daß eine deutliche Diskrepanz zwischen den diskreten renalen Veränderungen und der Schwere des klinischen Bildes besteht. Neuere Untersuchungen der renalen Plasmadurchströmung und des Glomerulumfiltrates haben gezeigt, daß die renale Zirkulation auch in schweren Fällen von Eklampsie — wie erwähnt — nicht notwendigerweise betroffen sein muß (TURNER u. a.).

Das Glomerulumfiltrat ist wie bei irgend einer akuten Glomerulonephritis in variabler Weise herabgesetzt. Wenn in gewissen publizierten Serien (ASSALLI, KENNEY u. a.) die beiden Clearances gelegentlich stark vermindert gefunden werden, so könnte dies u. a. davon herrühren, daß bei diesen Beobachtungen auch vorbestehende Nephropathien miteinbezogen wurden.

Man ist sich ja im allgemeinen darüber einig, zwei Hauptformen von Schwangerschaftsnephropathie zu unterscheiden. Erstens eine solche, die sich auf dem Boden eines gesunden Organismus entwickelt und zweitens eine solche, die sich auf eine vorbestehende Affektion vor allem des Kreislaufs und der Nieren aufpfropft. Beschränkt man sich, wie TURNER u. a., auf die Untersuchung der eigentlichen, d. h. primären Gestosen, so wird eine signifikante Ischämie oft vermißt. Dagegen sind Glomerulumfiltrat und filtrierter Plasmaanteil im Mittel um 20% herabgesetzt (ASSALLI, TURNER u. a.). Diese Besonderheiten machen es verständlich, warum im Verlaufe einer Eklampsie der Reststickstoff meistens normal bleibt, und das spezifische Gewicht des Harns einen normal hohen Wert bewahrt. Die Proteinurie kann als Folge der glomerulären Veränderungen aufgefaßt werden.

Pathologische Anatomie

Nierenpunktionen und Nierenbiopsien ergaben eine Schwellung der Glomerulumendothelien. Über die Verdickung der Basalmembran sind die Meinungen geteilt. Die proximalen Tubuluszellen sind häufig geschwollen und enthalten hyaline Tröpfchen, Veränderungen, die sich in der Regel als völlig reversibel erweisen. Man neigt daher heute mehr zu der Ansicht, daß Spätgestosen i. e. S., wenn sie bei normotonen Frauen auftreten, später nur selten zu einer Gefäßschädigung führen. Aus den klinischen Untersuchungen von TILLMAN geht hervor, daß Hypertonien, die im Gefolge von Spätgestosen i. e. S. beobachtet werden, die Fortsetzung einer vorher schon bestehenden essentiellen Hypertonie darstellen.

Ätiologie

Bisher konnte für die Spätgestose noch keine, auch nur einigermaßen befriedigende Erklärung gegeben werden. Folgende Tatsachen müssen dabei nach BROWNE Berücksichtigung finden:

1. Vorkommen beim Menschen.
2. Vorwiegend bei Primigraviden.
3. Gehäuftes und frühzeitiges Auftreten bei Blasenmole.
4. Bei Zwillingen sechsmal häufiger als bei Einlingen.
5. Häufiger bei chronisch Hypertensiven und bei Frauen mit Diabetes.
6. Häufig kombiniert mit Plazentarinfarkten, mit utero-plazentarer Apoplexie, gelegentlich mit Nierenrindennekrosen („renal cortical necrosis").
7. In 10% der Fälle Auftreten 2—3 Tage nach der Entbindung.

Jede pathogenetische Theorie der Spätgestose sollte gleichzeitig folgende Erscheinungen erklären:

1. Die generalisierte Vasokonstriktion.
2. Die Natriumchlorid- und Wasserretention.
3. Die glomerulären Veränderungen.

Leider genügt keine der bis heute vorgeschlagenen Theorien diesen Forderungen. Nur einige dieser Deutungsversuche seien erwähnt:

SMITH und SMITH nehmen an, daß infolge verminderter Blutversorgung des Uterus und somit der Plazenta eine Störung im Syncytium auftrete mit Verminderung der Östrogen- und Gestagenbildung und mit schlechter Verwertung des Choriongonadotropins. Die Folge davon wäre eine Ernährungsstörung in der Dezidua und das Freiwerden von Eiweißstoffen, welche die verschiedenen Erscheinungen der Spätgestose hervorrufen sollen.

MASTBOOM nimmt ebenfalls eine ungenügende Blutzufuhr zur Plazenta an. Dadurch soll der Enzymstoffwechsel in der Plazenta gestört und die Reduktion des Desoxykortikosterons (DOC) zum Progesteron vermindert sein. Das DOC soll dann die Ödembildung und die Hypertonie hervorrufen.

BROWNE (1958) nimmt eine Überproduktion von 17-Hydroxykortikoiden an, deren Abbau in der Plazenta infolge einer verminderten Blutzufuhr mit Hypoxämie gestört ist. Das Auftreten von Spätgestosen i. e. S. bei Frauen ohne Nebennieren spricht gegen diese Deutung.

PLATT hat auf die Möglichkeit hingewiesen, die „Toxikose" könnte die Folge einer Antikörperreaktion zwischen Fetus und Mutter sein. Man könnte zum Beispiel annehmen, daß eine heterozygote Mutter Ee ein Antigen E beherbergt, welches beim homozygoten Fetus ee zur Bildung von Antikörpern Anlaß gibt. Wenn das der Fall wäre, so könnten Töchter eklamptischer Mütter später niemals an Spätgestose erkranken. PLATT hat jedoch kürzlich drei Fälle von Gestose bei Mutter und Tochter beobachtet. Dies spricht gegen eine solche Hypothese.

Man hat auch vermutet, daß plazentare bzw. uterine Zirkulationsstörungen zur Freisetzung von vasopressorischen Substanzen führen, entsprechend dem Mechanismus der für die Nieren beschrieben wurde. Vor kurzem (1960) haben HUNTER und HOWARD eine vasopressive Substanz im Fruchtwasser spätgestotischer Patientinnen nachgewiesen; die Bestätigung dieses Befundes bleibt abzuwarten.

Symptomatologie

Bei primärer Gestose treten die ersten Symptome selten vor der 24. Woche der Schwangerschaft auf; bei sekundärer bzw. Pfropfgestose können sie früher in Erscheinung treten.

Diese für die Spätgestose charakteristischen Symptome sind: *Ödeme, Hypertonie und Proteinurie.* Es kommt, wenn auch selten, vor, daß das eine oder sogar zwei dieser Symptome fehlen. Unter Umständen besteht nur eine isolierte Hypertonie oder ein isolierter Hydrops. Auch die Proteinurie kann allein auftreten. Welches aber auch das erste Symptom sei, früher oder später kommt es gewöhnlich doch zur Ausbildung des typischen Syndroms.

Ödeme

Der *Hydrops gravidarum* stellt eine monosymptomatische Form der Spätgestose dar mit Auftreten eines charakteristischen Ödems, das sich beim Herumgehen der Patientin namentlich als Knöchel- und Beinödeme äußert, *die sich in der Nacht nicht zurückbilden.* Am Morgen beim Erwachen hat sich infolge der relativen Hochlagerung der unteren Extremitäten die vermehrte Gewebsflüssigkeit auf den ganzen Körper verteilt. Die Anschwellung wird somit auch an der Bauchdecke, an der Vulva und an den Händen manifest; das Abstreifen der Fingerringe stößt plötzlich auf Schwierigkeiten. Das Gesicht ist, im Gegensatz zur Eklampsie, weniger betroffen. Dieser Veränderung geht gewöhnlich ein *erheblicher Gewichtsanstieg voraus.* Der Blutdruck ist normal. Die Harnuntersuchung ergibt keinen pathologischen Befund. Hingegen besteht oft eine Hypoproteinämie mit starker Verminderung der feindispersen Eiweißstoffe (Albumin). Der Volhardsche Wasserversuch ergibt normale Verhältnisse oder höchstens eine verzögerte Ausscheidung bei guter Verdünnung und fast normaler Konzentration. Infolgedessen ist der pathologische Vorgang nicht etwa in den Nieren, sondern in der „Vorniere" zu suchen.

Auffällige Ödeme entstehen erst bei einer Wasserretention von ca. 5—6 l. Diagnostisch wichtig sind die Ödeme an den Händen und an der Vulva. Beinödeme sind am Ende der Schwangerschaft sehr häufig und meist statisch bedingt; sie sind auf Gestose verdächtig, wenn sie nach Nachtruhe nicht verschwinden.

10 kg sind nach allgemeiner Auffassung für eine gesunde Schwangere die obere Grenze der Gewichtszunahme während der Gravidität. *Eine Gewichtszunahme von mehr als 0,3 kg pro Woche oder 1,2—1,5 kg im Monat mahnen bereits zu erhöhter Vorsicht und zur Verschärfung des Regimes.* Selbstverständlich kann ein übermäßiger, kontinuierlicher Gewichtsanstieg auch auf ungezügelter Nahrungsaufnahme beruhen, da immer noch viele der Auffassung huldigen, in der Schwangerschaft müsse für zwei gegessen werden.

Hypertonie

Eine Blutdrucksteigerung, die ohne Proteinurie und ohne Ödem in der Schwangerschaft festgestellt wird, kann schon vor der Gravidität bestanden haben oder erst als Folge derselben aufgetreten sein. Die Entscheidung ist nicht immer leicht; oft kann sie erst im Wochenbett, zuweilen überhaupt nicht getroffen werden. Für eine vorbestehende Hypertonie spricht das Auftreten in den ersten vier Monaten, der Nachweis von organisch bedingten *Gefäßveränderungen am Augenhintergrund,* das Fortbestehen der Hypertension im Spätwochenbett und nach Wiedereintritt von regelmäßigen Menstruationen.

Abgesehen von der meist geringen Hypertonie, die bei starker neurovegetativer Labilität und bei älteren, plethorisch-adipösen Schwangeren auftritt, sind die meisten

Blutdrucksteigerungen ohne Eiweißausscheidung der Ausdruck einer Spätgestose, die um so wahrscheinlicher wird, je mehr der Blutdruck über 160 mm Hg steigt, und je mehr er fixiert ist. Als bereits pathologischer Grenzwert gelten 140/90 mm Hg. War der Blutdruck vor der Gravidität oder zu deren Beginn sehr tief, so ist auch eine Steigerung des systolischen Druckes (im Liegen gemessen) um 30 mm Hg und noch mehr eine Zunahme des diastolischen Blutdruckes um 20 mm Hg als pathologisch zu betrachten. Dies zeigt die Bedeutung der Blutdruckkontrolle auch außerhalb der Schwangerschaft und am frühesten Beginn derselben. Bei Schwangeren über 40 Jahren kann die Grenze des Zulässigen etwas höher angesetzt werden.

Oft ist die Hypertension ein Frühsymptom, dem sich, falls die prophylaktische Behandlung nicht sofort einsetzt, wie erwähnt, später oder früher Proteinurie und Ödeme beigesellen.

Proteinurie

Seitdem von Sunderhauf und Wunderly an der Zürcher Frauenklinik gezeigt werden konnte, daß das im Harn spätgestotischer Patientinnen ausgeschiedene Eiweiß nicht nur Albumine, sondern auch α-, β- und γ-Globuline enthält, werden wir den für die Spätgestose traditionellen Ausdruck „Albuminurie" durch „Proteinurie" ersetzen müssen.

Ist der Urin klar und finden sich im Sediment weder Leuko- noch Erythrozyten, so sind Essigsäurekochprobe und Sulfosalizylsäureprobe in der Regel negativ. Tritt im Harn unter der Geburt oder kurz vorher eine Spur Eiweiß auf und fehlen die übrigen Zeichen der Spätgestose, so darf dies noch als in den Grenzen des Physiologischen liegend betrachtet werden. Stellt sich aber eine solche Proteinurie schon früher ein, so sollte sie, auch wenn sie minimal ist, nicht mehr als „physiologisch" bezeichnet werden, denn es liegt bereits eine Schwangerschaftsnephropathie vor, die umgehender Kontrolle und Behandlung bedarf. Je sorgfältiger solche Frauen überwacht werden, desto häufiger werden sich früher oder später auch andere Zeichen einer Spätgestose finden. In der Regel lassen sich dann auch Blutdrucksteigerung und Ödeme feststellen. Dagegen fehlt die Retention von harnfähigen Stoffen, mit Ausnahme jener schweren Fälle mit starker Oligurie, welche eine mäßige Erhöhung des Rest-N bedingen.

Kommen im Laufe der Beobachtung und oft trotz Behandlung eine stärkere Blutdrucksteigerung, Verminderung der Harnmenge mit Zunahme der Eiweißausscheidung, Ödeme und auffallend beschleunigte und vertiefte Atmung hinzu, so liegt bereits eine Präeklampsie vor. Zu diesen objektiven kommen noch die typischen subjektiven Beschwerden hinzu, wie hartnäckige Kopfschmerzen, Flimmern vor den Augen, Übelkeit und Erbrechen, Krämpfe in der Magengegend.

Diagnose

Das klinische Syndrom als solches ist ohne weiteres zu erkennen. Das Problem besteht in der Unterscheidung zwischen primären und sekundären Formen. Die Anamnese ist demnach entscheidend. Hatte die Patientin bereits vor der Schwangerschaft an einem Nierenleiden gelitten, oder ergab die allgemeine Untersuchung zu Beginn der Schwangerschaft das Vorliegen einer Hypertonie oder einer Proteinurie, so muß eine Pfropfgestose angenommen werden. Die sekundären Formen bzw. Pfropfgestosen machen übrigens — wie schon erwähnt — in einem früheren Zeitpunkt der Schwangerschaft Symptome (vor der 24. Woche) und neigen bei jeder neuen Schwangerschaft zu Rezidiven.

Die Untersuchung der Nierenfunktion kann ebenfalls nützliche Auskunft erteilen. Eine Verminderung der PAH-Clearance im Stadium der einfachen Schwangerschaftsnephropathie spricht für eine vorbestehende Nierenerkrankung. Ein hohes spezifisches Harngewicht im Konzentrationsversuch gestattet, eine schwere organische Nephropathie auszuschließen, während ein ungenügendes spezifisches Gewicht nicht ohne weiteres eine solche anzunehmen erlaubt (die Ödeme stellen eine erhebliche diagnostische Fehlerquelle dar).

Untersuchung des Augenhintergrundes, Messung des diastolischen Netzhautarteriendrucks geben bei Spätgestose wichtige diagnostische und prognostische Hinweise.

Glatthaar und Gnehm sind bei der Auswertung von 225 Augenhintergrundbefunden (AH) und 169 Messungen des diastolischen Netzhautarteriendrucks (DNAD) bei Spätgestose-Fällen der Zürcher Frauenklinik zu folgenden Feststellungen gekommen:

1. Funktionelle AH-Veränderungen und erhöhter DNAD treten nicht in sicherer Abhängigkeit voneinander auf.

2. Bei den schweren Krankheitsbildern ist der DNAD unabhängig vom Grad der AH-Veränderungen in 70% der Fälle diskordant erhöht.

3. Die Prognose für das Kind wird durch einen diskordant erhöhten DNAD verschlechtert.

4. Besondere Bedeutung kommt der Bestimmung des DNAD bei den leichten Nephropathien zu, wo die kindliche Mortalität in hohem Grade mit dem Verhalten des DNAD parallel geht. Gerade bei den leichten Spätgestosen sollte daher dieses diagnostische Hilfsmittel, das möglicherweise auch für die Beurteilung der Rezidivgefahr bei späterer Gravidität von Bedeutung sein dürfte, in vermehrtem Maße herangezogen werden.

In einem gewissen Prozentsatz der Fälle baut sich eine Spätgestose, wie oben erwähnt, auf ein präexistentes vaskuläres oder renales Leiden auf; wir haben es mit einer Pfropfgestose zu tun. Die verbesserte Untersuchungstechnik hat es erlaubt, vorbestehende Nierenleiden festzustellen, die unerkannt blieben, wie besonders die chronische Pyelonephritis (vgl. S. 71). Die Pfropfgestose spricht therapeutisch schlechter an, auch ist sie mit einer höheren kindlichen Mortalität belastet. Pfropfgestosen sind häufiger bei Mehrgebärenden und im fortgeschritteneren Alter. Im Gegensatz zur primären Gestose verschwinden die Symptome bei der Pfropfgestose nur langsam. Besonders auch in Fällen von rezidivierender Gestose wird man an Pfropfgestose denken.

Verlauf, Prognose, Spätfolgen; mütterliche und kindliche perinatale Mortalität

Die Prognose der unkomplizierten Spätgestose ist günstig. Während der Tage nach der spontanen oder provozierten Entbindung verschwinden Ödeme und Proteinurie. Der arterielle Blutdruck normalisiert sich allmählich. Die pathologisch-anatomischen Veränderungen sind in der Regel völlig reversibel; es kommt früher oder später zur restitutio ad integrum. Deshalb neigt man heute immer mehr zu der Ansicht, daß Spätgestosen i. e. S., wenn sie bei normotonen Frauen auftreten, später nur selten zur Schädigung der Gefäße führen. Klinische Untersuchungen von Tillmann haben ergeben, daß Hypertonien, die im Gefolge (d. h. 6 Monate post partum) von Schwangerschaftshypertonien oder von Spätgestosen i. e. S. beobachtet werden, die Fortsetzung einer vorbestehenden essentiellen Hypertonie darstellen.

Die Prognose ist weniger günstig für die Eklampsie. Abgesehen von der hohen fetalen Mortalität muß berücksichtigt werden, daß auch die Mutter im Stadium der Eklampsie ad exitum kommen kann. Dauern die Nierenstörungen an, so lag wahrscheinlich eine Pfropfgestose vor.

Die mütterliche Letalität ist bei Spätgestosen ohne Krämpfe nach Held nur gering. Sie liegt zwischen 1 und 2‰. Bei Pfropfgestosen ist sie höher. Bei der Eklampsie schwankt die Letalität zwischen 0 und 15% mit einem Durchschnitt von ca. 7%. Die Verluste an Kindern sind immer noch relativ hoch. Die perinatale Letalität z. B. am Chicago Laying-in Hospital ergibt bei Gewichten von 1000 und mehr folgende Zahlen:

Alle geburtshilflichen Fälle	3%,
für alle nicht konvulsiven Spätgestosen	7%,
für die Eklampsien	22%,
für die schweren Spätgestosen i. e. S.	17%,
für die schwere Hypertonie	19%,
für die Pfropfgestosen (LEVITT und ALTCHEK)	19%.

Diese Zahlen, die wir einer Publikation von HELD entnehmen, variieren selbstverständlich je nach dem gewählten Einteilungsprinzip, zeigen aber eindrücklich, daß die Hauptgefährdung, wenn wir von der Eklampsie absehen, auf seiten des Kindes liegt.

Häufigkeit

Eine Hypertonie, gleich welcher Genese, wird nach HELD bei 6—7% der hochgraviden Frauen gefunden. Nur ein Teil davon gehört aber zu den Spätgestosen i. e. S. Eine Statistik über 4350 Toxikosefälle im weiteren Sinne aus 7 größeren amerikanischen Zentren ergibt nach LEVITT und ALTCHEK folgende Aufschlüsselung:

Spätgestosen i. e. S.	ca. 60%,
Essentielle Hypertonie	ca. 30%,
Pfropfgestose	ca. 10%.

Hier wurden auch die essentiellen Hypertonien, da sie meist in der Gravidität festgestellt werden und sich häufig vorübergehend verschlimmern, zu den Spätgestosen i. w. S. gerechnet. Dies mag zwar auf den ersten Blick als fragwürdig erscheinen, ist aber praktisch dadurch gerechtfertigt, daß eine genaue Abgrenzung zur Spätgestose i. e. S. oft nicht möglich ist und andererseits in einem Teil der Fälle offensichtlich Zusammenhänge zwischen beiden Krankheitsbildern bestehen.

Die in der Literatur niedergelegten statistischen Angaben variieren sehr stark, weil die Definitionen verschieden gehandhabt werden und weil die Differenzierung einer Spätgestose zum Beispiel von einer in Verschlimmerung begriffenen essentiellen Hypertonie nicht immer möglich ist. Wir verzichten daher auf die Wiedergabe weiterer Zahlen und verweisen auf die Literatur, insbesondere auf die Arbeit von LEVITT und ALTCHEK.

Die Behauptung, eine Spätgestose trete nur einmal bei derselben Frau auf, und zwar vorwiegend während der ersten Schwangerschaft, ist unzutreffend; es kommen auch rezidivierende Spätgestosen vor. DIEKMANN rechnet mit 10% Rezidiven bei späteren Schwangerschaften. Dazu ist zu bemerken, daß ein Teil der fälschlicherweise diagnostizierten Rezidive Fälle von essentieller Hypertonie sind, die im letzten Schwangerschaftsquartal ohne wesentliche Proteinurie und ohne deutliche Ödeme eine leichte Blutdruckzunahme aufweisen.

Die Bedeutung der Pfropfgestose wird verschieden beurteilt. Der erwähnte bekannte Gestoseforscher DIEKMANN und andere amerikanische Schulen anerkennen die „superimposed Toxemia“, die Pfropfgestose, nicht, sondern fassen sie als graviditätsbedingte Verschlimmerung einer essentiellen Hypertonie auf. Wir sind mit HELD der Ansicht, daß dies zu weit geht und daß wir es in etwa 10% der Fälle mit einer Pfropfgestose zu tun haben. Die Abgrenzung der verschiedenen Krankheitsbilder ist nach wie vor schwierig.

Prophylaxe

Da die einmal ausgebrochene Krankheit auch bei optimaler Therapie mit einer hohen kindlichen Mortalität belastet ist, *muß unser ganzes Bestreben auf die Prophylaxe bzw. auf die Frühdiagnose gerichtet sein.* Die Erfahrung in verschiedenen Ländern, die in straffer Schwangerschaftsfürsorge (prenatal care) auf eine längere Erfahrung zurückblicken als wir, haben gezeigt, daß die Eklampsie durch zweckmäßige Prophylaxe praktisch vermieden und die Frequenz der schweren Fälle erheblich gesenkt werden können. Besonders eindrücklich sind hier die Erfolge einer eigentlichen Antieklampsie-Kampagne, wie sie Hamlin in Australien durchführte.

Die Bezeichnung Eklampsie kommt von eklamptein (griech.) = blitzen. Gemeint ist der Blitz aus heiterem Himmel. Aber wir wissen, daß es nur an uns und an der Schwangeren liegt, durch frühzeitige und regelmäßige Kontrolle schon die ersten Anzeichen des aufziehenden Gewitters festzustellen. Diät und Gewichtskontrolle von Beginn der Schwangerschaft an, häufige Kontrollen von Urin und Blutdruck, besonders in der zweiten Schwangerschaftshälfte, sind das wesentliche der Prophylaxe!

Das wichtigste Frühsymptom der meisten Spätgestosen ist ein plötzlicher übermäßiger Gewichtsanstieg als Ausdruck einer Kochsalz- und Wasserretention.

Die Gewichtskontrolle hat also an erste Stelle zu treten und schon früh in der Schwangerschaft einzusetzen.

Diätetische Maßnahmen

Wenn wir auch die graviditätsbedingten, die konstitutionellen und die dispositionellen Faktoren nicht ändern können, so ist doch, wie die Erfahrung zeigt, eine wirksame Prophylaxe der Gestose möglich. Durch strikte Vermeidung zusätzlicher Noxen und Belastungen kann in den meisten Fällen eine genügende Adaptation an den graviden Zustand erzielt werden. Mit Hamlin sind wir der Überzeugung, daß die schweren Formen der Spätgestose durch konsequente Prophylaxe stets vermieden werden können.

Mit Rücksicht auf die Beobachtung, daß die Häufigkeit der Spätgestosen durch Unterernährung herabgesetzt wird, ist schon vor Jahrzehnten eine hypokalorische Diät empfohlen worden. So sollten z. B. bei 60 kg Körpergewicht und ca. 8 Std Haushaltarbeit 2000 Cal. nicht überschritten werden, wobei in erster Linie die Kohlehydrate zu beschränken sind.

In England wurde nach dem letzten Weltkrieg die eiweißreiche Nahrung empfohlen. Unterdessen ist man von der forcierten Zufuhr großer Mengen tierischen Eiweißes eher wieder abgekommen. Held bezeichnet die Zufuhr von 1—1,5 g Eiweiß/kg Körpergewicht als ausreichend, wobei mindestens die Hälfte tierischen Ursprungs sein soll. Milch und Milchprodukte, wie besonders Joghurt, Quark, Pennak etc. verdienen den Vorzug. Zu empfehlen sind auch Eier und mageres Fleisch (mit Ausnahme von Wild, Geräuchertem, Wurstwaren etc.). Das Fleisch soll womöglich grilliert werden.

Als Fettzufuhr ist 1 g/kg Körpergewicht ausreichend, wobei frische Butter und reine Pflanzenöle (z. B. Oliven- und Sonnenblumenöl) den Vorzug haben vor Mischfetten, Margarine etc., die gewöhnlich unkontrollierbare, schwer emulgierbare Bestandteile mit hohem Schmelzpunkt enthalten und die so oft die zu wenig beachtete Ursache chronischer Verdauungsstörungen sind.

Der Hauptkalorienbedarf wird durch Kohlehydrate in natürlicher Form gedeckt. Dazu gehören Vollkornbrot, Obst, Beeren, Nüsse, Salate, frisches Gemüse usw. Eine derartige Kost enthält auch genügend Vitamine.

Die Kochsalzzufuhr ist nach den Umständen zu reduzieren (3,0—5,0 g/24 Std).

Rauchen und Genuß von konzentriertem Alkohol ist zu verbieten (vgl. S. 132).

Im letzten Monat ist Berufsarbeit einzustellen.

Bei vorbestehender Hypertonie ist eine entsprechende Behandlung einzuleiten. Bei kompensiertem Kreislauf und normalem Augenhintergrund ist neben den besprochenen Maßnahmen in der Regel strikte Ruhe ausreichend, um einer Pfropfgestose vorzubeugen. Eine *leichte hypotensive Medikation* z. B. mit Hydergin 1—4 mg/die und Rauwolfia-Präparaten z. B. Serpasil $^{1}/_{2}$—3 mg/24 Std ist mitunter angezeigt.

Bei Dekompensation ist Zusammenarbeit mit einem Internisten dringend zu empfehlen.

Von eminenter Bedeutung für die Prophylaxe der Spätgestose-Rezidive ist die *Nachkontrolle* jener Frauen, die bereits eine Spätgestose hinter sich haben. Frauen nach einer schweren Spätgestose sollen 2—3 Monate post partum einer gründlichen Untersuchung unterzogen werden, sonst kann ein behandlungsbedürftiges Grundleiden übersehen werden. In manchen Fällen genügen die üblichen Untersuchungsmethoden (Harnsediment, spezifisches Harngewicht, Blutdruckmessung usw.), um ein chronisches Nierenleiden oder eine essentielle Hypertonie festzustellen. Oft sind differenziertere Verfahren notwendig, wie Untersuchung des Augenhintergrundes, des Blutchemismus (Rest-N, Eiweiß, Elektrolyte), ferner Phenolrottest, Clearance, eventuell intravenöses Pyelogramm, Nierenbiopsie usw.

Da sich aber die Erkenntnis von der großen Tragweite einer straffen Schwangerenfürsorge noch nicht allgemein durchgesetzt hat, werden wir immer in die Lage kommen, Spätgestosen mit allen uns heute zur Verfügung stehenden Mitteln behandeln zu müssen. Diese Behandlung richtet sich selbstverständlich nach der Schwere der Symptome und nach den individuellen Besonderheiten des Falles. Es kann sich daher im folgenden nur darum handeln, die wichtigsten Grundzüge der Therapie zu skizzieren.

Therapie

Bei manifester Spätgestose vom nephrotisch-hypertensiven Typ müssen die Maßnahmen verschärft werden. Die Erfahrung zeigt, daß sich nur monosymptomatische Veränderungen leichten Grades, wie etwa eine Hypertonie nicht über 160/100 mm Hg oder eine Proteinurie von weniger als 1‰ für eine häusliche ambulante Behandlung eignen. Liegt z. B. Blutdrucksteigerung mit Proteinurie auch nur geringen Grades vor, so ist, will man unliebsame Überraschungen vermeiden, Spitalbehandlung angezeigt.

Die Grundpfeiler der Therapie sind nach wie vor absolute Bettruhe und strenge Kalorienbeschränkung, unter Umständen bis zu völligem Fasten.

Körperruhe

Die Bettruhe spielt in der Behandlung der Spätgestose eine wichtige Rolle, weil Anstrengungen einen ungünstigen hämodynamischen Einfluß ausüben. Bei der Spätgestose ist die Uterusdurchblutung gegenüber der Norm um die Hälfte bis Zweidrittel reduziert; durch körperliche Aktivität wird die Sauerstoffversorgung des Fetus, wie durch Tracerversuche nachgewiesen werden konnte, gefährlich eingeschränkt. Dasselbe gilt für die Nierendurchblutung. Die aufrechte Haltung an sich — ohne jegliche Anstrengung — hat Verminderung der Nierendurchblutung, des Glomerulumfiltrates wie auch (durch vermehrte Aldosteronsekretion) eine Abnahme der Diurese zur Folge.

Da es meist völlig illusorisch ist, Schwangere, die subjektiv beschwerdefrei sind, im häuslichen Milieu zur Bettruhe anzuhalten, ist baldmöglichst Spitaleinweisung erforderlich. In Ländern, in denen bei Spätgestose die antenatale Spitalbehandlung konsequent durchgeführt wird, ist die kindliche Mortalität wesentlich geringer als zur Zeit noch bei uns. Es ist aber daran zu erinnern, daß Bettruhe eine Lungenstauung, Entwicklung von Phlebitiden und nach langer Zeit das Auftreten einer Osteoporose begünstigt. Veränderungen der Lage während der Tageszeit, Bewegung der unteren Extremitäten, Atmungsübungen und Massage tragen zur Verhütung dieser Komplikationen bei.

Hypotensiva und Vasodilatantien

Die Therapie mit blutdrucksenkenden bzw. gefäßerweiternden Mitteln hat zum Ziel, die Vasokonstriktion zu beseitigen und dadurch die Organdurchblutung, besonders jene der Plazenta, zu verbessern. Die Bekämpfung des Arteriolospasmus steht im Vordergrund der Gestosetherapie.

Experiment und Klinik konnten zeigen, daß die Verminderung des peripheren Gefäßwiderstandes mittels hypotensiver Substanzen die Organdurchblutung, besonders jene der Plazenta, verbessert wird (Johnson, McCall, de Alvarez, Friedberg, Käser u. a.). Verwendet werden heute hauptsächlich *Saluretika* (Chlorothiazid, Esidrex usw.), Reserpin (Serpasil), Phtalazinkörper (Nepresol, Apresolin) und Veratrumalkaloide (Puroverin). Die Ganglienblocker wurden fast allgemein wieder verlassen. Die hypotensive Therapie ist indiziert, wenn die Behandlung mit Bettruhe und Diät innerhalb von 2—3 Tagen keinen Erfolg zeitigte, wenn also, mit anderen Worten, akute Gefahr eines Anfalls besteht; sie kann auch, im Interesse des Kindes, als Dauertherapie durchgeführt werden.

Basismedikament ist derzeit Serpasil, das, nach der Empfehlung verschiedener Kliniken, je nach Bedarf, mit Saluretika, Nepresol oder Puroverin oder mit allen kombiniert wird. Der therapeutische Effekt wird durch die Kombination gesteigert und die Verträglichkeit gebessert, da die Dosis der einzelnen Komponenten niedriger gehalten werden kann. Die Dosierung richtet sich nach der individuellen Ansprechbarkeit.

Zur ambulanten Behandlung, die nur in initialen Fällen und bei besten Voraussetzungen in Frage kommt, eignet sich nur die perorale Verabreichung, wegen der Gefahr plötzlichen Blutdruckabfalls bei intramuskulärer Applikation von Nepresol und Puroverin.

Schwere Fälle mit einem Blutdruck von 160/100 mm Hg und mit einer Eiweißausscheidung von über 1‰ werden sofort klinischer Behandlung zugeführt. Bei diesem Vorgehen ist es Käser und anderen gelungen, bei Frauen mit maligner Hypertonie die Schwangerschaft bis zur Geburt eines lebensfähigen Kindes zu erhalten.

Dosierung: Serpasil oral 3mal täglich 0,25 mg; sobald die Erscheinungen zurückgehen, kann die Dosis auf 0,2 bis 0,3 gesenkt werden; intravenös oder intramuskulär 1 mg pro Dosis; kann nach 1—2 Std wiederholt werden. Held hat kürzlich mit Recht darauf hingewiesen, daß die Patientinnen trotz einer hartnäckigen Hypertonie unter dem Einfluß der hypotensiven Therapie plötzlich in einen kollapsartigen Zustand geraten können, dessen sofortige Erkennung und Behandlung von größter Bedeutung ist zur Verhinderung einer akuten Niereninsuffizienz und zur Verhütung eines späteren Sheehan-Syndroms.

Therapie des Salz- und Wasserüberschusses

Wie alle Erkrankungen, die von Ödemen begleitet sind, erfordert besonders auch der Schwangerschaftshydrops eine Therapie zur Ausscheidung des Salz- und Wasserüberschusses. Die Physiopathologie der Ödeme zeigt, daß die Retention des Wassers als Folge einer Natriumretention auftritt. Natrium ist das vorwiegende Kation der extrazellulären Flüssigkeit. Die symptomatische Ödemtherapie muß also auf die Entlastung des Organismus von angesammeltem Natrium ausgerichtet sein, sei es durch Zufuhrbeschränkung mittels salzloser Diät oder durch erhöhte renale Ausscheidung unter dem Einfluß eines Diuretikums.

Salzlose Diät

Schon vor mehr als 50 Jahren wurde der günstige Einfluß der Salzeinschränkung auf Ödeme erkannt. Oft genügt zur Erreichung der gewünschten Wirkung eine gewöhnliche Salzeinschränkung. Im allgemeinen kann nach Ausschwemmung der Ödeme die Salzzufuhr wieder erhöht werden; die ärztliche Kunst besteht sodann darin, mit der Hilfe von Diuretika den Salz- und Wasserhaushalt im Gleichgewicht zu halten. Man wird darauf sehen müssen, die Salzzufuhr etwas unter der mit dem Harn ausgeschiedenen Menge zu halten, wofür folgende Diätvorschriften zur Verfügung stehen.

Bei *gewöhnlicher Salzeinschränkung* verzichtet man auf das Salzen der Speisen mit Natriumchlorid und auf stark gesalzene Nahrungsmittel (Wurstwaren, Käse und die meisten Konserven). Tägliche Zufuhr 1500—2000 mg Natrium.

Bei der *gewöhnlichen salzlosen Diät* wird durch Verwendung von salzlosem Brot und Pennacmilch das in diesen Nahrungsmitteln vorhandene Salz ausgeschaltet (Brot 15—22 g Natrium pro kg, Milch 500 mg Natrium pro Liter). Tägliche Zufuhr 500—1000 mg Natrium.

Bei der *strikten salzlosen Diät* gelingt durch sorgfältige Auswahl der Nahrungsmittel eine weitere Reduktion der Salzzufuhr.

Die gewöhnliche Salzeinschränkung ist ohne praktische Schwierigkeiten durchführbar, doch muß der Arzt in seinen Anweisungen sehr ausführlich sein, denn viele Patientinnen glauben, durch „fades“ Essen und „Verzicht des Salzens bei Tisch“ eine genügende Salzeinschränkung zu erzielen. Unter den mit Salzzusatz hergestellten Nahrungsmitteln sind zu erwähnen: Suppen- und Bouillonwürfel oder -beutel (enthaltend 1—2 g pro Teller), Gemüsekonserven (mit Ausnahme der wirklich salzlosen Diätkonserven immer etwas gesalzen, auch wenn sie als ungesalzen angeschrieben sind), Käse (mit Ausnahme der wenigen salzlosen Käsesorten immer stark gesalzen: 600—1200 mg Natrium pro 100 g), Fleisch und Fische konserviert oder getrocknet, alle Wurstwaren, Sauerkraut, Chips, Brezeln, Salzmandeln, Würzen jeglicher Art (Worcestersauce, Mayonnaise in Tuben, Tomatensauce), Senf (kann durch salzlosen Diätsenf ersetzt werden), konservierte Oliven, Natriumbikarbonat (kann zur Teigbereitung und Grünfärbung der Gemüse durch Kaliumbicarbonat ersetzt werden, wenn es der Zustand der Nieren zuläßt), natriumhaltige Gewürzsalze (Selleriesalz usw.), Mineralwasser mit hohem Natriumgehalt (vor allem „Vichy“ mit mehr als 1500 mg Natrium pro Liter), gesalzene Gemüseextrakte und natriumhaltige Medikamente (Natriumsulfat, -bikarbonat, -salizylat).

An Stelle des Salzes verwendet man verschiedene Gewürze, wie Kräuter, Zitrone, Essig, salzlosen Senf und salzlose Gemüseextrakte. Zur Behebung des faden Geschmacks der salzlosen Speisen empfiehlt sich ein sehr geringer Zuckerzusatz, gerade genug, um ohne süßen Beigeschmack die Abwesenheit des Salzes zu tarnen. Schließlich fügt man noch eine geringe Menge Diätwürze hinzu, deren Geschmack demjenigen des Salzes sehr nahekommt, wenn damit sparsam umgegangen wird.

Der Zusatz von *Diätsalz* zu den Speisen ist gestattet, sofern das NaCl darin wirklich durch KCl ersetzt ist.

Soll die tägliche Natriumzufuhr unter 250 mg gehalten werden, so müssen noch weitere natriumhaltige Nahrungsmittel ausgeschaltet werden.

Seit einigen Jahren stehen ausgezeichnete Tabellen zur Bestimmung des Natriumgehaltes in Speisen zur Verfügung (McCance und Widdowson; Payne und Callahan).

Unter den Nahrungsmitteln enthält das Fleisch am meisten Natrium (50—100 mg pro 100 g), weshalb es bei strikter salzloser Diät, unter Ausschluß von Schaffleisch und Eingeweiden, auf täglich 100—200 g eingeschränkt wird. Entgegen der naheliegenden

Annahme enthalten Meerfische nicht mehr Natrium als Süßwasserfische; Seezunge und Kliesche (Scharbe) sind jedoch ihres hohen Natriumgehaltes von über 150 mg pro 100 g wegen auszuschließen. Eigelb hat mit 4,4 mg pro Dotter einen bemerkenswert niedrigen Natriumgehalt, während das Eiweiß 34 mg enthält. Unter den Gemüsesorten vermeide man die natriumreichsten, nämlich Löwenzahn, Sellerie, Spinat und schränke den Genuß von Karotten ein. Der Natriumgehalt von Tee, Kaffee und Fruchtsäften ist sehr gering, der Wein enthält etwa 10—25 mg pro dl, das Bier 11—32 mg pro Becher zu 2,5 dl. Es ist wichtig, die Patientin über die vielfältigen diätetischen Einzelheiten einer strikten salzlosen Diät zu unterrichten, wobei vor allem darauf hinzuweisen ist, daß die tägliche Ernährung durch eine Polyvitamintablette, einen Kaffeelöffel Kalziumglukonat und allenfalls durch ein absolut salzloses Proteinpräparat zu ergänzen ist. Auf diese Weise verhütet man die nicht selten auftretenden Mangelerscheinungen.

Saluretika

Mit dem Hydrochlorothiazid (Esidrex, Dichloride) und Chlorthalidon (Hygroton-Geigy) sind uns Mittel in die Hand gegeben, die auch bei ambulanter Behandlung die Entwässerung wirksam unterstützen. Esidrex wird in kleinen Dosen (1—2 Tabletten täglich morgens), d. i. 25—50 mg während 5—7 Tagen oder auch je nach Bedarf in Intervallen verabreicht. Die Diurese setzt sofort ein und hält etwa 12 Std an, um dann, mit dem Verschwinden der Ödeme rasch abzunehmen. Das Gewicht nimmt entsprechend ab oder bleibt wenigstens konstant. Die nach dem Absetzen des Medikamentes neu beginnende Kochsalz- und Wasserretention erreicht im allgemeinen nicht mehr das frühere Ausmaß. Die Therapie kann, wenn nötig, später wiederholt werden.

Der Vorteil des Hygrotons liegt in seiner protrahierten, diuretischen Wirkung (24—28 Std). Während in der internen Medizin höher dosiert wird, erwies sich bei der Schwangeren eine niedrigere Dosierung als zweckmäßig zur Vermeidung sehr unangenehmer Nebenwirkungen, wie Nausea, Erbrechen, Abgeschlagenheit usw. Die Schwangere, besonders aber die Gestosekranke, ist Elektrolytverschiebungen gegenüber sehr empfindlich. Es empfiehlt sich eine Dosierung von 2mal wöchentlich 1 ganze Tablette, bis der gewünschte Effekt erreicht ist. Bestehen außer dem Hydrops keine anderen Gestosesymptome, so geben wir während mehreren Wochen 1—2 Tabletten pro Woche. Dadurch kann das Gewicht in den meisten Fällen konstant erhalten werden.

Neben diesem diuretischen Effekt stellte FINNERTY bei seinen Versuchen mit Chlorothiazid und Hydrochlorothiazid bei einem größeren Krankengut auch eine günstige Beeinflussung der Hypertonie und Proteinurie fest. Auch STÖCKLI kam zu ähnlichen Ergebnissen.

Die Saluretika fördern, wenn auch in geringerem Maße, ebenfalls die Kaliumausscheidung. Um einer Hypokaliämie vorzubeugen, empfiehlt sich deswegen bei längerer Medikation die tägliche Zufuhr von 1—4 g Kalium (z. B. 1—3mal täglich 1—2 Kaliumeffervetten). Kontrolle des Blutkaliumspiegels ist zu empfehlen.

Weniger erfolgreich sind die Saluretika bei den *Pfropfgestosen*, d. h. bei jenen Gestoseformen, die sich auf dem Terrain einer präxistenten essentiellen Hypertonie oder eines Nierenleidens entwickeln.

Behandlung refraktärer Ödeme, Spirolaktone

Zuweilen begegnen uns Fälle von Ödemen, die sich den üblichen Behandlungsmethoden gegenüber refraktär verhalten. In diesen Fällen ist zunächst eine Nachprüfung der Diagnose, der genügenden Beschränkung der Salzzufuhr, der vollständigen Ruhestellung von Wichtigkeit. Auch muß mit der Möglichkeit latenter, den

Kreislauf ungünstig beeinflussender Affektionen, wie Kreislaufstörungen, Hypo- oder Hyperthyreoidismus, B_1-Avitaminose, Proteinmangel, Anämie oder aber auch Störungen im Elektrolythaushalt, wie Hypokaliämie etc. gerechnet werden.

Persistieren die Ödeme trotz Korrektur dieser evtl. Komplikationen und trotz höherer Dosierung der Saluretika (Esidrex 100 mg täglich, Hygroton 400 mg täglich), so kann die diuretische Behandlung durch perorale Verabreichung von Spirolakton unterstützt werden. Man gibt Spirolakton (= Aldolactone) in täglichen Dosen von 600 mg.

Flüssigkeitszufuhr

Bis zum Jahre 1950 behandelte man die Ödeme mit Einschränkung der Getränke, ohne sich Rechenschaft darüber abzulegen, daß man durch die damit ausgelöste Oligurie eine Eliminierung des Salzes und der stickstoffhaltigen Abbauprodukte verhinderte. Heute läßt man die Patienten ihrem Durst entsprechend trinken und richtet die Einschränkung auf das Kochsalz. Nur bei akuter Anurie ist die Flüssigkeitseinschränkung von großer Wichtigkeit.

Präeklampsie liegt vor, wenn subjektive Symptome, wie Kopfschmerzen, Augenflimmern und epigastrische Schmerzen auftreten. Mitunter tritt auch Erbrechen auf. Hinzu kommen in der Regel noch Gesichtsödem und Hyperreflexie. Zunahme des Blutdrucks, der Proteinurie und Abnahme der 24-Std-Harnmenge auf 400 ml deuten ebenfalls auf eine Verschlimmerung des Krankheitsbildes hin. Mit steigender Eiweißausscheidung kommt es meist auch zu einer vermehrten Zylindrurie. Gelegentlich wird sogar Hämaturie beobachtet. Treten präeklamptische Symptome auf, so werden Sedativa unentbehrlich (Luminal, Amytal).

Zweimal täglich erhalten die Frauen hypertonische Traubenzuckerlösung intravenös.

Bei starkem Zunehmen der Hypertonie geben wir zusätzlich Dihydrazinephthalazine, z. B. Nepresol 3 mg in kurzen Intervallen i.m. Das Präparat kann auch als Dauertropfinfusion verabfolgt werden. Viele Autoren berufen sich auf gute Erfolge mit Veratrum-Präparaten i.m. (Protoveratrin i.m. oder i.v.).

Bei drohender Eklampsie wird von SCHEIDT und EISERMANN ein „lytisches Gemisch", bestehend aus 50 mg Chlorpromazin, 50 mg Promethazin (Phenergan) und 100 mg Dolantin empfohlen, das bis zu 2mal pro Tag in der Mischspritze i.m. verabreicht werden kann. Chlorpromazin wird bei Spätgestosen im allgemeinen in Tagesdosen von 50—150 mg i.m. verabreicht, die halbe Tagesdosis abends.

Bei *Eklampsie* mit den typischen epileptiformen Krämpfen *ist von jedem geburtshilflichen Eingriff abzusehen.* Ohne Verzug sind Barbiturate, Largactil und Opiate zu verabreichen.

VALENTIN empfiehlt ein durch Chlorpromazin abgewandeltes Stroganoff-Schema:

1. *Aderlaß von 500 ml* (offenbar umstritten). Anschließend sofort 25 mg Chlorpromazin in 20 ml 40%iger Traubenzuckerlösung langsam i.v.

2. Gleichzeitig 0,02 g Morphium und 25 mg Chlorpromazin i.m.

Nach 1 Std 0,2 g Luminal i.m.
Nach 3 Std 0,015 g Morphium und 25 mg Chlorpromazin i.m.
Nach 7 Std 0,2 g Luminal und 12,5 bis 25 mg Chlorpromazin i.m.
Nach 13 Std 0,1 g Luminal und 12,5 bis 25 mg Chlorpromazin i.m.
Nach 24 Std 0,2 g Luminal und evtl. 12,5 bis 25 mg Chlorpromazin i.m.
Eine Tagesdosis von 200 mg Chlorpromazin soll nicht überschritten werden.

Im übrigen wird empfohlen, den arteriellen Blutdruck mit Hilfe von Ganglienblockern oder Protoveratrin (als Dauerinfusion) zu senken. Man kann z. B. im Verlauf von 12 Std 0,5—2 mg Protoveratrin in 500—100 ml Glukose 5%ig infundieren, wobei sich die Tropfenzahl nach der Blutdruckreaktion zu richten hat. Diese Behandlung, welche allerdings eine gewisse Erfahrung und eine dauernde Kontrolle des Blutdrucks voraussetzt, scheint die Mortalität der Mutter erheblich herabzusetzen, ohne jedoch diejenige des Kindes wesentlich zu beeinflussen. Erst nachdem die Krampfphase beherrscht worden ist, darf zum Kaiserschnitt geschritten werden.

Soviel zur Prophylaxe und zur konservativen Behandlung der Spätgestose. Schlagen unsere Maßnahmen fehl, so sehen wir uns genötigt, bei bevorstehendem Geburtstermin die Geburt einzuleiten oder aber die Schwangerschaft zu unterbrechen. Wir werden dies um so eher tun, wenn die Frau eine ältere oder alte Erstgebärende ist, bei Diabetes, Adipositas und wenn das Wachstum des Kindes stillsteht. Letzteres deutet auf eine mangelhafte Plazentaanlage, auf Plazentainfarkte oder auf schlechte uterine Durchblutungsverhältnisse hin.

Eine Pfropfgestose ist ernster zu beurteilen als eine primäre Gestose. Mit einem lebensfähigen Kind darf erst in den letzten 4 bis 6 Wochen vor dem Termin, kaum einmal früher, gerechnet werden.

Schwangerschaftsunterbrechung bei Spätgestose

Das Problem wird in den schweren Fällen, wie erwähnt, vereinfacht durch die denkbar schlechte Prognose für das Kind. Es gilt jetzt, das Leben der Mutter zu retten, deren Zustand sich rasch verschlimmert. Mit der Unterbrechung zu zögern ist nun kein Anlaß mehr. Bei folgenden Symptomen ist, zusammenfassend, die Indikation zur Unterbrechung der Schwangerschaft gegeben:

1. Wirkungslosigkeit der klassischen Therapie.
2. Zunehmende Niereninsuffizienz; Verminderung der Diurese bei steigender Eiweißmenge im Harn.
3. Steigerung des arteriellen Blutdrucks. Die Wahrscheinlichkeit, daß eine Hypertonie auch nach der Entbindung andauert, nimmt mit der Dauer der Schwangerschaftshypertonie zu. Je frühzeitiger letztere auftritt, desto dringender ist die Indikation zur Unterbrechung.
4. Retinitis albuminurica (richtiger: proteinurica). Der arterielle Druck der Retinagefäße sollte der Hälfte des Systemdrucks entsprechen (diskordante Erhöhung des diastol. Netzhautarteriendrucks ist prognostisch ungünstig zu werten).
5. Zeichen der Leberschädigung.
6. Zeichen toxischer Enzephalopathie.

Die Verfasser sind sich bewußt, daß es sich bei diesen Ausführungen nur um Richtlinien handeln kann, wie sie sich ihnen selbst bewährt haben. Die Gestose ist zunächst, was ihr eigentliches Wesen anlangt, ein Rätsel. Wir begegnen ihm am besten mit einer selbsterprobten, bewährten Behandlung und richten uns weniger nach den Anpreisungen jüngsten Datums.

Literaturverzeichnis

ALTCHEK, A.: Electron microscopy of renal biopsies in toxemia of pregnancy. J. Amer. med. Ass. **175**, 791 (1961).

ALVAREZ, R. R. DE, G. E. BRATVOLD, and G. T. HARDING: The renal handling of sodium and water in normal and toxemic pregnancy. Amer. J. Obstet. Gynec. **78**, 375 (1959).

ASSALI, N. S., S. A. KAPLAN, S. J. FOMON, and R. A. DOUGLASS JR.: Renal function studies in toxemia of pregnancy. Excretion of solutes and renal hemodynamics during osmotic diuresis in hydropenia. J. clin. Invest. **32**, 44 (1953).

BAIRD, D., and J. S. DUNN: Renal lesions in eclampsia and nephritis of pregnancy. J. Path. Bact. **37**, 291 (1933).

BERNASCHEK, W.: Münch. med. Wschr. **97**, 198 (1955).

BIER, A. G.: Beitrag zur Oedembehandlung mit neuen diuretischen Mitteln. Med. Welt **1961**, 1931.

BRAUN, P., und F. SCHAUB: Nierenfunktion unter Salidiuretica. Schweiz. med. Wschr. **91**, 30 (1961).

BROWNE, F. J.: Antenatal care. 9th edition. London: J. & A. Churchill 1960.

CORNU, F.: Psychopharmakotherapie. Psychiatrie der Gegenwart, Bd. I, Teil 2, Springer-Verlag, Heidelberg 1963.

COTTIER, P., R. GLOOR und I. PUGATSCH: Die Wirkung einer langdauernden Hygrotonbehandlung. Schweiz. med. Wschr. **90**, 540 (1960).

DIECKMANN, W. J., CH. P. MCCARTNEY, and J. P. HARROD JR.: Kidney biopsies in multiparous patients with vascular renal disease in pregnancy. Amer. J. Obstet. Gynec. **75**, 634 (1958).

DIECKMANN, W. J.: The toxemias in pregnancy. 2nd edition. St. Louis: The C. V. Mosby Company 1952.

FABRE, J.: Oedeme und ihre Behandlung. Acta clin. (Documenta Geigy) 1961.

FAHR, TH.: Die pathologisch-anatomischen Veränderungen der Niere und Leber bei der Eklampsie. In Die Eklampsie. Hrsg.: H. HINSELMANN. Bonn: Cohen 1924, S. 200.

FREY, J.: 3. Freiburger Symposium über pathologische Physiologie und Klinik der Nierensekretion, 1954.

FRIEDBERG, V.: Der Wasserhaushalt und die Nierenfunktion in der normalen und pathologischen Schwangerschaft. Leipzig: Thieme 1957.

— Die Nierenfunktion in der normalen Schwangerschaft und bei Schwangerschaftstoxikosen. Geburtsh. u. Frauenheilk. **21**, 333 (1961).

GLATTHAAR, E.: Pfropfgestosen und latente Spätgestosen. Gynaecologia **136**, Nr. 5 (1953).

GNEHM, H. E.: Über das Verhalten des diastolischen Netzhautarteriendruckes bei Schwangerschaftsspätgestosen. Diss. Zürich, 1953.

GOVAN, A. D. T.: The pathogenesis of eclamptic lesions. Path. et Microbiol. (Basel) **24**, 561 (1961). (Proceedings of the Seventh International Conference of the International Society of Geographical Pathology, London, June 28th—30th, 1960. Ed.: F. C. ROULET. Basel/New York: Karger 1961.)

HAMILTON, H. F. H.: Cardiac output in hypertensive toxaemias of pregnancy. J. Obstet. Gynaec. Brit. Emp. **58**, 977 (1951).

HAMLIN, R. H.: Discussion on Pregnancy-Toxaemia. Proc. roy. Soc. Med. **46**, 394 (1953).

HAYASHI, T. T.: Uric acid and endogenous creatinine clearances after normal and toxemic pregnancy. Amer. J. Obstet. Gynec. **73**, 23 (1957).

HELD, E.: Spätgestosen. Schweiz. med. Wschr. **91**, 411 (1961).

— Die Bedeutung der Schwangerschaft für die Entstehung der pathologischen Vorgänge im Organismus der Mutter. In TH. KOLLER: Lehrbuch der Geburtshilfe I. Basel: S. Karger 1948.

HEYNEMANN, TH.: Die Eklampsie- und Schwangerschaftsniere. In Die Eklampsie. Hrsg.: H. HINSELMANN. Bonn: Cohen 1924, S. 88.

HOCHULI, E.: Die Nierenfunktion nach Eklampsie. Zbl. Gynäk. **80**, 365 (1958).

—, und A. STÖCKLI: Schwangerschaftstoxikose. Ergebnisse und neue Gesichtspunkte aus 180 Nachkontrollen bei 153 Patientinnen mittels Nierenclearance. Schweiz. med. Wschr. **89**, 901, 934 (1959).

KELLAR, R. J.: Studies in the circulation of normal and abnormal pregnancy. In Toxaemias of pregnancy. Human and veterinary. A Ciba Foundation Symposium. Ed.: J. HAMMOND et al. London: Churchill 1950, p. 135.

— The circulation in pregnancy and pregnancy toxemia. In KENNETH BOWES: Modern trends in obstetrics and gynecology (sec. series). London: Butterworth & Co. 1955.

KENNEY, R. A., R. F. LAWRENCE, and D. H. MILLER: Haemodynamic changes in the kidney in "Toxaemia of Late Pregnancy". J. Obstet. Gynaec. Brit. Emp. **57**, 17 (1950).

KEPP, R. K., und G. OEHLERT: In KLEINSORGE und ROESNER.

KLEINSORGE, H., und K. ROESNER (Herausgeber): Die Phenothiazin-Derivate in der Medizin — Klinik und Experiment. Jena: Fischer 1958.

KRAIS, W.: Medizinische **1955**, 1779.

—, H. LEHR, und W. RIESS: Arch. Gynäk. **185**, 248 (1954).

LANZ, R., und E. HOCHULI: Über die Nierenclearance in der normalen Schwangerschaft und bei hypertensiven Spättoxikosen, ihre Beeinflussung durch hypotensive Medikamente. Schweiz. med. Wschr. **85**, 395 u. 423 (1955).

LEVITT, M. F., and A. ALTCHEK: Hypertension and toxemia of pregnancy. In GUTTMACHER and ROVINSKY: Medical, surgical and gynecological complications of pregnancy. Baltimore: The Williams & Wilkins Company 1960.

LOWENSTEIN, L., CH. A. PICK, and N. W. PHILPOTT: Correlation of blood loss with blood volume and other hematological studies before, during, and after childbirth. Amer. J. Obstet. Gynec. **60**, 1206 (1950).

LUTZ, J., und V. FRIEDBERG: Schwundrate und totale Clearance von Evans-Blau während der normalen Schwangerschaft und bei Schwangerschaftstoxikosen (Untersuchungen zur Frage von Permeabilitätsveränderungen). Klin. Wschr. **39**, 801 (1961).

MASTBOOM, J. L.: A hypothesis of the aetiology af toxemia of late pregnancy. In KENNETH BOWES: Modern trends in obstetrics and gynecology (sec. series). London: Butterworth & Co. 1955.

MAUZY, CH. H., and J. F. DONNELLY: Oliguria and anuria in toxemias of pregnancy. Amer. J. Obstet. Gynec. **57**, 421 (1949).

MCCARTNEY, CH. P.: Toxemia of pregnancy. In J. P. GREENHILL: Obstetrics. Philadelphia, London: W. B. Saunders Company 1960.

MCKAY, D. G., S. J. MERRILL, A. E. WEINER, A. T. HERTIG, and D. E. REID: The pathologic anatomy of eclampsia, bilateral renal cortical necrosis, pituitary, necrosis, and other acute fatal complications of pregnancy, and its possible relationship to the generalized Shwartzman phenomenon. Amer. J. Obstet. Gynec. **66**, 507 (1953).

MASTBOOM, J. L.: A hypothesis of the aetiology of toxemia of late pregnancy. In KENNETH BOWES: Modern trend in obstetric and gynecology (sec. series). S. 179—192. London: Butterworth & Co. 1955.

MEYER, P.: Klinische Erfahrungen mit einem neuen Phenothiazinpräparat (Trilafon) als Antiemeticum. Schweiz. med. Wschr. **89**, 3030 (1959).

O'DONNEL, W. M.: Pathogenesis of oliguria in eclampsia, abortion and abruptio placentae. Amer. J. Obstet. Gynec. **61**, 641 (1951).

PFEIFFER, R. A.: Nebenwirkungen der Phenothiazinpräparate mit besonderer Berücksichtigung des Prochlorperazin (R. P. 6140). Geburtsh. u. Frauenheilk. **19**, 156 (1959).

POLLAK, V. E., and J. B. NETTLES: Preliminary observations on the differential diagnosis of toxemias of pregnancy by means of renal biopsy. Amer. J. Obstet. Gynec. **79**, 866 (1960).

RAURANO, L., A. KASANEN, O. CASTRÉN, and A. SALMI: Permanent renal lesions after severe preeclampsia and eclampsia. Acta obstet. gynec. Scand. **38**, 670 (1959).

REUBI, F.: Nierenkrankheiten. Bern-Stuttgart: Huber-Verlag 1960.

ROSE, D. J., M. E. BADER, R. A. BADER, and E. BRAUNWALD: Catheterization studies of cardiac hemodynamics in normal pregnant women with reference to left ventricular work. Amer. J. Obstet. Gynec. **72**, 233 (1956).

RUST, TH.: Nephrotisches Syndrom und Schwangerschaft. Ein kasuistischer Beitrag. Gynaecologia **147**, 492 (1959).

SCHEIDT, R. G. v., und H. EISERMANN: Geburtsh. u. Frauenheilk. **17**, 438 (1957).

SCHLEGEL, CH.: Ergebnisse und prognostische Bedeutung der Nierenclearance bei Spätschwangerschaftstoxikosen. Zbl. Gynäk. **81**, 869 (1959).

SEFTEL, H. C., and L. J. SCHEWITZ: The nephrotic syndrome in pregnancy. J. Obstet. Gynaec. Brit. Emp. **64**, 862 (1957).

SPERL, J.: Über pathologisch-anatomische Veränderungen bei Eklampsie. (An Hand eines 11jährigen klinischen Krankengutes.) Arch. Gynäk. **170**, 90 (1940).

STÖCKLI, A.: Die Anwendung des Chlorthalidons (Hygroton) in der Schwangerschaft. Schweiz. med. Wschr. **92**, 426 (1962).

TILLMAN, A. J. B.: Toxemias of pregnancy. Their classification and management. Med. Clin. N. Amer. **35**, 677 (1951).

VALENTIN, H.: Münch. med. Wschr. **98**, 923 (1956).

WIMHÖFER, H., und P. PFAU: Die Praeeklampsie und Eklampsie. Neuere Anschauungen über ihre Entstehung, Verhütung und Behandlung. Dtsch. med. Wschr. **81**, 768 (1956).

ZANGEMEISTER, W.: Die Lehre von der Eklampsie. Leipzig: Hirzel 1926.

V. Erkrankungen der inneren Organe

Krankheiten des Herzens und der Gefäße

W. HADORN

Krankheiten des Herzens

Vollkompensierte herzkranke Frauen ertragen eine Schwangerschaft meist auffallend gut, und ihre Lebenserwartung wird durch das Überstehen einer Schwangerschaft im allgemeinen nicht ungünstig beeinflußt. Bei starker Einschränkung der

Reservekraft des Herzens dagegen können durch die Mehrbelastung des Kreislaufs während der Gravidität bedrohliche Grade von Herzinsuffizienz, anfallsweises Lungenödem und auch plötzlicher Herztod eintreten. Die vermehrte Arbeit, die das Herz während Schwangerschaft, Geburt und Nachgeburtsperiode zu bewältigen hat, ist durch die Vergrößerung der zirkulierenden Blutmenge und des Herzminutenvolumens bedingt, das gegenüber dem Ausgangswert um 30—50% ansteigt. Die Mehrbelastung des Herzens erreicht im achten Schwangerschaftsmonat (um die 32. Woche) und dann wieder im Frühwochenbett (24—48 Std nach der Entbindung) Höchstwerte, weshalb herzkranke Frauen in diesen Zeiten besonders gefährdet sind. In den letzten zwei Schwangerschaftsmonaten ist dagegen mit einem allmählichen Rückgang der Beschwerden und der Herzsymptome zu rechnen. Die körperliche Belastung durch die Preßwehen in der Austreibungsperiode wurde in ihrer Auswirkung auf den Kreislauf überschätzt; selten tritt eine Dekompensation während der Geburt ein.

Dank den Fortschritten der Kardiologie und der Geburtshilfe ist es möglich geworden, den bei herzkranken Graviden gefürchteten Komplikationen, der Herzinsuffizienz mit Stauung und dem akuten Lungenödem, erfolgreich zu begegnen und die normale Entbindung am Termin abzuwarten. Die Letalität bei herzkranken Schwangeren ist im Verlauf der vergangenen zwanzig Jahre von 12% auf ungefähr 2% abgefallen, ist jedoch immer noch ungefähr fünfmal höher als bei nicht Herzkranken, und die Herzleiden bilden eine der vier häufigsten Todesursachen während der Schwangerschaft. Auch die kindliche Letalität (Früh-Totgeburt) ist bei Herzkranken erhöht.

Herzerkrankungen finden sich bei ungefähr 2% der schwangeren Frauen; doch schwanken die Zahlen in den verschiedenen geburtshilflichen Kliniken des In- und Auslandes je nach den kardiologischen Abklärungsmöglichkeiten beträchtlich. In nahezu 95% der Fälle gehören die Herzerkrankungen in der Gravidität zum rheumatischen Formenkreis; am häufigsten handelt es sich um Mitralklappenfehler mit Überwiegen der Stenose und, in geringerer Zahl, um kombinierte Mitral-Aorten-Fehler. Die restlichen Prozente betreffen angeborene Herzfehler und, wenn auch viel seltener, ein Hypertonieherz, syphilitische Herzleiden, Koronarerkrankungen, Thyreotoxikosen, Endomyokarderkrankungen unbekannter Ätiologie, ein Panzerherz oder ein chronisches Cor pulmonale (Kyphoskoliose, primäre pulmonale Hypertension usw.).

Für die Diagnose einer Herzkrankheit oder einer beginnenden Herzinsuffizienz in der Schwangerschaft bieten sich oft gewisse Schwierigkeiten, weil in der Gravidität subjektive Herzbeschwerden und objektive Veränderungen am Kreislauf physiologisch bedingt sind. Schwangere klagen häufig über Symptome wie Herzklopfen, Unregelmäßigkeiten des Herzschlags, Dyspnoe und, besonders in der zweiten Hälfte der Schwangerschaft, über Knöchelödeme. Objektiv lassen sich folgende Veränderungen feststellen: perkussorische Herzvergrößerung nach links (Herzquerstand), Tachykardie (bis zu 100 Schlägen in der Minute), Pulsus celer, Extrasystolen, paroxysmale Tachykardien, systolische Geräusche über der Herzspitze und über der Arteria pulmonalis (Strömungsgeräusche), ein dritter Herzton über der Spitze (beschleunigte Kammerfüllung), ein akzentuierter und verdoppelter zweiter Pulmonalton, diastolisches Geräusch über der Basis (Strömungsgeräusch in den Venen im Sinne von Nonnensausen) und Veränderungen im EKG (lagebedingtes tiefes Q_{III} und negatives T_{III}). Die Dyspnoe, die sich auch objektiv feststellen läßt, ist die Folge eines erhöhten Atemminutenvolumens und der Vermehrung der Atemwiderstände; mitunter liegt eine Seufzeratmung vor.

Vier Kriterien sind für die Annahme einer Herzkrankheit in der Schwangerschaft entscheidend (Burwell und Metcalfe): — ein diastolisches Herzgeräusch,

— eine unzweideutige Vergrößerung des Herzens bei der Röntgenuntersuchung, — ein lautes systolisches Geräusch, — eine hochgradige Arrhythmie (dauerndes Vorhofflimmern oder Vorhofflattern, atrioventrikuläre Überleitungsstörung höheren Grades einschließlich des totalen Herzblocks).

Praktische Bedeutung hat bei den Graviden fast nur der Mitralklappenfehler, besonders die Mitralstenose, erlangt, deren Diagnose sich auf die gleichen Kriterien stützt, die außerhalb der Schwangerschaft maßgebend sind: mesodiastolisches Rollen, Mitralöffnungston, akzentuierter erster Herzton, verstärkter und verdoppelter zweiter Pulmonalton. Die auskultatorischen Erscheinungen der Mitralstenose sind oft nur auf einen kleinen Bezirk über der Herzspitze beschränkt und lassen sich mitunter nur nach Anstrengung und in linker Seitenlage der Patientin feststellen; sie sind zufolge der Beschleunigung der Blutströmung während der Gravidität besonders deutlich und gelegentlich in diesem Zustand erstmals zu auskultieren. Eine ausgesprochene Mitralinsuffizienz und ein Aortenvitium bieten keine besonderen diagnostischen Schwierigkeiten. Bei jedem Verdacht auf einen Herzfehler ist es von allergrößter Bedeutung, daß der Frauenarzt einen Kardiologen oder zum mindesten einen mit der Kardiologie vertrauten Internisten beizieht.

Der Ausgang einer Gravidität hängt nicht in erster Linie von der Art, sondern vom Schweregrad des Herzfehlers sowie vom Zustand des Herzmuskels und seinem Leistungsvermögen ab. Leider lassen uns die sogenannten Funktionsprüfungen des Herzens und das EKG in dieser Hinsicht völlig im Stich. Ob die Erfassung der individuellen Leistungsreserve, z. B. durch Spiroergometrie nach Horatz u. Mitarb. hier weiterführen und klinische Bedeutung erlangen wird, kann erst die Zukunft zeigen. Wenn der Arzt die Patientin eingehend über ihre Beschwerden (Dyspnoe) bei den täglichen Verrichtungen im Haushalt und bei größeren körperlichen Anstrengungen befragt und sie bei solcher Tätigkeit sorgfältig beobachtet, so kann er sich meistens ein gutes Bild von der Leistungsreserve des Herzens machen. Patientinnen, die in ihrer gewohnten körperlichen Tätigkeit nicht behindert sind oder nur bei stärkerer Belastung Dyspnoe empfinden, werden eine Schwangerschaft voraussichtlich gut überstehen. Handelt es sich dagegen um Herzkranke, die schon bei leichten Anstrengungen oder sogar in Ruhe an Atemnot leiden, muß mit schweren Kreislaufkomplikationen gerechnet werden. Ungünstig ist die Prognose, wenn die Patientinnen über 35 Jahre alt sind oder an Vorhofflimmern leiden. Das gleiche gilt vom objektiven Befund einer ausgesprochenen Herzinsuffizienz. Bei Mehrgebärenden sind die Angaben über den Verlauf vorausgegangener Schwangerschaften aufschlußreich. Wenn in einer früheren Schwangerschaft schon eine Dekompensation aufgetreten ist, so wird sich eine Insuffizienz voraussichtlich auch während einer erneuten Gravidität einstellen. Aber selbst wenn der Arzt alle diese Momente berücksichtigt hat, erlebt er immer wieder Überraschungen: Bei Patientinnen mit Mitralstenose, die niemals Symptome einer Dekompensation aufgewiesen haben, tritt bisweilen im achten Schwangerschaftsmonat oder kurz nach der Geburt ein tödliches Lungenödem auf, während andererseits herzkranke Frauen, die dauernd etwas dekompensiert sind, Schwangerschaft, Geburt und Wochenbett anstandslos überstehen.

Wird der Arzt von einer Patientin mit vollkompensiertem Herzfehler gefragt, ob sie eine Schwangerschaft überstehen könne, so hat er sie in aller Offenheit über die möglichen Gefahren aufzuklären. Im allgemeinen wird sie das kleine Risiko auf sich nehmen, wenn tatsächlich der lebhafte Wunsch nach einem Kind besteht. Liegt jedoch eine Herzinsuffizienz vor, die nur durch weitgehende körperliche Schonung und dauernde medikamentöse Behandlung beherrscht werden kann, so ist vom ärztlichen Standpunkt aus von einer Schwangerschaft dringend abzuraten. Will die Patientin auch unter diesen Umständen das Risiko einer Gravidität auf sich nehmen, so muß bei einer Mitralstenose oder bei einem angeborenen Herzfehler die vorherige Durchführung eines herzchirurgischen Eingriffs ernstlich erwogen werden. Bei zyanotischen angeborenen Vitien ist einer Gravidität dringend zu widerraten; die Fertilität solcher Frauen ist freilich ohnehin vermindert.

Stellungnahme bei Herzstörungen

Vollkompensierte herzkranke Schwangere

Bei diesen Patientinnen besteht die Behandlung außer in der Vermeidung großer körperlicher Anstrengungen, wie sie Waschtage oder Einkäufe mit sich bringen, einzig in vermehrter Ruhe (2 Std Liegen nach dem Mittagessen). Herzbefund, Körpergewicht und Urin sind monatlich zu kontrollieren. Das Körpergewicht sollte in der Schwangerschaft um nicht mehr als 15% des Ausgangsgewichts zunehmen. In der zweiten Hälfte der Schwangerschaft soll eine salzarme (ungesalzene) Kost genossen werden. Man versteht darunter eine Diät ohne Zusatz von Kochsalz in Küche und bei Tisch unter Vermeidung kochsalzhaltiger Speisen (Wurstwaren, Käse, Konserven usw.); dabei dürfen gewöhnliches Brot und gewöhnliche Milch genossen werden. Der Kochsalzgehalt dieser Kost beträgt etwa 3 g (1200 mg Natrium) pro Tag. Die Spitaleinweisung ungefähr zwei Wochen vor der erwarteten Niederkunft dürfte zweckmäßig sein. Eine Digitalisbehandlung ist nicht angezeigt. Infektionen der Luftwege sollen unverzüglich, allenfalls mit Antibiotika, behandelt werden.

Herzinsuffizienz; Lungenödem

Wenn schon im Verlauf der ersten drei Schwangerschaftsmonate Zeichen der Dekompensation auftreten (vermehrte Dyspnoe, Basiskatarrh, Leberschwellung, Ödeme), so besteht die Gefahr, daß sich zur Zeit der Höchstbelastung des Kreislaufs — im achten Schwangerschaftsmonat und im frühen Wochenbett — eine ausgesprochene Herzinsuffizienz mit Ödemen einstellen wird. Die Herzinsuffizienz ist nach den üblichen Grundregeln zu behandeln: Körperruhe, strenge, evtl. dauernde Liegekur, allenfalls Spitaleinweisung, Sauerstoffzufuhr (2 l/min), Digitalisbehandlung, ungesalzene oder kochsalzfreie Kost, Anwendung von Diuretika. Die kochsalzfreie Kost unterscheidet sich von der kochsalzarmen Kost durch Verwendung von ungesalzenem Brot und salzfreier Milch (Pennacmilch). Ihr Kochsalzgehalt beträgt 1 bis 1,5 g (400—600 mg Natrium) pro Tag. Die Stellungnahme zur Frage der Schwangerschaftsunterbrechung bei therapeutisch unbeeinflußbarer Herzinsuffizienz wird auf S. 64 erörtert.

Das Auftreten eines Lungenödems in den Stunden nach der Entbindung ist eine sehr schwere Komplikation, die auf eine akute Lungenstauung zufolge der Preßwehen und vor allem auf die erhöhte Füllung des kleinen Kreislaufs infolge des vermehrten Rückstroms zum Herzen aus den Beckenvenen zurückzuführen ist. Anfälle von Lungenödem erfordern folgende Maßnahmen: — Injektion von Morphin, 10 bis 20 mg subkutan oder intramuskulär, in schweren Fällen 5—10 mg intravenös; Atropinzusatz (0,25—0,5 mg) nur beim Fehlen von Tachykardie; an Stelle von Morphin kann Dilaudid (1—2 mg) verwendet werden. — Verminderung der Blutfüllung der Lungen: man setze die Patientin an den Bettrand mit herunterhängenden Beinen oder verbringe sie in einen Lehnstuhl oder erhöhe das Kopfende des Bettes mit Holzklötzen; heißes Fußbad oder warmes Senffußbad (zwei Handvoll Senfmehl); Anlegen von Staubinden an den Extremitäten; Aderlaß von 400—500 ml; Cedilanid (0,8 mg), sofern keine Digitalisbehandlung vorausgegangen ist (bei Mitralstenosen ist von einer intravenösen Digitalistherapie abzusehen); bei starker bronchospastischer Komponente ist Euphyllin intravenös zu injizieren (240—480 mg). — Sauerstoff (4 bis 6 l/min). — Allenfalls Injektion eines Quecksilberdiuretikums. — Bei hochgradiger arterieller Hypertonie Ecolid, 25—50 mg intramuskulär bzw. langsam intravenös, oder Serpasil, 1 mg intramuskulär. Bei fortgeschrittenem Lungenödem mit blutigschaumigem Auswurf ist mit einer Ateminsuffizienz zu rechnen. Morphin soll dann nicht oder nur in kleiner Dosis Verwendung finden. Dafür ist allenfalls eine Überdruckbeatmung (Bird-Residual-Breather) und, in ganz schweren Fällen, das Absaugen der Luftwege mit Hilfe des Bronchoskopes vorzunehmen. Scherf empfiehlt, jeder Frau mit einem Herzleiden während der ersten zwölf Stunden nach der Entbindung Morphin zu geben, und bei allen Patientinnen, die bei der Entbindung nur wenig Blut verloren haben, einen Aderlaß vorzunehmen. Seit der Einführung dieser Maßnahmen hat der Autor das postpartale Lungenödem nicht mehr beobachtet.

Tachykardie

Bei Tachykardie, welche die Frequenz von 100 in der Minute übersteigt, ist an das Vorliegen einer Infektion (Endokarditis), einer Anämie oder einer Hyperthyreose zu denken und eine entsprechende Behandlung durchzuführen; eine Indikation zur Schwangerschaftsunterbrechung liegt nicht vor. Drängt sich in der Gravidität die spezifische Behandlung einer Hyperthyreose auf, so ist von einer Radiojodbehandlung wegen der Keimschädigung und der Zerstörung der fetalen Schilddrüse abzusehen; Thyreostatika können mit Vorsicht verabreicht werden, obschon die Gefahr der kindlichen Hypothyreose besteht; eine subtotale Thyreoidektomie ist gestattet, am besten zwischen dem dritten und sechsten Schwangerschaftsmonat.

Arrhythmie

Extrasystolen kommen bei der Hälfte der Schwangeren vor; auch paroxysmale Vorhoftachykardien sind relativ häufig. Bei Vorhofflimmern muß nach einer Hyperthyreose gefahndet werden. Meist handelt es sich jedoch beim Vorhofflimmern um das prognostisch ungünstige Zeichen eines fortgeschrittenen Mitralfehlers, das mit Digitalis oder Chinidin behandelt werden muß. Chinidin darf ohne Gefahr für das Kind verordnet werden. Die Behandlung der Arrhythmien folgt dem üblichen Plan. Die Interruptio einzig wegen Arrhythmie ist nicht indiziert.

Subakute Endokarditis (Endocarditis lenta)

Eine nachteilige gegenseitige Beeinflussung von subakuter Endokarditis und Gravidität ist nicht bekannt. Eine subakute Endokarditis ist deshalb während der Schwangerschaft gleich zu behandeln wie sonst; sie bedeutet keinen Grund für die Schwangerschaftsunterbrechung. Um das Auftreten einer subakuten Endokarditis im Wochenbett zu verhindern, ist bei allen Patientinnen mit rheumatischen Klappenfehlern und angeborenen Vitien vom Beginn der Wehen an bis fünf Tage nach der Entbindung eine Penicillinbehandlung (tägl. 600 000 E Procain-Penicillin G intramuskulär) durchzuführen; außerdem haben Eingriffe im Bereich der Mundhöhle (Zahnextraktion, Tonsillektomie) unter Penicillinschutz zu erfolgen (600 000 E Procain-Penicillin G intramuskulär zwei Tage vor, am Tage der Operation und zwei Tage nach der Operation).

Akuter Rheumatismus

Die Aktivierung eines rheumatischen Herzleidens ist im Unterschied zu älteren Angaben auffällig selten (endokrine Einflüsse?). Nicht umsonst wurden vor Jahren Transfusionen mit Blut von Schwangeren für die Behandlung schwerer Formen von primär chronischem Gelenkrheumatismus empfohlen. Die Behandlung eines akuten rheumatischen Schubes wird in gleicher Weise durchgeführt wie außerhalb der Gravidität: Antibiotika, Salizylate und Kortikosteroide. Da mit rheumatischen Rezidiven bis ungefähr zum zwanzigsten Lebensjahr gerechnet werden muß, dürfte es angezeigt sein, eine Gravidität bis zu diesem Zeitpunkt hinauszuschieben. Andererseits ist anzuraten, die Schwangerschaften dann möglichst rasch aufeinander folgen zu lassen, weil die Leistungsfähigkeit des Herzens bei rheumatischen Erkrankungen ungefähr um das dreißigste Altersjahr eine bedeutende Einbuße erfährt.

Syphilitische Herzerkrankungen

Sie sind sehr selten bei Graviden und verlangen die frühzeitige Erkennung sowie eine unverzügliche spezifische Behandlung mit Penicillin. Die Gravidität braucht nicht unterbrochen zu werden.

Nervöse Herzbeschwerden

Nervöse Herzbeschwerden im Sinne der neurozirkulatorischen Asthenie (vegetative Dystonie) und der Herzneurose erfordern vor allem eine Psychotherapie im ärztlichen Gespräch, das Geduld und Verständnis voraussetzt und viel Zeit in Anspruch nimmt. Eine medikamentöse Behandlung ist, zum mindesten vorübergehend, zur Bekämpfung von Angst, Furcht und Schlaflosigkeit und zur Dämpfung des vegetativen Nervensystems zweckmäßig (klassische Beruhigungsmittel und moderne Psychopharmaka). In allen Fällen, die mit den geschilderten Maßnahmen nicht gebessert werden und bei denen eine ausgesprochene Psychoneurose vorliegt, ist eine Behandlung durch den Psychiater angezeigt. Eine Unterbrechung der Schwangerschaft wegen funktioneller Herzbeschwerden steht nicht zur Diskussion und kann höchstens bei einer schweren Herzneurose mitunter in Frage kommen.

Herzchirurgische Eingriffe

Wenn bei Patientinnen mit Mitralstenose schwere Dekompensationserscheinungen oder bedrohliche Anfälle von Lungenödem auftreten, welche auf die konservative Behandlung nicht ansprechen, oder wenn eine Patientin die indizierte Unterbrechung der Schwangerschaft ablehnt, so kann bis zum siebten Monat der Gravidität die Valvulotomie der Mitralis in Betracht gezogen werden, sofern die Voraussetzungen von seiten des Herzens gegeben sind. Auch in einem späteren Zeitpunkt der Schwangerschaft und kurz vor der Geburt erwies sich die notfallmäßig durchgeführte Valvulotomie der Mitralis bei schwerem Lungenödem schon erfolgreich. Im allgemeinen soll jedoch die Indikation zur Herzoperation während der Gravidität nur ausnahmsweise gestellt werden, da die meisten Frauen bei sorgfältiger konservativer Behandlung die Schwangerschaft gut überstehen; der herzchirurgische Eingriff kann dann nach der Geburt vorgenommen werden. Für chirurgische Eingriffe bei angeborenen Herzfehlern gelten die gleichen Überlegungen wie bei der Mitralstenose; in solchen Fällen ist die Operation nach Möglichkeit schon vor der Heirat oder vor der Gravidität vorzunehmen.

Leitung der Geburt

Allgemein wird heute wegen der geringeren Gefahren (Kollaps, Infektion, Embolie) der normalen Entbindung per vaginam, allenfalls mit Anwendung der Zange oder des Vakuumgerätes, gegenüber der Schnittenbindung der Vorzug gegeben. Für die Vornahme einer Sectio caesarea ist nicht das Herzleiden, sondern die geburtshilfliche Situation entscheidend.

Schwangerschaftsunterbrechung

Die Zeiten sind vorbei, in denen der Arzt in einem Herzklappenfehler die absolute Indikation zur Unterbrechung einer Schwangerschaft erblickte. Auch eine subakute Endokarditis, ein akuter Rheumatismus, Arrhythmien und nervöse Herzbeschwerden bilden, wie wir gesehen haben, keinen Grund für die Unterbrechung der Schwangerschaft. Eine medizinische Indikation zur Unterbrechung einer Schwangerschaft bei erworbenen oder angeborenen Herzleiden ist nur in den immer seltener werdenden Fällen gegeben, bei denen sich eine bereits bestehende oder im Verlauf der ersten drei Monate der Gravidität auftretende Herzinsuffizienz durch Herzmittel, Bettruhe und hinreichende diätetische Maßnahmen nicht beeinflussen läßt. In diesen Fällen ist die Sterblichkeit von Mutter und Kind groß. Die Patientin will gelegentlich die Schwangerschaft auch unter den erschwerten Bedingungen der Herzinsuffizienz fortsetzen, was bisweilen überraschenderweise ohne weitere Schädigung der Mutter gelingt. In solchen Fällen kann aber die Kommissurotomie der Mitralis oder die Korrektur eines angeborenen Herzfehlers nützlich sein. Kann die Schwangere die rigorose Behandlung einer schon in der Frühgravidität auftretenden Herzinsuffizienz aus irgendwelchen Gründen nicht auf sich nehmen, so muß es dem Verantwortungsbewußtsein des Arztes und seinem ärztlichen Gefühl anheimgestellt werden, ob er nicht doch zur Interruptio raten soll, besonders dann, wenn das Herzleiden deutliche Progression zeigt.

Eine Unterbrechung der Gravidität nach dem dritten Schwangerschaftsmonat sollte jedoch unbedingt unterbleiben, da sie unter Umständen mit noch größeren Gefahren verbunden ist als die Fortsetzung der Schwangerschaft und die termingerechte Spontangeburt.

Sterilisation

Mit der Indikation zur Unterbrechung einer Schwangerschaft darf nicht ohne weiteres diejenige zur Sterilisation gestellt werden. Einer solchen kann man nur dann zustimmen, wenn schon mehrere Kinder vorhanden sind, wenn in jeder Schwangerschaft die Beschwerden größer geworden sind und zudem eine operative Korrektur des Herzleidens ausgeschlossen erscheint.

Krankheiten der Gefäße

Krankheiten der Gefäße geben kaum je Anlaß zur Schwangerschaftsunterbrechung. In früheren Zeiten wurde eine Schwangerschaft recht häufig wegen ausgedehnter Varikose unterbrochen, was im Lichte der modernen Medizin nicht mehr angängig ist. Der Varizenprophylaxe und der Behandlung der Phlebothrombose wird bei der Beratung der Schwangeren besondere Aufmerksamkeit geschenkt. Zudem ist eine Varizenverödung, die bei thrombose- und emboliegefährdeten Frauen zu empfehlen ist, noch im achten und neunten Schwangerschaftsmonat gestattet. Eine in der Gravidität oder im Wochenbett durchgemachte Lungenembolie rechtfertigt eine Unterbrechung der nächsten Schwangerschaft nicht. Eine Antikoagulantienbehandlung mit Dikumarinen ist freilich in der Gravidität nicht angängig; doch ist in besonderen Lagen eine Therapie mit Heparin gestattet. Bei immer wiederkehrender puerperaler Thrombophlebitis wird der internistische Gutachter den gesunden Menschenverstand walten lassen und die Unterbrechung der Schwangerschaft u. U. als gerechtfertigt erklären, besonders bei älteren Frauen mit mehreren Kindern.

Arterielle Durchblutungsstörungen kommen bei Graviden äußerst selten vor. Bei arteriellem Verschluß, z. B. einer Embolie bei Mitralstenose, ist ein gefäßchirurgischer Eingriff, doch nicht die Schwangerschaftsunterbrechung, vorzunehmen.

Die konstitutionelle Hypotonie mit systolischen Blutdruckwerten um 100 mm Hg kommt nicht selten bei jungen Frauen vor. Sie ist eine bedeutungslose Anomalie und wird gut ertragen, sofern sich der Arzt zur Aussprache und Aufklärung genügend Zeit nimmt. Zu einer Graviditätsunterbrechung soll sie nie Anlaß geben.

Literaturverzeichnis

Burwell, S., and J. Metcalfe: Heart disease and pregnancy. Boston, Toronto: Little, Brown 1958.

Frey, W.: Herz und Schwangerschaft. Leipzig: Thieme 1923.

Haenel, L.: Schwangerschaft und Geburt bei organischem Herzfehler. Med Diss. Basel, 1961.

Hamilton, B. E., and K. J. Thomson: The heart in pregnancy and the childbearing age. Boston: Little, Brown 1941.

Hochrein, M., und I. Schleicher: Zur Frage der cardialbedingten Schwangerschaftsunterbrechung. Med. Mschr. **8**, 721 (1954).

Horatz, J., J. Kann, P. Schneppenheim und H. Valentin: Schwangerschaft bei Vitium cordis. Ein funktionsanalytischer Beitrag zur Beurteilung der praktisch-klinischen Situation. Arch. Gynäk. **194**, 611 (1961).

Löffler, W.: Die Indikationsstellung zur künstlichen Unterbrechung der Schwangerschaft vom intern medizinischen Standpunkt aus. Helv. med. Acta **2**, 1 (1935).

Naujoks, H.: Leitfaden der Indikation zur Schwangerschaftsunterbrechung. 4. Aufl. Stuttgart: Enke 1954.

Negri, H.: Die Schwangerschaftsbegutachtung nach Art. 120 des Schweiz. Strafgesetzbuches unter besonderer Berücksichtigung der Erfahrungen der medizinischen Universitätspoliklinik Bern von 1942 bis 1949. Med. Diss. Bern, 1951.

— Katamnestische Erhebungen über die Schwangerschafts-Begutachtung nach Art. 120 StGB. Praxis **42**, 31 (1953).

Scherf, D., und L. J. Boyd: Herzkrankheiten und Gefäßerkrankungen. 6. Aufl. S. 499. Wien: Springer 1955.

Nichttuberkulöse Erkrankungen der Atmungsorgane

J. Regli

Aus der Vielzahl der nichttuberkulösen Erkrankungen der Atmungsorgane fallen für die Indikationsstellung einer Schwangerschaftsunterbrechung von vornherein praktisch alle akuten Erkrankungen weg. Diese Erkrankungen wie z. B. eine Pneumonie heilen heute in der Regel innerhalb weniger Wochen ohne Hinterlassung wesentlicher funktioneller Residuen aus. Dagegen führen *chronische* Erkrankungen der Atmungsorgane, wie chronische asthmoide Bronchitis, Asthma bronchiale, Lungenboeck, Thoraxdeformitäten etc. häufig zu schweren Funktionsstörungen, die mit der Austragung einer Schwangerschaft unvereinbar sein können. Durch die vermehrte Beschäftigung von Frauen in der Maschinen- und Metallindustrie, bei der Herstellung von Tonwaren, Keramik und Glas, sowie in der Putzmittelindustrie fallen ausnahmsweise auch Pneumokoniosen als Ursache von Funktionsstörungen in Betracht.

In der Indikationsstellung zur Schwangerschaftsunterbrechung bei chronischen, nichttuberkulösen Erkrankungen der Atmungsorgane ist primär von der Tatsache auszugehen, daß bei den erwähnten Krankheitsbildern die morphologischen Elemente, bzw. die Organveränderungen an sich durch die Schwangerschaft in der Regel nicht wesentlich beeinflußt werden.

So haben wir z. B. keine Anhaltspunkte, daß die Proliferation oder Propagation der Boeckschen Granulome oder die Lungenfibrosen durch eine Gravidität begünstigt würden. Anders verhalten sich dagegen Krankheitsbilder, bei denen die funktionelle Störung die morphologische Schädigung überwiegt. So kann z. B. das reine Anfallsasthma durch eine Schwangerschaft verstärkt werden. Ebenso häufig wird aber ein Verschwinden der Anfälle während der Gravidität beobachtet.

Die gegenseitige Beeinflussung von Schwangerschaft und chronischer, nichttuberkulöser Erkrankung der Atmungsorgane ist im wesentlichen ein funktionelles Problem.

Die Auswirkung einer Gravidität auf die einzelnen Krankheitsbilder braucht demnach nicht im einzelnen analysiert zu werden, sondern sie ist unter dem allen diesen Erkrankungen gemeinsamen Kriterium der Funktionsstörung zu betrachten.

Jede Schwangerschaft führt einerseits infolge des zunehmenden Zwerchfellhochstandes zu einer deutlich restriktiven Einschränkung der Lungenfunktion (mittlere Einschränkung der Vitalkapazität 20%), andererseits auf Grund des allgemein gesteigerten Sauerstoffbedarfs des Organismus zu einer entsprechend vermehrten Belüftung. Ventilationsstörung und Belüftungssteigerung erreichen gegen Ende der Schwangerschaft und besonders während des Geburtsvorganges ein Maximum. Die Frage nach der Unterbrechung einer Schwangerschaft stellt sich demnach grundsätzlich bei allen Frauen, deren Ventilation und Gasaustausch so stark gestört sind, daß ohne schwere Schädigung des mütterlichen Organismus weder die schwangerschaftsbedingte Mehrleistung erbracht, noch die Funktionseinschränkung kompensiert werden können. Schwere Störungen der Ventilation und des Gasaustausches sind generell bei folgenden Erkrankungen der Atmungsorgane zu erwarten:

Parese der Atemmuskulatur nach Poliomyelitis, doppelseitige, raumbeengende oder fibrosierende Krankheiten der Lungen oder der Pleura mit oder ohne bronchioläre Obstruktion (Lungenboeck, Kanzerose, Pneumokoniose, ausgedehnte pleurale Residuen etc.).

Schwere doppelseitige Bronchiektasen mit oder ohne Asthmabronchitis.

Schwere Thoraxdeformitäten (Trichterbust, Kyphoskoliose) mit chronischer Asthmabronchitis.

Bronchialasthma oder chronische Asthmabronchitis mit obstruktivem Lungenemphysem.

Kompensiertes oder dekompensiertes chronisches Cor pulmonale, insbesondere auch als Folge von Erkrankungen der Lungengefäße (Status nach multiplen Embolien, Pulmonalsklerose, Thrombopathia pulmonalis).

Klinisch können sich diese Erkrankungen durch folgende Symptome manifestieren: Anstrengungs- und Ruhedyspnoe, Husten und Auswurf, zentrale Zyanose, Polyglobulie, evtl. Trommelschlegelfinger, neurologische Symptome (Dösigkeit, Krämpfe etc.). Zeichen der Überbelastung oder der Dekompensation des rechten Herzens: Hypertrophie des rechten Ventrikels, Rechtshypertrophiezeichen im Elektrokardiogramm, niedriger systolischer Blutdruck (100—120 mm Hg), Dauersinustachykardie von 100—120/min, Bild der Rechtsinsuffizienz mit Leberstauung, peripheren Ödemen, Aszites, Stauungsniere. Zur Abklärung der Frage, inwieweit in solchen Fällen eine mit der Austragung einer Schwangerschaft unvereinbare Funktionsstörung vorliegt, stehen genaue, für die Schwangere und die Frucht vollständig unschädliche Meßmethoden zur Verfügung.

Die Auswirkung einer raumbeengenden oder fibrosierenden Lungenkrankheit wird durch die Bestimmung der Vitalkapazität, der Grad eines Lungenemphysems durch die Ermittlung des Residualvolumens erfaßt. Zur Messung der bronchiolären Obstruktion dient der forcierte Ausatmungsstoß, der mittels Pneumometer in l/sec oder mittels Spirometer durch das maximale Exspirationsvolumen der 1. sec ermittelt werden kann.

Störungen des Gasaustausches bzw. eine respiratorische Insuffizienz werden durch die Analyse der Blutgase erfaßt.

Absolut verbindliche Zahlen, bei welchen eine Schwangerschaftsunterbrechung angezeigt ist, können naturgemäß nicht angegeben werden. Die Indikation zum Eingriff ergibt sich nur aus dem klinischen Bild *und* der Lungenfunktionsprüfung.

Bei folgenden Funktionsausfällen kann aber vorausgesetzt werden, daß die Mutter durch die Austragung der Schwangerschaft ein stark erhöhtes Risiko eingeht:

1. Vitalkapazität weniger als $^1/_3$ des Sollwertes.
2. Pneumometerwert weniger als $^1/_3$ des Sollwertes.
3. Exspirationsvolumen der 1. sec in cm weniger als $^1/_3$ des Sollwertes.

4. Schwere Hypoxämie unter 85% arterieller O_2-Sättigung oder Hyperkapnie über 50 mm Kohlensäurespannung.

Das chronische Cor pulmonale, das bereits einmal zur Dekompensation geführt hat, stellt eine absolute Indikation zur Schwangerschaftsunterbrechung dar. Selbstverständlich müssen die erwähnten Störungen weitgehend *irreversibel* und *therapeutisch unbeeinflußbar sein.*

So geht es z. B. nicht an, beim Anfallsasthma auf Grund einer einmaligen, wenn auch schweren Lungenfunktionsstörung im Anfall die Indikation zur Unterbrechung zu stellen, da der Zustand schon nach wenigen Tagen normalisiert sein kann. Den wesentlichen Fortschritten, die durch Verwendung von Antibiotika, Corticosteroiden, Inhalationsbehandlung und Krankengymnastik in der Behebung von Funktionsstörungen der Atmung in letzter Zeit erzielt wurden, ist ebenfalls Beachtung zu schenken. Das Indikationsgebiet der Schwangerschaftsunterbrechung infolge nichttuberkulöser Erkrankungen der Atmungsorgane, ist demnach eng begrenzt und läßt dank der objektiven Funktionsanalyse in den meisten Fällen eine präzise Stellungnahme des Begutachters zu.

Literaturverzeichnis

COMROE, J. H., R. E. FORSTER, A. B. DUBOIS, W. A. BRISCOE, and E. CARLSEN: The lung. Clinical physiology and pulmonary function tests. 2nd Edition. Chicago: Year Book Publishers 1962.

HADORN, W.: Das chronische Cor pulmonale und seine Behandlung. Schweiz. med. Wschr. **88**, 32 (1958).

LÖFFLER, W.: Handbuch der inneren Medizin. Erkrankung der Atmungsorgane I. Berlin-Göttingen-Heidelberg: Springer 1956.

ROSSIER, P. H., A. BÜHLMANN und K. WIESINGER: Physiologie und Pathophysiologie der Atmung. Berlin-Göttingen-Heidelberg: Springer 1958.

SCHERRER, M.: Störungen des Gasaustausches in der Lunge. Bern und Stuttgart: Hans Huber 1961.

WYSS, F., und W. HADORN: Die Pneumometrie. Progr. Allergy **3**, 290. Basel-New York: Karger 1952.

Krankheiten der Verdauungsorgane

P. KRIEG

Erkrankungen des Magen-Darm-Kanals

Erkrankungen des Verdauungskanals, die durch die Schwangerschaft verschlimmert oder die für das kindliche Leben bedrohlich werden, sind eine große Seltenheit. Die Erfahrung zeigt im Gegenteil, daß die meisten gastro-intestinalen Störungen, seien sie funktionell oder organisch (vom Karzinom abgesehen), auf neurovegetativen Regulationsstörungen beruhen, die häufig durch die Gravidität günstig beeinflußt werden. Ist die Schwangerschaft unerwünscht oder kommt es aus anderem Grunde zu einem schweren psychischen Trauma, so kann sich unter Umständen auch ein gastrointestinales Leiden in einer Weise verschlimmern, daß sich für den Arzt schwierige therapeutische Probleme ergeben; das letzte Wort hat dann gewöhnlich der Psychiater.

Die Dyskinesien des Ösophagus und der Kardiospasmus werden im Laufe der Schwangerschaft meist gebessert; ist die Nahrungsaufnahme ungenügend, so muß für rechtzeitige und ausreichende Zufuhr von Vitaminen, Mineralsalzen usw. gesorgt werden.

Eine Hiatushernie kann wohl in den letzten Monaten der Schwangerschaft auftreten, sie stellt aber höchst selten eine ernste Komplikation dar und ist für den Verlauf der Gravidität ohne Bedeutung.

Das *gastro-duodenale Ulcus* ist die häufigste psychosomatische Erkrankung des Verdauungstrakts. Das weibliche Geschlecht ist von dieser Affektion viermal seltener betroffen als das männliche. Beim Duodenalgeschwür ist Hyperazidität häufiger und ausgesprochener als beim Ulcus ventriculi.

In einem Werk über die Verdauungskrankheiten zitiert Bockus die Arbeit von Sandweiss, der mit seinen Mitarbeitern unter 73 000 Schwangeren bei einer einzigen ein Magen-Darm-Geschwür feststellen konnte. Entwicklung oder Rezidiv eines gastro-duodenalen Ulcus ist also während der Schwangerschaft praktisch ausgeschlossen; ein in Entstehung begriffenes Ulcus wird im Gegenteil im Laufe der Gravidität rasch abheilen.

Sollte es dennoch in den ersten Monaten der Gravidität zu einer Komplikation der Geschwürskrankheit kommen (Blutung, Perforation), so ist wohl mit Spontanabort zu rechnen — besonders im Falle eines stärkeren Blutverlustes oder einer chirurgischen Intervention —, aber an künstliche Unterbrechung der Gravidität ist nicht zu denken.

Enteritiden, die chronischen Entero-Colitiden, die Colitis muco-membranacea, die spastische und die atonische Obstipation bilden grundsätzlich keine Indikation zur Unterbrechung.

Immerhin ist es notwendig, die Darmkomplikationen zu kennen, die besonders in den letzten Schwangerschaftsmonaten auftreten. Subileus wie Ileus des Dünn- oder Dickdarms sind keine allzu große Seltenheit bei der an Darmstörung leidenden Schwangeren. Die atonische Obstipation insbesondere kann sich bis zur völligen Okklusion steigern.

Die *Colitis ulcerosa* (recto-colite ulcéro-hémorragique) ist praktisch die einzige gastro-intestinale Erkrankung, bei der in schweren Fällen eine Unterbrechung der Schwangerschaft in Betracht gezogen werden muß.

Klinisch ist zu unterscheiden zwischen der mehr oder weniger schwer verlaufenden akuten und der chronischen Form. Ersterkrankung während der Schwangerschaft ist eine große Seltenheit, dagegen scheint die Gravidität Rezidive zu begünstigen.

Rekto-Sigmoidoskopie und die (in den ersten Monaten möglichst zu umgehende) Röntgenuntersuchung erlauben es, den Grad des ulzerösen Prozesses festzustellen.

Bei den *akuten Formen* sind die Endabschnitte des Darmes (Rektum und Sigmoid) am häufigsten betroffen. Es kommt zu schleimig-sanguinolenten Durchfällen oder zu Abgang von frischem Blut zwischen den Stuhlentleerungen ohne wesentliche Beeinträchtigung des Allgemeinzustandes. Nach einigen Wochen klingen diese Symptome ab und die Rektoskopie ergibt wieder normale Schleimhautbilder. Rezidive treten gewöhnlich in ein- oder zweijährigen Intervallen auf.

Unter ständiger Verkürzung der Abstände zwischen den einzelnen Schüben kann die Erkrankung in ein chronisches Stadium übergehen, ohne daß die Läsionen in bedrohlicher Weise auf weitere Darmabschnitte übergreifen.

Es wird aber auch eine sehr rasch und irreversibel verlaufende akute Form mit profusen Blutungen beobachtet, die unter schwersten Symptomen innerhalb weniger Wochen oder Monate zum Tode führt.

Bei den *chronischen Formen* ist die Recto-Colitis haemorrhagica mit mehr oder weniger vollständigen Remissionen von einer progredienten Form abzugrenzen, die sich nach und nach auf den gesamten Dickdarm ausdehnt, dessen Schleimhaut schwerste Veränderungen mit pseudopolypösen Wucherungen und Ulzerationen erfährt.

Unter den für Rezidiv oder Verschlimmerung verantwortlichen Ursachen wird häufig auch die Schwangerschaft genannt. Es liegen aber bisher keinerlei klinische Untersuchungen vor, die diese Vermutung in überzeugender Weise stützen könnten.

Nach wenigen unzureichenden Untersuchungen, die sich mit den Beziehungen zwischen Gravidität und Colitis ulcerosa befassen (BARGEN, BUZZARD, BOCKUS), soll die Colitis ulcerosa in ungefähr 40—50% der Fälle durch die Schwangerschaft verschlimmert werden. Aber selbst wenn dies zutreffen sollte, käme eine Interruptio wohl nur selten in Frage, denn bei leichteren Formen kann die Schwangerschaft ohne Risiko bis zum Termin ausgetragen werden; nach der Entbindung kann im allgemeinen mit einer Besserung der Erkrankung gerechnet werden. Spontanabort ist nicht selten, besonders bei der Frau unter 20 Jahren, bei der die Rektokolitis übrigens häufiger verschlimmert wird, als bei Frauen höherer Altersstufen.

Da die an hämorrhagischer Kolitis leidende Patientin häufig auch psychisch stark affiziert erscheint, so ist es wohl denkbar, daß die Gravidität ein Rezidiv auslöst oder einen bereits im Gange befindlichen pathologischen Prozeß beschleunigt.

Daher verlangt jeder Fall für sich genaueste Prüfung, und das Urteil des Gastroenterologen und des Psychiaters wird darüber entscheiden, ob eine Interruptio in Betracht gezogen werden muß.

Erkrankung der Leber- und Gallenwege

Virus-Hepatitis

Die Schwangerschaft stellt an die Leberzelle erhöhte Anforderungen; dies läßt sich durch die Funktionsproben und durch die Leberbiopsie objektivieren. Es bestehen eine leichte Retention von Gallensalzen und -pigmenten, eine Erhöhung des Gesamt-Cholesterinspiegels im Blutserum und eine Verminderung des Glykogenaufbaues. Am Ende der Schwangerschaft sind diese Veränderungen besonders deutlich. Auch die Flockungsteste erfahren im Laufe der Schwangerschaft häufig eine Modifikation, und selbst eine geringfügige Infektion verursacht eine gesteigerte Retention des Bromsulphaleins, Veränderungen, die bei wiederholten und vor allem bei rasch aufeinanderfolgenden Schwangerschaften noch stärker hervortreten.

Diese Befunde lassen bei der Schwangeren einen schweren Verlauf der infektiösen Gelbsucht erwarten. Wie verhält es sich damit tatsächlich?

Im ersten und zweiten Drittel der Gravidität scheint die Virus-Hepatitis keinen schwereren Verlauf zu nehmen als bei der Nichtschwangeren. Der Ikterus geht im allgemeinen rasch zurück, die Schwangerschaft nimmt ihren Gang ohne Beeinträchtigung des Feten und ohne ernstere Folgen für die Mutter, wenn man von der zum Krankheitsbild gehörenden Verminderung des Allgemeinbefindens absieht.

Tritt der Ikterus im letzten Schwangerschaftsdrittel auf, so ist die Prognose von Fall zu Fall verschieden: mehrere Autoren haben Fälle von Frühgeburt und Totgeburten beschrieben. Das Risiko für das Kind nimmt mit zunehmender Reife ab. Die Prognose für die Mutter ist zunächst gut; der Ikterus klingt nach der Entbindung rasch ab.

Indessen werden bei der Schwangeren akute Formen der Hepatitis beobachtet, die einen katastrophalen Verlauf nehmen; ihre Häufigkeit wird je nach Autor verschieden beurteilt. Gesichert scheint die Tatsache, daß bei Epidemien die Schwangere während der letzten drei Monate der Gestation besonders anfällig ist.

Führt die Virus-Hepatitis zu fetalen Mißbildungen?

Nur ganz vereinzelte Fälle von Anormogenesen sind mitgeteilt worden. Im Gegensatz zu den Rubeolen scheint das Hepatitis-Virus die Embryogenese in der Regel nicht zu beeinflussen. Die meisten Autoren nehmen an, daß der Fetus durch das Virus nur ausnahmsweise geschädigt wird, selbst wenn letzteres die Plazentaschranke durchbricht. Die von Ezes und Bourdon in Frankreich durchgeführten anatomisch-pathologischen Untersuchungen haben keinerlei Läsionen ergeben, weder an der Plazenta noch an der fetalen Leber.

Wie bereits erwähnt, kommt es im Laufe einer schweren Hepatitis relativ häufig zur frühzeitigen Ausstoßung toter Feten. Die Ursachen des intrauterinen Fruchttodes sind nicht bekannt. Man nimmt indessen an, daß der Fetus durch toxische Metabolite aus dem Stoffwechsel der schwerkranken Mutter geschädigt wird.

Wie haben wir uns bei der Erkrankung einer Schwangeren an Virus-Hepatitis zu verhalten?

Auf gynäkologischem Gebiet ist nichts zu unternehmen. *Von einer Unterbrechung der Schwangerschaft ist dringend abzuraten.*

Die Interruptio ändert nichts an der Prognose der Hepatitis, sie wird im Gegenteil durch Operationsschock und Narkose eine Verschlimmerung des Zustandes nach sich ziehen. Dies gilt auch für die Fälle im zweiten und dritten Schwangerschaftsdrittel; klinische Beobachtungen haben gezeigt, daß das Kind, sofern es nicht zum Spontanabort kommt, im allgemeinen intrauterin rasch abstirbt. Die künstliche Einleitung des Aborts wird die Leberfunktion nicht in nützlicher Frist beeinflussen können; die Situation wird sich im Gegenteil durch Narkose, Schock, Blutverlust usw. weiter verschlechtern.

Mit der Verfeinerung der Diagnostik ist auch eine Verbesserung der Therapie einhergegangen. Die Prognose mancher Erkrankungen wurde dadurch günstiger. So kann das Austragen der Gravidität, besonders beim Wunsch nach Kindern, auch bei einem chronischen Leberschaden gestattet werden.

Ohne hier auf die Behandlung näher einzugehen, sei doch darauf hingewiesen, daß die Kortikotherapie in der Schwangerschaft nicht kontraindiziert ist.

Zu Zeiten einer Epidemie empfiehlt es sich, die Schwangeren zu isolieren. Diese Maßnahme drängt sich besonders auf, wenn die Anamnese durch eine Leberaffektion belastet ist. Bei Mehrgebärenden im letzten Drittel der Schwangerschaft ist zudem die Injektion von Gammaglobulin gerechtfertigt, um die passive Immunität zu erhöhen.

Gallensteine sowie *entzündliche Erkrankungen der Gallenblase und der Gallenwege* können erfahrungsgemäß im Laufe einer Schwangerschaft exazerbieren; sie werden für die Schwangere durch schmerzhafte Koliken, mechanischen Ikterus und anderes zu einer schweren Belastung führen, bilden aber wohl kaum je eine Lebensbedrohung. Die Indikation zur Cholecystektomie ist auch bei Graviden durchaus gegeben, wenn bei Cholelithiasis und Cholezystitis bedrohliche klinische Bilder auftreten. Zusammenfassend darf wohl die Ansicht vertreten werden, daß Erkrankungen der Gallenwege kaum je eine Interruptio notwendig machen.

Literaturverzeichnis

Bargen, J. A., C. J. Nunez, and R. B. Mussey: Amer. J. Obstet. Gynec. **38**, 146 (1939).
Bockus, H. L.: Gastro-enterology: W. B. Saunders Company 1947.
Bret, J. A., et J. Senèze: Rev. int. Hépat. **7**, 557 (1957).
Buzzard, E. M.: St. Thomas's Hosp. Ref. **3**, 55 (1938).
Ezes, H., et R. Bourdon: Sem. trop. (Hóp. Paris) **33**, 1343 (1957).
Keiser, G.: Helv. Pediatr. Acta **10**, 470 (1955).
Long, J. S., H. Boysen, and F. O. Quest: Amer. J. Obstet. Gynec. **70**, 282 (1955).
Mausell, R. V.: Amer. J. Obstet. Gynec. **69**, 1136 (1955).
Roth, C. G.: Amer. J. med. Soc. **225**, 138 (1953).
Sandweiss, D. J., H. C. Saltzstein, and A. A. Farbman: Amer. J. Digest. Dis. **6**, 6 (Nar.) (1939).

Nierenkrankheiten und Hypertonie

F. Reubi

Zwei allgemeine Betrachtungen seien vorangestellt, bevor wir auf spezielle Probleme eingehen:

1. Die Schwangerschaft wirkt auf gewisse Nierenkrankheiten und auf gewisse Formen essentieller Hypertonie ungünstig.

2. Jedes beliebige Nierenleiden kann im Verlaufe einer Schwangerschaft unter gewissen Bedingungen die Entwicklung einer sekundären Schwangerschaftsniere („Schwangerschaftstoxikose") nach sich ziehen, die bis zur Präeklampsie und Eklampsie führen kann.

Es ist andererseits bekannt, daß chronische Nierenerkrankungen eines gewissen Schweregrades bei Schwangeren häufig Fehlgeburten und Fruchttod verursachen. Dies berührt unser Thema zwar nicht direkt, erklärt aber doch, daß die Schwangerschaft bei azotämischen Nierenkrankheiten so selten ausgetragen wird.

Auf Grund dieser Voraussetzungen können wir nun untersuchen, in welchem Ausmaß eine Nephropathie oder eine arterielle Blutdrucksteigerung eine Indikation zur Schwangerschaftsunterbrechung bilden können. Gleich eingangs sei festgehalten, daß es hier keine allgemeingültige Regel gibt, sondern nur Einzelfälle. Bei jedem einzelnen Fall müssen die Natur und die Schwere des Nierenleidens sowie die Möglichkeit einer konservativen Behandlung geprüft werden.

Pyelonephritiden

Unter dieser Bezeichnung verstehen wir die obstruktiven (=aszendierenden) und die hämatogenen Pyelonephritiden, sowie die infizierten Nierenanomalien, wie Zystenniere, und die Steinkrankheit. Allen diesen Zuständen ist eine bakterielle Infektion des Nierenparenchyms und der Harnwege gemeinsam. Da die Schwangerschaft selbst einen wichtigen Faktor in der Entstehung einer Harninfektion darstellt, so kommt es oft vor, daß sich eine bereits bestehende Pyelonephritis vom 6. Monat an verschlimmert. Es ist sogar sehr wohl möglich, daß manche sog. „Pyelitis gravidarum" in Wirklichkeit eine chronische, exazerbierende Pyelonephritis ist.

Es besteht also die Möglichkeit, daß sich eine chronische Pyelonephritis durch die Schwangerschaft verschlimmert. Wenn es sich dabei um eine relativ gutartige Form ohne erheblichen Funktionsausfall handelt, so kann man annehmen, daß eine eventuelle Verschlechterung nur vorübergehender Natur ist und die Patientin nicht in Lebensgefahr bringt. Eine präventive, d. h. eine im Anfangsstadium der Gravidität ausgeführte Unterbrechung ist deshalb nicht angezeigt. Man wird sich damit begnügen, die Kranke aufmerksam zu überwachen und ihr Antibiotika zu verabreichen. Handelt es sich aber um eine schwere Form mit einer starken Verminderung der Nierenfunktion, evtl. mit Azotämie und Blutdrucksteigerung, so muß man sich anders verhalten. Kommt es nicht, wie dies unter solchen Bedingungen öfters der Fall ist, zu einem Spontanabort, so raten wir zu einem frühzeitigen Eingriff. Es ist ohnehin nicht wahrscheinlich, daß die Schwangerschaft in diesem Falle bis zum Termin ausgetragen werden kann und einer Verschlimmerung der Nierenerkrankung, die daraus sehr wohl entstehen kann, sollte rechtzeitig vorgebeugt werden.

Jede Pyelonephritis, selbst wenn sie gutartig zu sein scheint, kann vom 5. Monat an die Entwicklung einer sekundären Schwangerschaftsnephropathie bewirken. Der Entstehungsmechanismus der Nephropathia gravidarum an sich ist ungeklärt. Man erkennt diese Komplikation am Auftreten einer Proteinurie, am Erscheinen von Ödemen und an einer fortschreitenden Blutdrucksteigerung, welche die Symptome des bereits bestehenden Nierenleidens überlagern. In einem solchen Fall muß eine energische Behandlung eingeleitet werden (Diät, Diuretika und blutdrucksenkende Mittel), um der Entwicklung einer Präeklampsie oder gar einer Eklampsie zuvorzukommen und um die Schwangerschaft, wenn möglich zur termingerechten Geburt zu führen.

Im Falle eines Mißerfolges der konservativen Behandlung muß das weitere Vorgehen den Erfordernissen angepaßt werden, die sich aus dem Verlauf einer Toxikose für den Geburtshelfer ergeben. Dabei wird das Verhalten vor allem durch die Höhe des arteriellen Blutdrucks bestimmt. Die Schwangerschaftsunterbrechung muß, wenn möglich, vor dem Eintreten des Konvulsivstadiums vorgenommen werden.

Das Auftreten einer akuten Nierenbeckenentzündung im 6. oder 7. Monat ist eine klassische Komplikation der Gravidität. Selbst die schweren Formen, die man verschiedentlich „toxische Nierenbeckenentzündung" genannt hat und die nichts anderes als akut-azotämische Pyelonephritiden sind, geben nur selten Anlaß zu einer Schwangerschaftsunterbrechung. Diese Erscheinungsformen müssen klar von der hypertonischen und albuminurischen Schwangerschaftsnephropathie unterschieden werden. Ihre Hauptsymptome entsprechen denjenigen einer schweren Infektionskrankheit mit Niereninsuffizienz. Die Behandlung erfordert die Verabreichung von Antibiotika und, wenn der Harnstoffspiegel kritische Werte erreicht, den Einsatz der künstlichen Niere.

Glomerulonephritiden

Unter diesem Begriff sind die diffusen und die herdförmigen Glomerulonephritiden, wie auch die von einem nephrotischen Syndrom begleiteten Nierenleiden zusammengefaßt. Eine herdförmige Glomerulonephritis stellt nie eine Indikation zur Schwangerschaftsunterbrechung dar. Dasselbe gilt von einer ausgeheilten akuten Glomerulonephritis. Das Problem stellt sich nur für die chronischen Glomerulonephritiden, ob sie nun ein nephrotisches Syndrom aufweisen oder nicht. Es ist relativ selten, daß eine Schwangerschaft den Verlauf einer chronischen Glomerulonephritis im Sinne einer Verschlechterung der strukturellen Schädigungen beeinflußt. Man beobachtet zwar ziemlich oft eine Verstärkung gewisser Symptome. Die Tendenz zum Auftreten von Ödemen tritt stärker hervor, die Proteinurie nimmt zu, der arterielle Blutdruck steigt. Doch die Gefahr schwerer Komplikationen erreicht nicht ein solches Ausmaß, daß eine Schwangerschaftsunterbrechung in allen Fällen von Glomerulonephritis in Betracht gezogen werden muß, wie dies öfters behauptet wurde. Nach unserer Ansicht ist eine frühzeitige Unterbrechung in Fällen, bei denen nur Proteinurie und mäßige Blutdruckerhöhung vorliegen, nicht angezeigt. Sie muß nur in jenen Fällen von Azotämie und starker Blutdrucksteigerung ins Auge gefaßt werden, bei denen die Aussichten zur Rettung und Austragung des Kindes in jeder Hinsicht gering sind.

Ganz wie die Pyelonephritis kann eine Glomerulonephritis — selbst eine symptomarme — vom 5. Monat an durch eine schwere Schwangerschaftsnephropathie kompliziert werden. In einer solchen Situation hängt unser Verhalten vom klinischen Bild ab und unterscheidet sich nicht vom Vorgehen, das bei Pyelonephritis angezeigt ist.

Arterielle Blutdrucksteigerung

Dieser Begriff umfaßt die essentielle Hypertonie und jene selteneren Fälle von Blutdruckerhöhung auf endokriner Grundlage oder bei einseitigen Nierenleiden. Die Blutdrucksteigerung der doppelseitigen Nephropathien ist schon oben besprochen worden.

Die essentielle Hypertonie, die bei weitem häufigste Form der Blutdrucksteigerung, tritt gewöhnlich erst nach dem 30. Lebensjahr in Erscheinung. Es kommt deshalb selten vor, daß eine junge Erstgebärende schon von Beginn der Schwangerschaft an einen erhöhten arteriellen Blutdruck aufweist. Das Zusammentreffen einer ausgeprägten essentiellen Hypertonie mit einer Schwangerschaft wird vor allem bei 30—45jährigen, meist mehrgebärenden Frauen beobachtet.

Selbst wenn die Regel nicht auf alle Einzelfälle anwendbar ist, so läßt sich doch feststellen, daß im großen und ganzen der arterielle Blutdruck der an Hypertonie leidenden Patientinnen die Tendenz hat, in den letzten Monaten der Schwangerschaft noch mehr anzusteigen. Bei einer beschränkten Zahl von Patientinnen wird sogar das Auftreten eines malignen Hochdrucks (stark erhöhter diastolischer Blutdruck, Arteriolonekrose und Niereninsuffizienz) oder von Gefäßkomplikationen (Apoplexie) beobachtet. Bei anderen kommt es zu einer Schwangerschaftsnephropathie mit Proteinurie und Ödemen, unter Umständen zu Eklampsie. Selbst wenn die Verschlimmerung nicht bis zum Krampfanfall führt, so muß doch darauf hingewiesen werden, daß die Schwangerschaft infolge Infarzierung der Plazenta häufig mit intrauterinem Fruchttod endet.

Es besteht wahrscheinlich eine gewisse Beziehung zwischen der Höhe des Anfangsdruckes und der Gefahr späterer Komplikationen. Je höher der initiale Blutdruck ist, desto geringer sind die Aussichten für das Kind und dafür, daß die Schwangerschaft ohne Gefährdung der Mutter ausgetragen werden kann. Man beobachtet jedoch in der Praxis nicht selten Ausnahmen, in welchen das Einschätzen der Situation zu Beginn der Schwangerschaft schwierig ist. Wir glauben aber dennoch folgende Richtlinien formulieren zu dürfen:

Bei einer leichten oder mäßigen Blutdrucksteigerung raten wir von einer frühzeitigen Schwangerschaftsunterbrechung ab. Die Patientin muß sorgfältig überwacht und es muß ihr eine blutdrucksenkende, salidiuretische und diätetische Behandlung zuteil werden.

Bei einer schweren Blutdrucksteigerung hängt der Entscheid von mehreren Faktoren ab. Die Schwangerschaftsunterbrechung scheint angezeigt:

1. Wenn ausgedehnte Gefäßschädigungen bestehen (Retinopathie zweiten bis vierten Grades, elektrokardiographische Störungen, Proteinurie mit erheblicher Reduktion der Nierenfunktion).

2. Wenn keine genügende Garantie besteht, daß eine wirksame Behandlung mit blutdrucksenkenden Mitteln systematisch durchgeführt werden kann.

3. Wenn bereits eine frühere Schwangerschaft durch Präeklampsie bzw. Eklampsie kompliziert war und mit dem Tod des Fetus endete.

Es muß jedoch betont werden, daß sich die konservative Behandlung der essentiellen Hypertonie heute in voller Entwicklung befindet. Was noch vor 10 Jahren undenkbar war, ist im jetzigen Zeitpunkt wohl noch nicht in allen Fällen möglich, wird es aber vielleicht in einigen Jahren sein. Die Zweckmäßigkeit frühzeitiger Schwangerschaftsunterbrechung hängt also immer mehr von den Fortschritten hypotensiver Therapie ab.

Diese Betrachtungen lassen sich ebenfalls auf die Maßnahmen anwenden, die der Geburtshelfer in einem späteren Stadium zu ergreifen gezwungen sein kann, d. h. wenn die frühzeitige Schwangerschaftsunterbrechung nicht vorgenommen werden konnte oder wenn sie als nicht notwendig erachtet worden war. Beim Bestehen eines alarmierenden progressiven Hochdrucks ist es ratsam, zu den energischsten blutdrucksenkenden Mitteln Zuflucht zu nehmen. Man wird sich dabei bemühen, Zeit zu gewinnen bis das Kind lebensfähig ist. Von diesem Augenblick an steht einer vorzeitigen Entbindung nichts mehr im Wege. Im Gegenteil, jede Verlängerung der Schwangerschaft über den achten Monat hinaus birgt die Gefahr des intrauterinen Fruchttodes und schwerer Komplikationen auf seiten der Mutter in sich.

Zusammenfassend können wir feststellen, daß eine Nephropathie oder eine Blutdrucksteigerung in den meisten Fällen keine Indikation zu einer Schwangerschaftsunterbrechung bilden. Nur wenn die Nierenfunktionen sehr reduziert sind, und nur wenn der arterielle Blutdruck sehr erhöht ist, ist eine sofortige Schwangerschaftsunterbrechung ratsam. Zwischen den gutartigen und den bösartigen Fällen liegt ein bedeutendes Kontingent von Patientinnen, bei denen die Einschätzung der bestehenden Gefahr schwierig sein kann und bei welchen der Entscheid von individuellen Faktoren abhängt.

Literaturverzeichnis

Adam, G. S.: Renal failure in obstetric practice. J. Obstet. Gynaec. Brit. Emp. **52**, 13 (1945).

Alvarez, R. R. de, and G. E. Bratvold: Renal glomerulotubular mechanisms during normal pregnancy. I. Glomerular filtration rate, renal plasma flow, and creatinine clearance. Amer. J. Obstet. Gynec. **75**, 931 (1958).

Brandstetter, F., und E. Schüller: Die Clearanceuntersuchung in der Gravidität. Ein Beitrag zur Physio-Pathologie der Niere und Leber in der Schwangerschaft. Basel/New York: Karger 1956 (Bibl. gynaec. Nr. 14).

Bull, G. M., A. M. Joekes, and K. G. Lowe: Renal function studies in acute tubular necrosis. Clin. Sc. **9**, 379 (1950).

Burt, R. L., and P. R. Kearns: Bilateral cortical necrosis of the kidneys. A case report with laboratory and necropsy findings. J. Obstet. Gynec. **2**, 484 (1953).

Buttermann, K.: Clearance-Untersuchungen in der normalen und pathologischen Schwangerschaft. Zugleich eine kritische Beurteilung des Verfahrens. Arch. Gynäk. **190**, 448 (1958).

— Die Bedeutung der Clearanceuntersuchungen im Rahmen der nachgehenden Betreuung nach schweren Toxikosen. Arch. Gynäk. **190**, 493 (1958).

Chesley, L. C.: Kidney function in the normal and toxemic pregnant woman. Med. Clin. N. Amer. **35**, 699 (1951).

—, E. J. Connell, E. R. Chesley, J. D. Katz, and C. St. Glissen: The diodrast clearance and renal blood flow in toxemias of pregnancy. J. clin. Invest. **19**, 219 (1940).

—, C. Valenti, and H. Rein: Excretion of sodium loads by nonpregnant and pregnant normal, hypertensive and pre-eclamptic women. Metabolism **7**, 575 (1958).

Frey, W.: Die hämatogenen Nierenerkrankungen. In Handbuch der inneren Medizin. 4. Aufl. Hrsg.: G. von Bermann et al. Bd. VIII. Berlin-Göttingen-Heidelberg: Springer 1951.

Friedberg, V., und J. Margale: Über die Ätiologie der chronischen Hypertonie nach Schwangerschaftstoxikosen. Med. Klin. **53**, 1333 (1958).

—, und G. Schwanz: Untersuchungen über die Nierenfunktion bei Schwangerschaftstoxikosen. Arch. Gynäk. **181**, 44 (1951).

Ishikawa, E.: The kidney in the toxemias of pregnancy. Path. et Microbiol. (Basel) **24**, 576 (1961). (Proceedings of the Seventh International Conference of the International Society of Geographical Pathology, London, June 28th—30th, 1960. Ed.: F. C. Roulet. Basel/New York: Karger 1961.)

Käser, O.: Die Bedeutung renaler Erkrankungen, namentlich der chronischen Pyelonephritis für die Schwangerschaftstoxikose. Geburtsh. u. Frauenheilk. **18**, 335 (1958).

Landesman, R., und L. Scherr: Congenital polycystic kidney disease in pregnancy. Obstet. Gynec. **8**, 673 (1956).

McCartney, Ch. P., and B. Spargo: Renal physiopathology in preeclampsia-eclampsia. Med. Clin. N. Amer. **45**, 141 (1961).

Merrill, J. P.: The treatment of renal failure: Therapeutic principles in the management of acute and chronical uremia. New York: Grune & Stratton 1955.

Milliez, P. X., D. Frite, et A. Bonis: Les complications hypertensives et rénales de la grossesse. (D'après l'étude de 300 observations.) J. urol. méd. **62**, 532 (1956).

Ober, W. E., D. E. Reid, S. L. Romney, and J. P. Merrill: Renal lesions and acute renal failure in pregnancy. Amer. J. Med. **21**, 781 (1956).

O'Dwyer, E. M., and D. Montgomery: Pregnancy and acute nephritis. J. Obstet. Gynaec. Brit. Emp. **61**, 454 (1954).

Page, E. W.: The hypertensive disorders of pregnancy. Springfield, Ill.: Thomas 1953.

Parker, R. T., H. D. McIntosh, H. W. Johnson, and J. F. Donnelly: The development and management of acute renal failure in the obstetric patient. Sth. med. J. (Bgham, Ala.) **52**, 251 (1959).

PETERS, A.: Nephrosis during pregnancy. Report of a case. Obstet. Gynec. 17, 202 (1961).
PIGEAUD, H., et H. DUMONT: Les néphropathies gravidiques. Paris: Masson 1946.
PIRANI, C. L., V. E. POLLAK, R. LANNIGAN, J. B. NETTLES, and P. STEIN: Light and electromicroscopic studies of the renal lesions in toxemia of pregnancy with observations on some clinicopathologic relationships. Path. et Microbiol. (Basel) 24, 586 (1961). (Proceedings of the Seventh International Conference of the International Society of Geographical Pathology, London, June 28th—30th, 1960. Ed.: F. C. ROULET. Basel/New York: Karger 1961.)
POLLAK, V. E., and R. M. KARK: The toxemias of pregnancy and the renal lesion of preeclampsia. Amer. J. Med. 30, 181 (1961).
POSNER, A. CH., J. A. GOLDMAN, and G. V. FORESTER: Pregnancy complicated by nephrotic syndrome. A case report. Amer. J. Obstet. Gynec. 74, 651 (1957).
REID, D. R., and H. M. TEEL: Nonconvulsive pregnancy toxemias. Their relationship to chronic vascular and renal disease. Amer. J. Obstet. Gynec. 37, 886 (1939).
REUBI, F.: Nierenkrankheiten. Bern und Stuttgart: Huber 1960.
RUSSELL, K. P.: Obstetrical aspects of lower nephron nephrosis. West. J. Surg. 62, 66 (1954).
—, J. F. MAHARRY, and J. W. STEHLY: Acute renal failure as an obstetric complication. J. Amer. med. Ass. 157, 15 (1955).
SARRE, H.: Nierenkrankheiten. Physiologie, Pathophysiologie, Klinik und Therapie. 2. Aufl. Stuttgart: Thieme 1959.
SHEEHAN, H. L.: Pathological lesions in the hypertensive toxaemias of pregnancy. In Toxaemias of pregnancy. Human and veterinary. A Ciba Foundation Symposium. Ed.: J. HAMMOND et al. London: Churchill 1950, p. 16.
—, A. M. JOEKES, and K. J. FRANKLIN: Discussion on symmetrical cortical necrosis of the kidneys. Proc. roy. Soc. Med. 44, 399 (1951).
SIMS, E. A. H.: Renal function during pregnancy complicated by intercapillary glomerulosclerosis: Serial studies in a young diabetic. Ann. int. Med. 52, 693 (1960).
—, and K. E. KRANTZ: Serial studies of renal function during pregnancy and the puerperium in normal women. J. clin. Invest. 37, 1764 (1958).
SOHAR, E., E. SCADRON, and M. F. LEVITT: Changes in renal hemodynamics during normal pregnancy. Clin. Res. Proc. 4, 142 (1956) (Vortragsref.).
SPARGO, B., CH. P. MCCARTNEY, and R. WINEMILLER: Glomerular capillary endotheliosis in toxemia of pregnancy. A. M. A. Arch. Path. 68, 593 (1959).
VOLHARD, F.: Nierenerkrankungen und Hochdruck. 2. Aufl. Leipzig: Barth 1949.
WELLEN, I., C. A. WELSH, and H. C. TAYLOR JR.: Effect of pregnancy on renal function in women with pre-existing essential hypertension and with chronic glomerulonephritis. J. clin. Invest. 23, 742 (1944).
WELSH, C. A., I. WELLEN, and H. C. TAYLOR JR.: The filtration rate effective renal blood flow, tubular excretory mass and phenol red clearance in normal pregnancy. J. clin. Invest. 21, 57 (1942).
WERKÖ, L., and H. BUCHT: Glomerula filtration rate and renal blood flow in patients with chronic diffuse glomerulonephritis during pregnancy. Acta med. scand. 153, 177 (1956).
WRÓBLOWA, W.: The problem of pregnancy in chronic nephritis. Pol. Arch. Med. wewnet. 26, 125 (1956); ref.: Ber. ges. Gynäk. Geburtsh. 60, 323 (1957).

Rheumatische Erkrankungen

T. DE PREUX

Der Einfluß der Schwangerschaft auf die rheumatischen Erkrankungen ist sehr verschieden und hängt von der Art des rheumatischen Leidens ab.

Arthrose

Bei dem am häufigsten vorkommenden *degenerativen Rheumatismus*, den sogenannten Arthrosen, liegt bei strenger Auslegung des Gesetzes praktisch keine Indikation zur Schwangerschaftsunterbrechung vor. Die Arthrose ist ein lokalisiertes Gelenkleiden, das den Allgemeinzustand nicht beeinträchtigt. Durch die mechanische

Mehrbelastung in der Schwangerschaft werden die arthrotischen Beschwerden an der Wirbelsäule, an den Iliosakralgelenken und an den Gelenken der unteren Extremitäten verstärkt. Diese vermehrten Schmerzen können durch Entlastung und Ruhe gemildert werden. In diesem Zusammenhang können sich allerdings gewisse „soziale“ Indikationen ergeben. Bei einer jungen Frau, die an Coxarthrose leidet, wird sich der Zustand durch die Überbelastung wahrscheinlich verschlimmern, sofern sie gezwungen ist, bis zum Ende der Schwangerschaft zu arbeiten.

Eine doppelseitige *Coxarthrose* kann ein absolutes Geburtshindernis darstellen, das eine Schnittentbindung nötig macht.

Arthritis

Anders ist der Einfluß der Schwangerschaft auf den *entzündlichen Rheumatismus* (Arthritis). Beim entzündlichen Rheumatismus ist die Gelenkerkrankung nur eine Manifestierung eines allgemeinen Entzündungsprozesses, der die serösen Häute, sowie das Bindegewebe befallen kann und somit auch den Allgemeinzustand in Mitleidenschaft zieht.

Akuter Gelenkrheumatismus

Er verläuft gewöhnlich schubweise im Kindes- und Jugendalter. Bei einer Schwangeren, die früher an Schüben von akutem Gelenkrheumatismus gelitten hat, stellt sich die Frage einer möglichen rheumatischen Herzaffektion. Wir verweisen auf das Kapitel über Herz- und Gefäßkrankheiten.

Die Gefahr des Auftretens eines akuten Rheumaschubes in der Schwangerschaft ist gering einzuschätzen. Es scheint, daß die hormonalen Veränderungen während der Schwangerschaft einen gewissen Schutz bieten. Sollte eine Schwangere trotzdem an akutem Gelenkrheumatismus erkranken, so muß sofort mit der klassischen antirheumatischen Therapie begonnen werden.

Chronische Polyarthritis

Sie befällt vornehmlich junge Frauen zwischen 30 und 40 Jahren. Aus diesem Grund ist ein zeitliches Zusammentreffen von Schwangerschaft und chronischer Polyarthritis nicht selten. Beim chronischen Gelenkrheumatismus sind vor allem die peripheren Gelenke befallen. Der Allgemeinzustand ist häufig beeinträchtigt, teils durch Asthenie und Anämie, teils auch durch viszerale Manifestationen (Pleuritis, Perikarditis).

Eine Schwangerschaft wird den weiteren Verlauf der Polyarthritis in der Regel nicht verschlimmern. HENCH hat 1949 mitgeteilt, daß die Schwangerschaft bei 20 von 22 Frauen zu einer eindeutigen Verminderung der Aktivität des rheumatischen Prozesses geführt habe. Die Schmerzen können bereits vom 1. Monat an verschwinden. Gelegentlich aber stellt sich die Besserung erst im letzten Drittel der Schwangerschaft ein. Bei den Fällen von HENCH hielt die Besserung durchschnittlich 9,4 Monate an. Nach dieser Zeit kam es zu einem Rückfall.

Mit Ausnahme eventueller rheumatischer Herzaffektionen stellt die chronische Polyarthritis an sich keine absolute medizinische Indikation zur Schwangerschaftsunterbrechung dar.

Vom sozialen Standpunkt aus muß dagegen berücksichtigt werden, daß es bald nach der Geburt wieder zu neuen Entzündungsschüben kommen wird. Weiterhin können schwere und endgültige Veränderungen an den kleinen Gelenken, besonders an Hand und Fingern, zur Folge haben, daß die Mutter nicht in der Lage ist, ihr Kind selbst zu pflegen und zu besorgen.

Spondylarthritis ankylopoetica (Morbus Bechterew)

Sie befällt vor allem das männliche Geschlecht; seltener werden auch Frauen erkranken. Die Entzündung kann zu einer Versteifung der Rippengelenke führen. Dadurch sind die Patientinnen fast ausschließlich auf die Zwerchfellatmung angewiesen. Wegen der Gefahr einer respiratorischen Insuffizienz wird in extremen Fällen die medizinische Indikation zur Schwangerschaftsunterbrechung nötig sein.

Beim typischen Befall der Wirbelsäule, der Iliosakral- oder der Hüftgelenke besteht wohl eine Behinderung der normalen Geburt, jedoch keine Indikation zur Unterbrechung der Schwangerschaft.

Wie die chronische Polyarthritis wird sich auch die Spondylarthritis während der Schwangerschaft oft vorübergehend verbessern.

Kollagenkrankheiten

Da die Erkrankungen des Bindegewebes eine gewisse Verwandtschaft mit dem entzündlichen Rheumatismus aufweisen, werden sie ebenfalls hier angeführt.

Der *Lupus erythematodes* verläuft fast immer fatal. Dauer und akute Schübe des Leidens sind aber sehr verschieden. Häufig scheint eine Schwangerschaft die Krankheit zu verschlimmern. Dadurch kann das Leben der Schwangeren gefährdet sein. Aus diesem Grund liegt eine absolute Indikation zur Schwangerschaftsunterbrechung vor.

Die *Periarteriitis nodosa* kann ebenfalls durch eine Schwangerschaft in ihrem Ablauf verschlimmert und beschleunigt werden.

Das gleiche gilt für die *Dermatomyositis,* die neben der chronischen Form auch akut in wenigen Monaten zum Tode führen kann. Eine Schwangerschaft ist auch bei der chronischen Form kontraindiziert, da die Gefahr besteht, daß das Leiden nicht mehr unter Kontrolle gehalten werden kann.

Die *Sklerodermie* kann langsam verlaufen. Der Tod tritt gewöhnlich nach 5 bis 15 Jahren ein. Mit Ausnahme von gewissen Frühstadien mit wenig ausgeprägten Symptomen stellt die Sklerodermie eine absolute Indikation zur Schwangerschaftsunterbrechung dar.

Nichtartikulärer Rheumatismus

Es handelt sich in der Mehrzahl der Fälle um wenig schwerwiegende Leiden, deren Zusammentreffen mit einer Schwangerschaft zu keinen besonderen Komplikationen führt.

Literaturverzeichnis

Burwell, C. S.: The special problem of rheumatic heart disease in pregnant women. J. Amer. med. Ass. **166**, 153 (1958).

Friedmann, E. A., and J. W. Rutherford: Pregnancy and Lupus erythematosus. Obstet. Gynec. **8**, 601 (1956).

Gorenberg, H., and L. C. Chesley: Rheumatic heart disease in pregnancy. Ann. int. Med. **49**, 278 (1958).

Lerat, M. F., et J. R. Grislain: Effets de la corticothérapie sur la grossesse et le nouveau-né. Ouest med. **8**, 268 (1959).

Lucherini, T., e C. Cervini: Reumatismo e gravidanza. I vol., 128 p. Roma: E. M. E. S. éd. 1951.

Sèze, S. de, et Cl. Guérin: Aux confins de la Rhumatologie. L'Expansion scientifique française, 1961. p. 321—332.

—, et A. Ryckewaert: Maladies des os et des articulations. I Vol., 1218 p. Paris: Flammarion éd. 1954.

Blutkrankheiten

G. Hemmeler

Die sehr unterschiedlich gehandhabten Indikationen zur Interruptio bei Blutkrankheiten, wie sie im Schrifttum vorgefunden werden, beruhen großenteils auf einer unzulänglichen hämatologischen Diagnostik. Dies erklärt die stark divergierenden prognostischen Beurteilungen. So kann beispielsweise eine zu Beginn der Gravidität festgestellte Mangelanämie bei sachgemäßer Behandlung ohne Nachteile für Mutter und Kind ausheilen. Aber auch eine maligne hämatologische Systemerkrankung stellt nicht unbedingt eine Indikation zur Schwangerschaftsunterbrechung dar; sie wird durch eine Gravidität nicht notwendigerweise verschlechtert. Übertragungen auf das Kind sind, wenn man von 3 im Schrifttum mitgeteilten Fällen von Lymphogranulomatose absieht, nicht zu befürchten.

Normale Blutveränderungen während der Gravidität

Eine Senkungsbeschleunigung stellt in der Schwangerschaft einen physiologischen Vorgang dar und darf daher nicht ohne Einschränkung als Infektsymptom gewertet werden. Schon im 2. bis 3. Schwangerschaftsmonat können Ein-Stundenwerte von 15—20 mm erreicht werden. Es sollte nicht vorkommen, daß ein Lungenspezialist eine derartige Senkungsbeschleunigung bei fibrösen Lungenveränderungen als Aktivitätszeichen der Tuberkulose bewertet. Gegen Ende der Gravidität sind Senkungswerte von 30 bis 60 mm pro Stunde infolge der relativen Vermehrung gewisser Plasmaproteine, speziell des Fibrinogens, noch im Bereich der physiologischen Streuung. Selbstverständlich ist bei derart hohen Werten sorgfältig nach anderen Ursachen der Senkungsbeschleunigung, besonders nach Infekten (Harnwege) zu suchen.

Auch Leukozytosen von 8000—12 000 sind nicht uneingeschränkt als Infektzeichen zu betrachten; gerade bei Sympathikotonie werden sie nicht selten gefunden, während die Vagotonie zu Beginn der Schwangerschaft eine leichte Leukopenie (3000—4000) bedingt. Obwohl die Gesamtzahl der Erythrozyten in der Gravidität eine Vermehrung erfährt, kommt es infolge der Hypervolämie schon im zweiten bis dritten Monat zu einer Pseudoanämie. Die physiologische Blutverdünnung, leicht zu erkennen an den absinkenden Hämatokritwerten, führt zu einer mäßigen Hämoglobinabnahme (auf etwa 70%) und der Erythrozytenzahlen/mm^3 (auf etwa 3,5 Millionen).

Anämien

Die Mangelanämien stehen zahlenmäßig im Vordergrund und unter ihnen überwiegt wiederum die Eisenmangelanämie. Die Chlorose, die sich meistens nur bei jungen Frauen manifestiert, beruht auf einer komplexen Resorptionsstörung auch hormonaler Natur, so daß während der Schwangerschaft eine Spontanheilung eintreten kann. Wenn dies nicht der Fall ist, so genügt eine fortgesetzte Eisentherapie, um die Anämie zu korrigieren. Die anderen Eisenmangelanämien, die Blutungsanämien und die Anämien nach Magenresektion verschlechtern sich in der Gravidität infolge des recht hohen kindlichen Eisenbedarfes, der auch bei einem Eisenmangel der Mutter nahezu vollständig gedeckt wird.

Es ist zu berücksichtigen, daß eine normale Gravidität für die Mutter einen Eisenverlust von mindestens 0,5 g mit sich bringt. Die sich daraus ergebenden therapeutischen Überlegungen der Eisenzufuhr (meist per oral, nur selten intravenös) sind offensichtlich. Es kann nicht genug hervorgehoben werden, daß derartige Behandlungen oft über Monate durchgeführt werden müssen.

Die echte Perniziosa mit histaminrefraktärer Achlorhydrie befällt nur ausnahmsweise Frauen im gebärfähigen Alter; der alte Satz von NAEGELI „kein Biermer ohne graue Haare“ existiert weiterhin zu Recht. Hyperchrome, megalozytäre Anämien in der Schwangerschaft beruhen vorzugsweise auf einem Folsäuremangel, seltener auf einem Mangel an Vitamin B_{12}. Durch eine entsprechende Therapie mit Folsäure, evtl. mit Vitamin B_{12}, sind diese Anämien in wenigen Wochen zu heilen.

Mangelanämien durch Eisen-, Folsäure oder Vitamin B_{12}-Defizite stellen ihrer guten Beeinflußbarkeit wegen nur ausnahmsweise Indikationen zur Interruptio dar. Auch Notfallsituationen können mit Transfusionen meistens beherrscht werden.

Auch die Infektanämien sind seit der Einführung der Antibiotika gutartiger geworden. Im allgemeinen verschwindet mit der erfolgreichen Behandlung der Infektion auch die Anämie. Ausnahmen kommen allerdings vor. So ist beim chronischen Gelenkrheumatismus, der nur schlecht auf Nebennierenrindensteroide anspricht, die Anämie weitgehend therapieresistent und auch bei fortgeschrittenen Pyelonephritiden bessert sich die Blutarmut nicht oder nur zögernd nach Behandlung eines akuten Schubes. Deshalb muß man bei diesen Krankheiten gelegentlich zu Transfusionen Zuflucht nehmen.

Grundsätzlich anders liegen die Verhältnisse bei den hämolytischen Anämien, und zwar sowohl bei den korpuskulären wie bei den extrakorpuskulären Formen. Es ist zu berücksichtigen, daß zahlreiche hämolytische Anämien in der Schwangerschaft eine progrediente Verschlechterung erfahren und daß schwere hämolytische Krisen auftreten können.

Diese Verhältnisse sind besonders an der unter der Negerbevölkerung Nordamerikas häufigen Sichelzellanämie — einer kongenitalen Hämoglobinanomalie — gut untersucht. Eine Schwangerschaft bedeutet bei dieser Krankheit eine schwere Belastung und sie ist mit einer recht hohen mütterlichen und kindlichen Mortalität belastet. Überdies sind auch Geburtskomplikationen gehäuft zu erwarten.

Die bei uns vorkommende kongenitale Sphärozytose wird durch Infekte und auch durch eine Schwangerschaft meist ungünstig beeinflußt. Bekanntlich verwandelt die Splenektomie dieses Leiden in eine harmlose Krankheit. Ganz zu Beginn der Gravidität sollte daher die Splenektomie vorgenommen werden, womit kritischen Situationen vorgebeugt wird. In späteren Phasen der Schwangerschaft kann der Eingriff nicht mehr ausgeführt werden. Die Indikation zur Interruptio ist bei zunehmender Hämolyse in Fällen, in welchen eine Splenektomie nicht ausgeführt werden kann, durchaus gegeben.

Auch erworbene, meist antikörperbedingte hämolytische Anämien können schwere Probleme aufwerfen. Der Erfolg der Splenektomie ist bei diesen Formen sehr unsicher, dagegen sind Kortikosteroide grundsätzlich wirksam. Die im Einzelfall benötigte Dosis schwankt allerdings in weiten Grenzen. Akute hämolytische Schübe können manchmal nur mit hohen Steroiddosen (Tagesdosen bis zu 300 mg Prednison) behoben werden.

Aber auch zur Aufrechterhaltung des Gleichgewichtes sind außerhalb der eigentlichen Krisen nicht selten verhältnismäßig hohe Steroiddosen erforderlich. Sie stellen jedoch den ungestörten Verlauf der Schwangerschaft in Frage, so daß eine Unterbrechung in derartigen Situationen nicht zu umgehen ist.

Die aplastischen Anämien, die Panmyelophthise im besonderen, stellen ungeachtet ihrer Pathogenese schwere Erkrankungen dar. Medikamentös und durch Strahlen bedingte Formen haben eine etwas bessere Prognose (Arsenpräparate, Gold, Sulfonamide, Antibiotika, Röntgenstrahlen, andere Ionisationseffekte) als idiopathische. Die Situation erfordert neben einer fortlaufenden klinischen und Blutbildkontrolle auch wiederholte Knochenmarkspunktionen. Schwere Fälle mit aregeneratorischem Knochenmark machen eine Interruptio notwendig. Dagegen kann in medikamentösbedingten Fällen, die nach Ausschalten der Noxe eine rasche Besserungstendenz aufweisen, eine Schwangerschaft unter Umständen ausgetragen werden. In ganz seltenen Fällen wird eine Panmyelophthise durch die Gravidität bedingt; hier kann die Knochenmarksaplasie nach Beendigung der Gravidität ausheilen.

Leukopenien

Soweit es sich um Leukopenien bei Panmyelophthisen handelt, verweisen wir auf das eben Gesagte.

Beim Felty-Syndrom, der Polyarthritis mit Milztumor, Lymphknotenschwellung, Leukopenie und Anämie ist die Frage der Interruptio nur nach sorgfältiger Untersuchung, unter Berücksichtigung der klinischen und Laboratoriumsbefunde und des Verlaufes zu entscheiden. Eine hochgradige Leukopenie, die in der Schwangerschaft noch zunimmt, macht eine Unterbrechung notwendig. Dagegen kann in leichteren Fällen, besonders wenn sich der Schwangerschaftsstress günstig auf den Verlauf auswirkt, und dies in den ersten Monaten ersichtlich ist, von einer Unterbrechung abgesehen werden.

Ist die Leukopenie Teilerscheinung eines viszeralen Lupus erythematodes, so ist, in Anbetracht der Schwere des Leidens mit seinem unfehlbar letalen Ausgang, eine Unterbrechung im allgemeinen angezeigt; dies besonders, wenn in der Gravidität ein akuter Schub auftritt. In einem von Mueller beobachteten Fall, in welchem sich der Lupus erythematodes erst gegen die Mitte der Gravidität manifestierte, wurde die Schwangerschaft trotz erheblicher klinischer Symptome ausgetragen und ein gesundes Kind geboren.

Leichte Leukopenien zwischen 2500 und 3000 Zellen/mm^3 sind gewöhnlich Ausdruck einer Vagotonie. Diese neurovegetativen Störungen, die per exclusionem diagnostiziert werden müssen, stellen selbstverständlich keine Indikation zur Interruptio dar.

Die allergisch bedingte Agranulozytose (Pyramidon und ähnliche Medikamente) ist beim gegenwärtigen Analgetika-Abusus nicht allzu selten. Die Bildung von Antikörpern gegen die entsprechende Substanz führt zum anaphylaktischen Leukozytenabfall nach der Wiedereinnahme des betreffenden Medikamentes. Die Granulozyten werden hierbei agglutiniert und zerstört. Trotz der Schwere des klinischen Bildes gelingt in der Regel die Überbrückung der kritischen Phase mit Antibiotika, die während des etwa zweiwöchigen Fehlens der Granulozyten die Infektabwehr übernehmen. Rückfälle können durch Vermeidung einer neuen Aufnahme des inkriminierten Mittels verhindert werden. In diesen Fällen ist eine Interruptio nicht notwendig.

Die medikamentös-toxischen Agranulozytosen (durch Salvarsan, Gold, Persedon, Sulfonamide, Thyreostatika, Phenylbutazon, Antihistaminika und Epilepsiemittel) verlaufen in der Regel langwierig. Zur sicheren Beurteilung der Situation ist eine Knochenmarkspunktion unerläßlich. Beim völligen Fehlen der Granulopoese ist die Prognose ernst und eine Heilung innert nützlicher Frist nicht zu erwarten. Hier ist die Interruptio indiziert, die selbstverständlich unter antibiotischer Abschirmung erfolgen muß.

Thrombopenien und Thrombopathien

Medikamentöse Thrombopenien (Sedormid, Saridon, Chinidin etc.) sind wie die Agranulozytose meistens immunologischer Natur. Auch hier genügt es in der Regel, das schädigende Medikament wegzulassen, um die Situation zu meistern.

Die chronische, idiopathische Thrombopenie, die Werlhofsche Krankheit, beruht auf der Bildung agglutinierender Autoantikörper. Diese Antikörper zerstören selektiv die Plättchen. Zu Beginn der Schwangerschaft ist die Milzentfernung möglich.

Dieser Eingriff ist oft von einer teilweisen oder sogar vollständigen Besserung der Thrombopenie gefolgt, was eine spätere normale Entbindung mit tragbaren Blutverlusten ermöglicht. Das Geburtsrisiko ist bei fortbestehender Thrombopenie sehr groß. Die Interruptio ist daher in Fällen, in welchen eine Splenektomie nicht möglich ist oder nicht zum Erfolg führt, indiziert. Entscheidet man sich trotzdem zum Austragen der Schwangerschaft, so ist eine kontinuierliche klinische Beobachtung nicht zu umgehen, damit gegebenenfalls rasch eingegriffen werden kann (Fibrinogen, Transfusionen, und in Fällen mit gleichzeitiger Fibrinolyse ε-Aminokapronsäure).

Bei den sehr seltenen familiären Thrombopathien ist eine Schwangerschaft nicht zu verantworten. Sie muß verhindert bzw. geopfert werden, nicht nur um eine minderwertige Nachkommenschaft zu verhüten, sondern auch um das hohe Risiko für die Mutter zu vermeiden. Die hämorrhagische Diathese beruht auf einer ungenügenden Plättchenfunktion, die gegenwärtig therapeutisch nicht zu beeinflussen ist (HEMMELER). Die Blutungen unter der Geburt können so massiv sein, daß das Leben der Patientin unter Umständen auch mit zahlreichen Transfusionen nicht zu retten ist.

Maligne Erkrankungen des hämatopoetischen Systems

Beim *Lympho- und Retikulosarkom* sowie beim *Plasmazytom*, das in jungen Jahren allerdings nur sehr selten vorkommt, hängt der Entschluß zur Interruptio vom Stadium der Krankheit ab. In fortgeschrittenen Fällen, die eine sofortige Röntgen- oder zytostatische Behandlung benötigen, ist eine Interruptio zu empfehlen. Die gleichen Überlegungen sind auch für das Lymphogranulom gültig. Handelt es sich bei den genannten Krankheiten aber um lokalisierte Anfangsstadien, so ist eine chirurgische Ausräumung der erkrankten Lymphknotenstation mit anschließender Röntgenbestrahlung unter gehöriger Abschirmung des Abdomens durchzuführen. Es sind dies die seltenen Fälle, die langdauernde Remissionen oder sogar Heilungen erleben. Man entschließt sich während einer Gravidität nur sehr ungern zu einer zytostatischen Behandlung. Sie ist in der ersten Hälfte der Gravidität sicher kontraindiziert, in niedriger Dosierung kann sie in geübten Händen in der zweiten Schwangerschaftshälfte unter Umständen durchgeführt werden.

Bei den eben genannten Krankheiten führt die Schwangerschaft an sich nicht zu einem bösartigeren Verlauf; infolgedessen sollte in nicht allzu fortgeschrittenen Fällen, besonders beim Lymphogranulom, von einer Unterbrechung Abstand genommen werden. Es sei hier erwähnt, daß im Schrifttum 3 Fälle von Lymphogranulomatoseübertragung auf das Kind beschrieben wurden.

Unter den *Leukämien* sind die bösartigen unreifzelligen Formen von den benigneren, chronischen Formen zu trennen. Bei den malignen unreifen Leukämien wird man mit der Interruptio wohl kaum je zögern. Die Bösartigkeit des Leidens drängt den Eingriff meistens auf. Auch ist zu berücksichtigen, daß viele Mütter den mutmaßlichen Geburtstermin nicht mehr erleben werden. Anders liegen die Verhältnisse bei den chronischen Leukämien, unter welchen die lymphatische die gutartigste Form darstellt. Es sind Fälle bekannt, in denen eine Schwangerschaft bis zur Geburt eines normalen Kindes erhalten werden konnte (HEILMEYER). Auch hatte bei diesen Beobachtungen die Schwangerschaft keinen nachteiligen Effekt auf den Leukämieverlauf. Derartige Patientinnen gehören in dauernde, strenge Kontrolle.

Die zytostatische Behandlung während der Schwangerschaft gestaltet sich auch bei den Leukämien sehr problematisch. Es fehlen heute genügende statistische Unterlagen, die eine definitive Stellungnahme erlauben würden. Es ist zu bedenken, daß Zytostatika, speziell Purin- und Folsäureantagonisten, ein hohes Risiko der Kindsschädigung bergen. Immerhin darf erwähnt werden, daß vereinzelte Beobachtungen mitgeteilt wurden, in welchen während der ganzen Schwangerschaftsdauer mittlere

Mylerandosen verabreicht wurden, ohne daß es dadurch zu einer nachweisbaren Kindsschädigung gekommen wäre. Wenn irgend möglich, sollte sich jedoch eine zytostatische Behandlung auf die letzten Schwangerschaftsmonate beschränken, da der reifere Fetus auf Zytostatika weniger empfindlich ist.

Literaturverzeichnis

Heilmeyer, L., und H. Begemann: Handb. Inn. Med. 4. Aufl. Band 2. Berlin-Göttingen-Heidelberg: Springer 1951.

Hemmeler, G.: Thrombopathie familiale. Schweiz. med. Wschr. **88**, 1018 (1958).

Naegeli, O.: Blutkrankheiten und Blutdiagnostik. Berlin: Springer 1931.

Erkrankungen der endokrinen Drüsen

B. Courvoisier

Die in Diagnose und Therapie der endokrinen Störungen erzielten Fortschritte erlauben es heute, die meisten dieser Erkrankungen so zu behandeln, daß eine Schwangerschaft ausgetragen werden kann. Immerhin muß die Indikation zur Schwangerschaftsunterbrechung diskutiert werden, wenn die Gesundheit oder sogar das Leben der Mutter durch bestimmte, in dem betreffenden Fall unumgängliche Untersuchungsmethoden oder therapeutische Maßnahmen in Gefahr gebracht werden.

Schilddrüse

Erkrankungen der Schilddrüse während der Schwangerschaft sind zwar selten, können aber für Mutter und Kind schwere Folgen haben.

Es sei daran erinnert, daß gewisse morphologische und funktionelle Veränderungen der Schilddrüse während der Schwangerschaft physiologisch sind, wie etwa eine gewisse Volumenzunahme der Drüse und Hyperplasie der Zellen. Das eiweißgebundene Jod im Serum ist, wahrscheinlich als Ausdruck einer Veränderung der Transporteiweiße, erhöht. Auch der Grundumsatz steigt an, wohl aber nicht als direkte Folge einer Schilddrüsenüberfunktion, da sich alle klinischen Symptome der Hyperthyreose in der Schwangerschaft nur in abortiver Form äußern. Diese „physiologische Hyperthyreose“ kann zu Fehldiagnosen in der Bewertung einer wirklichen Schilddrüsenerkrankung während der Schwangerschaft führen. Ein solcher Fehler kann schwerwiegend sein, weil die Therapie um so bessere Erfolge zeitigt, je früher sie beginnt.

Eine *unbehandelte Hypothyreose* führt meistens zu einer Fehlgeburt. Wird die Schwangerschaft doch ausgetragen, so zeigt das Kind in der Regel eine kongenitale Struma und/oder schwere Schäden der geistigen und körperlichen Entwicklung mit oder ohne Schilddrüseninsuffizienz. Nur in seltenen Fällen ist das Kind einer hypothyreoten Mutter normal.

Die Schwangerschaft ist kein Grund, vom üblichen Behandlungsschema der Hypothyreose abzuweichen: ausreichende Substitution, aber keine Überdosierung. Von einer Indikation zur Interruptio kann keine Rede sein.

Die *Hyperthyreose* ist eine häufigere Komplikation der Schwangerschaft als die Schilddrüseninsuffizienz. In den meisten Fällen besteht sie schon vor der Konzeption. Eine Schwangerschaft wird bei der euthyreoten Frau nur selten eine Hyperthyreose auslösen.

Über den Einfluß der Schwangerschaft auf die Hyperthyreose der Mutter ist wenig bekannt und die Ansichten darüber sind widersprechend. Meistens treten die

Zeichen der Hyperthyreose deutlicher hervor, aber auch Besserung des Leidens während der Schwangerschaft wird beobachtet. Weiter wird darauf hingewiesen, daß es bei hyperthyreoten Schwangeren während oder kurz nach der Geburt zu einer thyreotoxischen Krise kommen kann.

Es steht außer Zweifel, daß die unbehandelte Hyperthyreose schwere Auswirkungen auf den Verlauf der Schwangerschaft und auf die Entwicklung des Feten hat: Gestosen, Aborte und Totgeburten sind häufige Folgen.

Aber heute kann auch eine hyperthyreote Frau bei korrekter Behandlung ihre Schwangerschaft austragen und ein gesundes Kind zur Welt bringen. Dies ist möglich dank der thyreostatischen Therapie, der modernen chirurgischen Technik und besonders dank der Kombination von beidem. Gewisse Autoren empfehlen die subtotale Strumektomie nach vorheriger kurzdauernder thyreostatischer Behandlung. Andere wieder ziehen es vor, die Thyreostatika während der ganzen Schwangerschaft zu geben; nur im letzten Monat werden die Thyreostatika abgesetzt, um die Entwicklung einer Struma beim Kinde zu vermeiden. Radioaktives Jod in jeder Form ist wegen der Gefahr eines Keimschadens kontraindiziert. Kleine Dosen von Schilddrüsenhormon, während der Hyperthyreose-Therapie in der Gravidität verabreicht, verhüten die Kropfbildung beim Feten. Eine Hyperthyreose mit oder ohne Kropf, die während der Schwangerschaft manifest wird, kann und muß behandelt werden; eine Indikation zur Interruptio besteht nicht.

Die *gewöhnliche, nicht toxische Struma* ist bei schwangeren Frauen ziemlich häufig. Wenn sie wegen ihrer ungewöhnlichen Größe oder Lage zur Trachealkompression führt, so kann sie ohne großes Risiko für Mutter und Kind operativ entfernt werden. Die konservative Behandlung besteht in der Verabreichung von Schilddrüsenhormon.

Nebenschilddrüsen

Das Zusammentreffen eines *Hypoparathyreoidismus* mit einer Schwangerschaft ist selten. GERLOCZY beschreibt einen solchen Fall: eine Mutter, die 20 Jahre lang unbehandelt an einem Hypoparathyreoidismus litt, gebar ein Kind mit Hyperplasie der vier Nebenschilddrüsen und fibröser Osteodystrophie.

Eine idiopathische oder postoperative (d. h. nach Strumektomie oder Entfernung eines Nebenschilddrüsenadenoms aufgetretene) Insuffizienz der Parathyreoidea wird bei der schwangeren Frau wie bei der Nichtschwangeren behandelt: Es werden Vitamin D und verwandte Substanzen in einer Dosierung verabreicht, die die Kalziumkonzentration im Blut bei regelmäßiger und strenger Kontrolle stets im Normbereich hält. Eine Indikation zur Schwangerschaftsunterbrechung besteht nicht.

Der primäre *Hyperparathyreoidismus* muß weder zu einer Störung der Schwangerschaft noch zu einer Erkrankung des Kindes führen. Immerhin hatte diese Krankheit in der Hälfte der Fälle schwere Komplikationen zur Folge: Spontanabort, Absterben des Kindes, vorübergehenden oder dauernden Hypoparathyreoidismus des Neugeborenen mit Tetanie. Es ist noch unbekannt, ob die Hemmung der kindlichen Parathyreoidea durch die Hyperkalzämie oder durch den Überschuß an Nebenschilddrüsenhormon verursacht wird. Man kann übrigens annehmen, daß eine chronische Hyperkalzämie im Verlaufe der Schwangerschaft sowohl bei der Mutter wie beim Kind die Nieren schädigt.

Bei Hyperparathyreoidismus ist die Indikation zur chirurgischen Exploration der Nebenschilddrüse vor Ende der Schwangerschaft in jedem Fall gegeben. Man wird alles unternehmen, um einer Hyperkalzämie, die sich in den Stunden nach der Abtragung des oder der Nebenschilddrüsenadenome in wenigen Stunden einstellt, vorzubeugen. In den Händen eines in der Chirurgie der Nebenschilddrüsen geschulten

Spezialisten bedeutet diese Intervention weder für die Mutter noch für das Kind eine erhebliche Gefahr.

Nebennieren

Da die Diagnose einer Nebennierenerkrankung nicht nur aus der klinischen Symptomatologie, sondern auch mit Hilfe biochemischer Untersuchungen gestellt wird, so ist die Kenntnis gewisser Veränderungen der hormonalen Regulation, die in der Schwangerschaft physiologisch sind, unerläßlich. Wichtig ist vor allem eine merkliche Erhöhung der Cortisolkonzentration im Plasma und der Aldosteronausscheidung im Urin.

Nebennierenrindeninsuffizienz

Seitdem reine Nebennierenrinden(NNR)-Hormone zur Verfügung stehen, ist die Mortalität beim Morbus Addison von 100 auf 5% gesunken. So ist das Zusammentreffen einer Schwangerschaft mit M. Addison weniger selten geworden. Eine Frau, die an Nebennierenrindeninsuffizienz leidet, kann heute bei korrekter Behandlung normal leben und eine Schwangerschaft austragen. Der Mangel an NNR-Hormonen, der früher die schwangere Frau in Lebensgefahr brachte, kann heute sowohl im Verlauf der Schwangerschaft als auch post partum voll kompensiert werden.

Genaueste Überwachung ist vor allem in den ersten Wochen der Schwangerschaft, während der Geburt und im Wochenbett nötig. In diesen Phasen sind die Patientinnen der Gefahr einer NNR-Krise besonders ausgesetzt, und die hormonale Substitution muß daher erhöht werden. Der weitere Verlauf der Schwangerschaft ist im allgemeinen bei üblicher Substitutionsbehandlung ungestört. Die Indikation zur Schwangerschaftsunterbrechung bei NNR-Insuffizienz entfällt daher.

Überfunktion der Nebennierenrinde

Das Cushing-Syndrom und das adreno-genitale Syndrom führen häufig zu einer Insuffizienz der Ovarien und verhindern oft eine Schwangerschaft. Immerhin sind beide Erkrankungen und ebenso das dritte Syndrom einer NNR-Überfunktion, der primäre Hyperaldosteronismus, bei der schwangeren Frau möglich.

Das *Cushing-Syndrom* setzt die Mutter den wohlbekannten Gefahren dieser Krankheit (insbesondere den kardiovaskulären und ossären Komplikationen) aus und begünstigt den Spontanabort und das Absterben des Kindes.

Das *adreno-genitale Syndrom* ist mit einer normalen Schwangerschaft kompatibel, wenn die Mutter mit ausreichenden Dosen von Cortisol behandelt wird. Ist der Fetus aber weiblichen Geschlechts, dann besteht die Gefahr einer Virilisierung oder gar eines Pseudohermaphroditismus.

Das *Syndrom des primären Hyperaldosteronismus* scheint noch nie im Verlauf einer Schwangerschaft beobachtet worden zu sein; es birgt aber wegen der Elektrolytstörungen und der Hypertonie zweifellos gewisse Gefahren für die Mutter und das Kind:

Jede Form adrenaler Hyperfunktion (Cushing, adreno-genitales Syndrom, primärer Hyperaldosteronismus) kann für Mutter und Kind gefährlich werden. Die Diagnose dieser Erkrankungen im Verlaufe der Schwangerschaft ist aber sehr schwierig, weil einerseits die physiologischen Veränderungen die Interpretation der meßbaren Hormonsekretion erschweren und weil andererseits unerläßliche radiologische Untersuchungen, wie z. B. das Retropneumoperitoneum, nicht durchgeführt werden können. Zudem ist die chirurgische Exploration der Nebennieren in der Schwangerschaft schwierig und riskant. Aus diesen Gründen scheint eine Interruptio dann diskutiert werden zu müssen, wenn die klinische Symptomatologie für eine Überfunktion der Nebennieren typisch ist.

Ovarien

Wenn eine Erkrankung der Ovarien vorliegt, die zu endokrinen Störungen führt, so ist eine Konzeption nur selten möglich. Eine leichte Hypertrichose ist bei schwangeren Frauen häufig und hat keinen Einfluß auf die Schwangerschaft. Hingegen sind einige Fälle von *Virilismus* (Hypertrichose, Hypertrophie der Clitoris, Akne, Stimmbruch) ovarieller Genese beschrieben worden, in denen diese Störung erstmals während der Schwangerschaft in Erscheinung trat. Die Ursache lag entweder in einem benignen oder malignen einseitigen Ovarialtumor oder in einer diffusen Hyperplasie der Thekazellen in beiden Ovarien. Die ovarielle Genese eines Virilismus ist im Verlauf der Schwangerschaft schwierig nachzuweisen, da die Untersuchungsmöglichkeiten (z. B. die radiologischen Mittel) beschränkt sind. In Anbetracht der Tatsache, daß ein wirklicher Virilismus immer durch einen malignen Tumor verursacht werden kann, und daß ein Kind weiblichen Geschlechts durch den Virilismus der Mutter von einer Geschlechtsmißbildung bedroht ist, so ist die chirurgische Exploration in allen diesen Fällen vor Ende der Schwangerschaft indiziert. Es sind die bei jedem anderen chirurgischen Eingriff beobachteten Regeln, die der Indikation einer eventuellen Interruptio zugrunde gelegt werden müssen.

Dienzephal-hypophysäres System

Bei gewissen Erkrankungen des dienzephal-hypophysären Systems ist eine Schwangerschaft möglich. Man hat bei Patientinnen mit Akromegalie, Diabetes insipidus und chromophoben Hypophysenadenomen schon Schwangerschaften beobachtet. Voraussetzung ist meist, daß die Erkrankung der Hypophyse während der Schwangerschaft korrekt behandelt wird.

Akromegalie

Obwohl bei Tumoren der eosinophilen Hypophysenzellen meist frühzeitig eine ovarielle Insuffizienz mit Amenorrhoe auftritt, sind Schwangerschaften bei akromegalen Frauen nicht selten. Die klinischen Zeichen der Akromegalie können im Verlauf der Schwangerschaft auftreten oder ihr vorangehen. Da die Krankheit sich meist langsam entwickelt, darf mit einer Behandlung im allgemeinen bis zum Ende der Schwangerschaft zugewartet werden, wenn nicht Zeichen des intrasellären Tumordruckes oder der Opticuskompression auftreten. In diesen Fällen kann das Adenom chirurgisch entfernt werden, ohne daß die Frucht abstirbt.

Diabetes insipidus

Der Diabetes insipidus neuro-hypophysärer Genese, d. h. durch Ausfall des antidiuretischen Hormons bedingt, muß vom Diabetes insipidus renalis unterschieden werden, bei dem die Niere auf das antidiuretische Hormon (ADH) nicht anspricht. Es ist heute allgemein anerkannt, daß die häufigste Ursache des zentralen Diabetes insipidus in einer funktionellen oder organischen Läsion gewisser hypothalamischer Kerne (Nucleus supraopticus und paraventricularis) und nicht des Hypophysenhinterlappens zu suchen ist. Tatsächlich wird das ADH auch in den erwähnten Kernen des Hypothalamus produziert. Der Diabetes insipidus kann als isolierte, manchmal hereditäre Störung auftreten, oder er kann von anderen hypothalamo-hypophysären Symptomen begleitet sein. Meistens wird die Polyurie im Verlauf der Schwangerschaft noch zunehmen. Die Krankheit läßt sich jedoch therapeutisch leicht angehen, so daß die Patientinnen ihre Schwangerschaft ohne subjektive und objektive Nachteile für sich und ihr Kind austragen können. Therapeutisch steht das antidiuretische Hormon in injizierbarer Form, als Schnupfpulver und als bequem applizierbarer nasaler Spray zur Verfügung. Das Fehlen des antidiuretischen Hormons stellt also an sich noch keine Indikation zur Schwangerschaftsunterbrechung dar. Anders wird die Situation, wenn der Diabetes insipidus durch eine entzündliche oder tumorale Läsion des Hypothalamus oder der Hypophyse verursacht wird. So hat man auf die dienzephale Lokalisation gewisser chronischentzündlicher Prozesse wie der Sarkoidose und des eosinophilen Granuloms aufmerksam gemacht, deren Hauptsymptom der Diabetes insipidus sein kann. In diesen Fällen ist es somit die Grundkrankheit und nicht das Symptom des Diabetes insipidus, die die Mutter gefährden kann und eventuell zur Interruptio Anlaß gibt.

„Chromophobe" Adenome

Die „chromophoben" Adenome, die bei schwangeren Frauen beschrieben wurden, gingen entweder der Schwangerschaft voraus oder aber sie wurden erst im Verlaufe der Schwangerschaft entdeckt. Diese Tumoren sind benigne, im allgemeinen langsam progredient und führen meistens zu den Zeichen des Hypopituitarismus. Selten können eine Akromegalie oder ein anderes endokrines Syndrom entstehen. Die Schwangerschaft verläuft im allgemeinen komplikationslos und auch das Tumorwachstum selber wird nicht beschleunigt. Lokale Komplikationen wie Hirndruck oder Opticusathrophie könnten einmal eine Indikation zur Interruptio darstellen.

Literaturverzeichnis

Medical Surgical and Gynecological Complications of Pregnancy by the Staff of the Mount Sinai Hospital, New York City. Edited by A. F. Guttmacher and J. J. Rovinsky. Baltimore: Williams and Wilkins Comp. 1960 (Endocrine Disorders p. 416—468).

Gerloczy, F., and K. Farkas: Hyperparathyroidism in newborn of mother with chronic hypoparathyroidism. Acta med. Acad. Sci. hung. 4, 73 (1953); (zit. von Ludwig).

Greenman, G. W., M. O. Gabrielson, J. Howard-Flanders, and M. A. Wessel: Thyroid dysfunction in pregnancy. New Engl. J. Med. **267**, 426 (1962).

Hawe, Ph., and H. H. Francis: Pregnancy and thyrotoxicosis. Brit. med. J. No. **5308**, 817 (1962).

Ludwig, G. D.: Hyperparathyroidism in relation to pregnancy. New Engl. J. Med. **267**, 637 (1962).

Man, E. B., B. A. Shaver, and R. E. Cooke: Studies of children born to women with thyroid disease. Amer. J. Obstet. Gynec. **75**, 728 (1958).

Siegler, A.: Pregnancy and cretinism. (Report of a case and review of the literature.) Amer. J. Obstet. Gynec. **8**, 639 (1956).

Sluder, H. M., and N. C. Charlotte: Pregnancy complicated by Addison's disease. Amer. J. Obstet. Gynec. **78**, 808 (1959).

Stoffer, R. P., I. A. Koeneke, V. E. Chesky, and C. A. Nellwig: The thyroid in pregnancy. Amer. J. Obstet. Gynec. **74**, 300 (1957).

Diabetes mellitus

G. R. Constam

Diabetes mellitus ist eine häufige Indikation zur Verkürzung der *Schwangerschaftsdauer*, nicht aber zu ihrer Unterbrechung (Reis). Die Verschlimmerung der Stoffwechselstörung, welche manchmal im Verlaufe einer Schwangerschaft auftritt, kann durch intensivere Behandlung (Diät und Insulin) kompensiert werden. Die Zuckerkrankheit ist also nicht einmal in ihrer schwersten Form, der *diabetischen Azidose*, eine Indikation zur Unterbrechung. Ein Coma diabeticum wird durch eine Interruptio nicht gebessert, sondern verschlimmert; es erfordert, zur Rettung von Mutter und Kind, rasche und intensive antidiabetische Therapie.

Spätfolgen und Komplikationen der Zuckerkrankheit sind nach der Schwere der entsprechenden Organbefunde zu beurteilen, so die diabetische Nephropathie nach der Funktionstüchtigkeit der Nieren. Unter Umständen gibt das Verhalten in einer früheren Schwangerschaft wertvolle Hinweise (vgl. Kapitel V). Leichte oder mäßige Retinopathie wird durch eine Schwangerschaft nicht wesentlich beeinflußt, wenn man den Diabetes gut kompensiert hält. Bei Neigung zu *Glaskörperblutungen* sind Wehen, also Geburt per vias naturales, zu vermeiden. Im übrigen vgl. Kapitel XI. Periphere Angiopathie erträgt eine Schwangerschaft, während schwere diffuse Angiopathie mit starker Beteiligung der Blutgefäße der Genitalien durch *Spontanabort* endet, wenn überhaupt eine Schwangerschaft zustande kommt. Lungen-, Herz-, Nervenstörungen sind gleich wie bei nicht Zuckerkranken zu beurteilen (vgl. Kapitel V und VI).

Selbstverständlich können schwere psychische Störungen und sozialer Notstand den Verlauf eines Diabetes wesentlich verschlimmern. Solche Situationen müssen vom Psychiater und Internisten gemeinsam beurteilt werden.

Literaturverzeichnis

Bertram, F.: Stoffwechsel der Kohlenhydrate; klinischer Teil. In Thannhausers Lehrbuch des Stoffwechsels und der Stoffwechselkrankheiten. 2. Aufl. (Hrsg.: N. Zöllner.) Stuttgart: Georg Thieme 1957, S. 287.

Crampton, J. H.: Pregnancy in the diabetic in William's Diabetes. New York: Paul B. Hoeber 1960, S. 655—665.

Maddox, K.: Medical principles in management of diabetic pregnancy with report on 110 such pregnancies. 3. Kongress Internat. Diabetes Fed. Stuttgart: Georg Thieme 1959, S. 565—568.

Oakley, W.: The effect of pregnancy on diabetic angiopathy. 3. Kongress Internat. Diabetes Fed. Stuttgart: Georg Thieme 1959, S. 574—575.

Reis, R. A., E. J. DeCosta, and M. D. Allweiss: Diabetes and pregnancy. Springfield/Ill.: Charles Thomas 1959.

— Fertility and infertility. 3. Kongress Internat. Diabetes Fed. Stuttgart: Georg Thieme 1959, S. 542.

— Effect of vascular disease on the course and outcome of diabetic pregnancies. 3. Kongreß Internat. Diabetes Fed. Stuttgart: Georg Thieme 1959, S. 547—549.

Lungentuberkulose

F. Cardis

Die Lungentuberkulose stellte früher weitaus die häufigste Indikation zur Schwangerschaftsunterbrechung dar. In neuerer Zeit ist hier ein Wandel eingetreten. Durch die Fortschritte insbesondere in der Chemotherapie der Tuberkulose sind auch bei Schwangeren in zunehmendem Maße Erfolge erzielt worden, so daß von mancher Seite die Berechtigung zur Beseitigung der Schwangerschaft wegen Tuberkulose abgelehnt wird. Das alte Dogma, daß die Gravidität stets eine gefährliche Komplikation der Lungentuberkulose darstellt, ist aufgegeben worden. Indessen hat sich die Auffassung, es sei in jedem Falle von Tuberkulose auf die Unterbrechung der Schwangerschaft zu verzichten, nicht durchsetzen können; auch wir können ihr nicht beipflichten.

Die Schwangerschaft stellt zweifellos ein *erhöhtes Risiko* für die tuberkulöse Frau dar; alle erfahrenen Fachärzte erinnern sich zahlreicher Fälle mit unglücklichem Ausgang. Die Faktoren, die das Zusammentreffen von Gravidität und Tuberkulose unter Umständen ungünstig gestalten, sind mechanischer, funktioneller oder physikochemischer Natur, wenn ihre Bedeutung auch im einzelnen noch ungeklärt ist. Vor allem scheint die Hypersekretion der Kortikosteroide bei der Stimulierung des

Infektionsvorganges eine nicht unerhebliche Rolle zu spielen. Die gefährlichen Momente liegen entweder in den ersten Monaten oder im Puerperium; in der zweiten Hälfte der Schwangerschaft sind Verschlimmerungen selten.

Der *Zwerchfellhochstand* setzt die Spannung der Lunge sowohl im In- wie im Exspirium herab. Er wirkt in gewissem Sinne wie eine Phrenikuslähmung, die zwar den Vernarbungsprozeß begünstigt, andererseits aber der Ventilation abträglich ist. Umgekehrt übt das *Absinken der Zwerchfellkuppe* nach der Geburt einen entgegengesetzten Einfluß aus, der zur somatischen und psychischen Belastung noch hinzukommt; es ist ja bekannt, daß ein psychischer Stress allein schon fähig ist, die Ausschüttung von Kortikosteroiden zu aktivieren.

Welches aber auch die Gefahren der Schwangerschaft für den Verlauf einer Tuberkulose sein mögen, so steht es heute fest, daß sie meistens auf anderem Wege als durch Interruptio vermieden werden können. Die *heutigen Behandlungsmöglichkeiten,* wie Ruhe, Sanatoriumskur, Tuberkulostatika, die Kollaps- und sogar die Resektionstherapie können auch während der Schwangerschaft ohne Nachteile für das Kind angewandt werden. Aber ihre Anwendung hat rasch und konsequent zu erfolgen. Die Schwangerschaftsunterbrechung würde übrigens eine weitere Behandlung nicht überflüssig machen. Man kann es nicht genügend betonen: *die Unterbrechung der Schwangerschaft stellt keineswegs eine Behandlungsmethode der Tuberkulose einer graviden Frau dar.* Sie kommt überhaupt nur im Rahmen einer allgemeinen und intensiven Therapie der aktiven Tuberkulose in Betracht. Würde die weitere Betreuung der Patientin ausbleiben und die Frau nach der Beseitigung der Schwangerschaft sich selbst überlassen, so bestünde der Verdacht, daß der Abortus artificialis nicht durch die Tuberkulose begründet war, sondern durch die Abneigung gegen die unerwünschte Schwangerschaft und daß die Tuberkulose lediglich einen willkommenen Vorwand darstellte. Halten wir uns strikt an den Art. 120, so sollte die Tuberkulose heute theoretisch kaum mehr als Anzeige zur Schwangerschaftsunterbrechung anerkannt werden, wenn sie auch früher unter den Indikationen an erster Stelle stand.

Die Weltgesundheitsorganisation hat nun allerdings den Begriff der „Gesundheit" viel weiter gefaßt; sie versteht darunter nicht mehr allein das Freisein von Krankheit, sondern einen Zustand körperlichen, seelischen und sozialen Wohlbefindens. Sollte sich diese sehr extensive Auffassung allgemein durchsetzen, so ist es einleuchtend, daß sich das Problem des therapeutischen Aborts und die Feststellung der Indikation zur Unterbrechung wesentlich schwieriger gestalten würde.

Welche Kriterien sind nun dabei in Betracht zu ziehen?

Der klinisch-röntgenologische *Lungenbefund* steht an erster Stelle, wobei die Ausdehnung, das Alter und der Charakter des Prozesses, besonders hinsichtlich der Reversibilität und der Heilungsaussichten, zu berücksichtigen sind.

Ferner ist der *bakteriologische Befund,* speziell im Hinblick auf die Empfindlichkeit der Tuberkelbazillen auf die verschiedenen Tuberkulostatika, von großer Bedeutung, da die Prognose ähnlicher tuberkulöser Herde bei sensiblen und bei resistenten Erregern völlig verschieden sein kann.

Auch der *funktionelle Zustand* kann ausschlaggebend sein, besonders wenn die Atmungsfläche stark reduziert ist, sei es infolge früherer Eingriffe oder infolge ausgedehnter narbiger Lungenveränderungen oder pleuritischer Verschwartungen. Eine dauernde Anstrengungsdyspnoe, oft als Folge eines Begleitemphysems, oder einer asthmatischen Begleitbronchitis, ist ein prognostisch ungünstiges Zeichen.

Die *Anamnese,* besonders im Hinblick auf das Verhalten der Tuberkulose in früheren Schwangerschaften, muß berücksichtigt werden, ebenso die Zahl der durchgemachten Graviditäten und das Intervall seit der letzten Geburt.

Die *Konstitution* und der Allgemeinzustand der Schwangeren können bei der Beurteilung des Falles eine Rolle spielen.

Im Sinne der Auffassung der Weltgesundheitsorganisation wäre nun aber auch die *soziale Seite* in Betracht zu ziehen: die Zahl der Kinder, der Lebensstandard, die moralische Situation und die seelische Einstellung der Frau zur Schwangerschaft. Diese Faktoren können nicht nur während einer Gravidität, sondern auch im Anschluß daran sehr ungünstig auf den Verlauf einer Tuberkulose einwirken.

Schließlich ist das positive bzw. negative *Ergebnis der sogleich eingeleiteten Therapie* von großer Bedeutung. Es darf aber nicht vergessen werden, daß die zur Verfügung stehende Beobachtungszeit nur kurz ist. Die Schwangerschaftsunterbrechung ist im Grunde genommen nur in den ersten drei Monaten möglich, abgesehen von seltenen dringlichen und alarmierenden Situationen (z. B. bei immer unerträglicher werdenden Beschwerden, wie bei therapieresistentem Erbrechen und bei gefährlich werdender Ateminsuffizienz).

Die Entscheidung ist wohl immer reiflich zu überlegen, aber sie kann andererseits *nicht lange aufgeschoben werden*. Der Arzt hat nicht das Recht abzuwarten und zu zögern, wenn er riskiert, durch das Überschreiten der Interventionsfrist seine Handlungsfreiheit zu verlieren. Das Bestreben, einen unumstößlichen Beweis der schädlichen Wirkung einer Schwangerschaft abzuwarten, um die Frage der Interruptio zu entscheiden, hat mit Wissenschaft nichts zu tun. Dieses Vorgehen läßt sich vom ärztlichen Standpunkt aus nicht verantworten, selbst wenn es sich den Anschein eines hohen Berufsethos gibt. Es ist klar, daß eine Verschlimmerung des Zustandes trotz adäquater Therapie eine Interruptio rechtfertigt.

Die Beurteilung der Lage ist erheblich leichter, wenn sich die Schwangerschaft während einer Tuberkulose einstellt, deren Verlauf man seit Jahren kennt. Da wird der Lungenarzt meistens ohne große Mühe sich ein Urteil bilden können. Eine frische Tuberkulose dagegen, die erst im Beginn einer Schwangerschaft auftritt, hat oft eine schlechte Prognose. Es sei denn, daß sie durch die sofort einsetzende tuberkulostatische Therapie in kurzer Zeit zum Stillstand und Rückgang gebracht werden kann. Dasselbe gilt von einem durch die Schwangerschaft ausgelösten neuen Schub einer alten Tuberkulose.

Andererseits spielt die *Tuberkuloseform* für die Indikationsstellung eine wichtige Rolle: es ist ein wichtiger Unterschied, ob es sich um ein Primär-, Sekundär- oder Tertiärstadium handelt. In den beiden ersten Phasen der Krankheit besteht die große Gefahr einer Generalisierung des Prozesses. Bei der Miliartuberkulose und bei der spezifischen Meningitis ist die Indikation zur Interruptio unbedingt gegeben. Dasselbe gilt für eine frische und schwere Primärtuberkulose sowie für Pleuritiden mit gleichzeitigen aktiven Lungenprozessen.

Bei der tertiären Lungentuberkulose ist dagegen eine Schwangerschaftsunterbrechung nicht gerechtfertigt, sofern die Herde inaktiv oder hinsichtlich einer Aktivität nur verdächtig sind. In diesen Fällen erfordert die Tuberkulose eine den Umständen angepaßte Behandlung, die oft ambulant durchgeführt werden kann und sich wenigstens auf die ganze Dauer der Gravidität und des Puerperiums zu erstrecken hat.

Bei extrapulmonalen Lokalisationen, wie bei Kehlkopf-, Knochen-, Augentuberkulose usw., wird neben der Auffassung des Tuberkulosefacharztes auch die Beurteilung durch den zuständigen Spezialisten maßgebend sein.

Eine Gefährdung der Mutter, die eine Schwangerschaftsunterbrechung angezeigt erscheinen lassen kann, liegt vor bei einer nicht zuverlässig ausgeheilten Spondylitis. Auch bei florider Tuberkulose belasteter Gelenke, insbesondere des Hüft- und Kniegelenks, bedarf die Frage der Unterbrechung sorgsamer Erwägung, wobei vor allem auch die Gefahr der hämatogenen Aussaat zu berücksichtigen ist.

Die Fälle, in denen eine Tuberkulose durch eine andere schwere Krankheit kompliziert wird, wie etwa durch einen Diabetes, durch Herz- oder Nierenkrankheiten, sollen nicht nur hinsichtlich der anatomischen und funktionellen Verhältnisse beurteilt werden, sondern unter dem Gesichtspunkt der gesamten therapeutischen Möglichkeiten in jedem Einzelfall.

Die medikamentöse Therapie hat heute einen hohen Grad der Wirksamkeit erreicht. So ist die Behauptung tatsächlich gerechtfertigt, daß die Tuberkulose, mit der einst die meisten Schwangerschaftsunterbrechungen begründet wurden, heute nur noch unter ganz besonderen Umständen als Indikation anerkannt werden kann.

Wir sind uns darüber im klaren, daß *die Entscheidung in der Frage der Interruptio bei Tuberkulose, in welchem Sinne wir sie auch fällen, stets eine schwierige und verantwortungsvolle sein wird.* Jeder Fall ist ein Zweifelsfall. An ein Problem, das auch heute nicht immer nach rein wissenschaftlichen Kriterien zu lösen ist, kann kein starrer Maßstab angelegt werden. Der Arzt steht bei seiner Entscheidung nicht nur vor einer wissenschaftlichen, sondern ebenso sehr vor einer menschlichen Aufgabe und nicht selten, gemeinsam mit der Patientin und ihren Angehörigen, auch vor einem Gewissens- und einem religiösen Konflikt. Es ist wohl unnötig, besonders hervorzuheben, daß der Arzt einer Frau, die, bei klarer Erkenntnis des Risikos, ihre Schwangerschaft auszutragen wünscht, einen Eingriff nicht aufdrängen darf. Andererseits wird der Arzt das Gutachten für eine Interruptio nur dann verweigern können, wenn er bereit ist, alle Konsequenzen — die gesundheitlichen, die menschlichen und die zivilrechtlichen —, die sich daraus ergeben, zu verantworten.

Der schubweise chronische Verlauf der Krankheit bringt es mit sich, daß gelegentlich eine wiederholte Unterbrechung der Schwangerschaft in Frage steht. *Wiederholte Unterbrechungen,* vor allem innerhalb kurzer Zeit, sollten grundsätzlich vermieden werden. In solchen Fällen ist die Frage der Unfruchtbarmachung in Erwägung zu ziehen; eine Sterilisation kann aber selbstverständlich nur erfolgen im Einverständnis mit der Patientin, die über die Konsequenzen des Eingriffs rückhaltlos aufgeklärt worden ist.

Die beunruhigende Lage, in die uns die große Zahl der Schwangerschaftsunterbrechungen — der rechtlich zulässigen und der illegalen — versetzt, zwingt uns überhaupt dazu, den beiden verwandten Problemen von großer Tragweite, der *Frage der Geburtenkontrolle und derjenigen der Sterilisation,* vermehrtes Interesse zuzuwenden. Doch ist auch hier, im Hinblick auf die Unsicherheit des ärztlichen Urteils, die größte Zurückhaltung angezeigt. Bei allen frischen und behandlungsfähigen Tuberkulosen, aber auch bei älteren noch heilbar erscheinenden Erkrankungen, hat die Sterilisation zu unterbleiben. Praktisch kommt sie jedoch in Frage bei tuberkulösen Frauen, die im Laufe einer langen Behandlung nur eine symptomatische Besserung zu erreichen vermochten, die also noch tuberkulosekrank, aber doch einigermaßen arbeitsfähig geworden sind. Sie darf ferner in Erwägung gezogen werden bei geheilten und in Ausheilung befindlichen Tuberkulosen, deren Neuerkrankung oder Verschlechterung durch vorangegangene Schwangerschaften beobachtet worden sind. In besonders hohem Maße wird bei dieser Beurteilung der Wert der Mutter für die Familie sprechen dürfen: die Unfruchtbarmachung einer tuberkulosekranken Mutter mehrerer Kinder kann eine segensreiche Handlung sein, während die Unfruchtbarmachung einer kinderlosen Frau immer eine schwere Verstümmelung bleibt.

Literaturverzeichnis

Amsler, R., Goyer, et Rouchy: Cinq grossesses chez une tuberculeuse, avec problèmes cliniques, thérapeutique, obstétricaux successifs. Presse méd. 6, 103 (1958).

Bledowska, J., et W. Rzepecki: Interventions chirurgicales pour tuberculose pulmonaire et grossesse. Gruźlica 24, 379—387 (1956).

Brunner, A.: Lungenresektion und Schwangerschaft. Schweiz. med. Wschr. 12, 345 (1961).

Bulska, M., et al.: Effets immédiats et lointains de la grossesse sur l'évolution de la tuberculose pulmonaire. Gruźlica 24, 1025—1028 (1956).
Cohen, R.: Position actuelle du problème tuberculose-grossesse. Rev. Tuberc. (Paris) 21, 50—75 (1957).
Csomor, S., et Gy. Neubauer: Tuberculose génitale et grossesse. Tuberkulózis 13, 285—287 (1960).
Dahlström, H., et al.: A clinical and physiological study of pregnancy in a material from Northern Sweden. I: Observations with special regard to the cardiopulmonary fonction during the first trimester of pregnancy. III: Vital capacity and maximal breathing capacity during and after pregnancy. Acta Soc. Med. upsalien. 65, 117—136 and 147—154 (1960).
Dalfino, L., et N. Favia: Profilassi con isoniazide delle reattivazioni di focali tuberculari spenti o inattivi in gravidanza ed in puerperio. Med. Tisiol. 9, 71—77 (1960).
D'Hour, H., et J. Camelot: Lobectomie pour tuberculose pulmonaire au 5e mois d'une gravidité. Soc. Méd. et Anat-Clin. Lille. J. Sci. méd. Lille 79, 247—250 (1961).
Fantoli, U., et al.: Evaluation de la sidérémie et de la transferrinémie chez la femme enceinte atteinte de tuberculose. Ann. Ist. Forlanini 20, 245—258 (1960).
Farquharson, M., and B. Turner: Tuberculosis and the puerperium. A trial of chimiotherapy and oestrogens. Brit. J. Tuberc. 50, 320—325 (1956).
Flanagan, P., and N. M. Hensler: The course of active tuberculosis complicated by pregnancy. J. Amer. med. Ass. 170, 783—787 (1959).
Foley, F. E., J. E. Wesp, and S. C. Reichman: Pulmonary resection in pregnancy. Dis. Chest 29, 433—440 (1956).
Giercke, H. W.: Tuberkuloseabläufe kurz nach Schwangerschaftbeendigung. Z. Tuberk. 108, 1—8 (1956).
Grenville-Mathers, R., W. C. Harris and H. I. Trenchard: Tuberculosis primary infection in pregnancy and its relation to congenital tuberculosis. Tubercle (Lond.) 41, 181—185 (1960).
Halbrecht, J., and G. Blinick: Full-term pregnancy after antibiotic treatment of proved endometrial tuberculosis. Fertil. and Steril. 11, 480—484 (1960).
Jacobs, S.: Tuberculosis and pregnancy. Dis. Chest 30, 43—49 (1956).
Jentgens, H., und L. Mattern: Schwangerschaft und hämatogene Tuberkulose. Tuberk.-Arzt 10, 291—301 (1956).
Jentgens, H.: Schwangerschaft bei inaktiver Tuberkulose. Dtsch. med. Wschr. 1960, 25/1.
Kardos, F.: Die Rolle der Schwangerschaft und der Geburt bei der Pathogenese der weiblichen Genitaltuberkulose. Zbl. Gynäk. 79, 1225—1232 (1957).
— Genitaltuberkulose der Frau und Schwangerschaft. Zbl. Gynäk. 81, 1748—1756 (1959).
Khan, P. K.: Genitaltuberculosis associated with pregnancy. Gynaec. India 10, 299—306 (1960).
Khvilivitskaya, M. J., et V. P. Bogomazova: On the problem of pregnancy after removal of the lung. Klin. Med. (Mosk.) 35, 56—60 (1957).
Klees, E.: Das Tuberkulose-Schwangerschafts-Problem im Hinblick auf die Resektionsbehandlung der Lungentuberkulose. Zbl. Gynäk. 78, 1585—1603 (1956).
Lane, R. M.: Tuberculosis and pregnancy. Canad. med. Ass. J. 71, 28—31 (1957).
Laros, C. D.: Grossesse après pneumonectomie. Ned. T. Geneesk. 102, 264—268 (1958).
— Pregnancy after pneumonectomy for pulmonary tuberculosis. Amer. Rev. Tub. 4, 563 (1958).
Llopis Llorente, R.: Gestacion y auberculosis. Enfermd. Tórax 5, 15—19 (1956).
— Gestacion y tuberculosis. Toko-ginec. práct. 15, 1—37 (1956).
Mehta, B. R.: Pregnancy and tuberculosis. Dis. Chest 39, 505—511 (1961).
Patat, P.: Schwangerschaft und Geburt nach isolierter Endometritis tuberculosa. Zbl. Gynäk. 79, 934—937 (1957).
Reidowska-Puternicka, J.: Résection pulmonaire chez la femme enceinte. Gynek. Pol. 31, 291—295 (1960).
Rosenbach, M., and C. R. Gangemi: Tuberculosis and pregnancy. J. Amer. med. Ass. 16, 1035—1038 (1956).
Schaefer, G., St. J. Birnbaum et R. G. Douglas: Present-day treatment of tuberculosis and pregnancy. J. Amer. med. Ass. 17, 2163 (1957).
Schlapper, K.: Tuberkulose und Schwangerschaft. Münch. med. Wschr. 1960, 137.
Schmid, H. H.: Der Einfluß der Schwangerschaft auf Lungen- und Herzerkrankungen. Wiener med. Wschr. 49, 987 (1960).
Selikoff, I. J., H. L. Dorfmann, and A. F. Guttmacher: The active menagement of pulmonary tuberculosis in pregnancy. J. Mt. Sinai Hosp. 23, 550—556 (1956).
Siska, K.: Traitement chirurgical de la tuberculose pulmonaire et grossesse. Lek. Obz. 8, 136—138 (1959).

Szalay, G., et A. Lehoczky: Tuberculose pulmonaire et son traitement durant la grossesse et le post-partum. Tuberk.-Arzt 15, 622—630 (1961).
Szekely, P., and L. Snaitk: Acute pulmonary oedema in pregnancy. J. Obstet. Gynaec. Brit. Emp. 64, 840—848 (1957).
Ts'ai Ju-Sheng, Li Shu-Sen and Ho Ch'ang-Ch'ing: Effect of pregnancy on pulmonary tuberculosis. Chin. J. Tuberc. 4, 34—37 (1956).
Vittoz-Meynard, Y., et R. Kervran: Grossesse et tuberculose pulmonaire. Sem. Hôp. Paris 38, 1000—1002 (1962).
Wagner, H.: Zur Frage der Beeinflussung der Lungentuberkulose durch die Schwangerschaft. Tuberk.-Arzt 5, 304 (1958).

VI. Psychiatrische und neurologische Erkrankungen

R. Wyss

1. Psychiatrische Erkrankungen

Krankhafte seelische Reaktionen und Entwicklungen

Im Widerspiel zwischen Persönlichkeit, Schicksal und Umwelt kann die adäquate Erlebnisverarbeitung mißglücken oder ganz unmöglich werden. Die psychische Dynamik entgleist dann unter Umständen ins Krankhafte und es entstehen pathologische Sofortreaktionen wie Stupor, Erregung, stürmische Verzweiflung, die bald wieder abklingen, oder chronische seelische Fehlentwicklungen mit „fortschreitenden ungünstigen Strukturveränderungen in gewissen psychischen Dispositionen" (Binder 1951), die oft genug einen verderblichen Kreislauf in Gang setzen. Diesbezüglich können bestimmte Aussagen gemacht werden, seitdem man Erscheinungen der letzten Zeit, besonders jene der Entwurzelung, der Unsicherheit, der beschnittenen Gestaltungs- und Entfaltungsmöglichkeiten des Daseins und der chronischen übermäßigen Belastungs- und Konfliktsituationen mittels tauglicher Methoden erforscht hat. Dabei wurde vor allem auch die Bedeutung sozialer Bedingungen als pathogene Faktoren zur Selbstverständlichkeit, der man sich nicht durch Vorurteile entziehen darf und die eine ganzheitliche Medizin berücksichtigen muß. Man kennt, um nur wenige Beispiele aufzuzählen, unter solchen Voraussetzungen entstandene Kümmerentwicklungen, denen jede tragende Beziehung zur Welt unmöglich ist; depressive Fehlentwicklungen mit dauernder Verdüsterung, welche Zuwendung an Aufgaben verhindert; neurasthenische Entwicklungen mit ständigem Versagen oder Ausweichen in süchtiges Verhalten; hypochondrisch-depressive Entwicklungen mit fast ausschließlicher Einengung auf die eigene Leiblichkeit; reizbar zornmütige Entwicklungen, die zur unerträglichen Verfeindung mit der Umgebung, paranoische Entwicklungen, welche zur unbeeinflußbaren Mißtrauenshaltung gegenüber der wahnhaft falsch beurteilten Umwelt führen. Psychoneurotische Persönlichkeitsverbiegungen können eine normale Bewältigung elementarer Lebensaufgaben unmöglich machen. Die psychosomatische Medizin schließlich belegt, wie derartige chronische krankhafte Zustände über die dazu gehörenden Affektstörungen tief in das körperliche Geschehen eingreifen und zuletzt irreparable Organschäden zu erzeugen vermögen. Die psychische Belastungsfähigkeit, an deren Grenze solche abnormen Reaktionen und Entwicklungen einsetzen, ist individuell verschieden und meist wesentlich durch anlagemäßige Persönlichkeitseigenschaften mitbestimmt.

Auch die Schwangerschaft kann in der Auslösung oder Verschlimmerung derartiger krankhafter psychoreaktiver Störungen eine ausschlaggebende Rolle spielen, weil sie in sämtliche Lebensbereiche hineingreift. Die Untersuchungen Binders über die Lebensschicksale unehelicher Mütter haben Grundlagen für die Beurteilung eben gerade derjenigen Umstände geschaffen, unter denen eine Gravidität diese ungünstige ursächliche Bedeutung haben wird. Es wurde möglich, Regeln aufzustellen, nach denen Art, Grad und Verlauf der zu erwartenden seelischen Gesundheitsschädigung prognostisch eingeschätzt werden muß, wenn die Frage der Schwangerschaftsfähigkeit gestellt wird. Dabei hat sich gezeigt, daß die unmittelbaren Spontanreaktionen auf die eingetretene Schwangerschaft weniger maßgeblich sind als die Feststellung einer angebahnten chronischen Fehlentwicklung. Diese Unterscheidung ist einer sachkundigen psychiatrischen Untersuchung meist durchaus möglich. BINDER hat nachgewiesen, daß über die Hälfte der unehelichen Mütter eine schwere psychische Dauerschädigung erlitt, wenn zwei Hauptkriterien erfüllt waren, die, wie sich zeigt, auch für Verheiratete gültig sind:

1. Es muß durch die Längsschnittuntersuchung der Gesamtentwicklung nachgewiesen sein, daß die Persönlichkeit der Schwangeren wenig geeignet ist, chronische Konfliktsituationen und Belastungen zu bewältigen.

2. Die Belastungs- und Konfliktsituation, welche durch die Mutterschaft heraufbeschworen wird, muß objektiv außergewöhnlich schwer und durch soziale Maßnahmen nicht behebbar sein.

Nachuntersuchungen haben ergeben, daß Frauen, die ihr Leben vor der Schwangerschaft auch in Schwierigkeiten tatkräftig zu bewältigen vermochten und bei denen eine Unterbrechung deshalb abgelehnt wurde, auch dann nicht auf die Dauer seelisch erkrankten, wenn die durch die Schwangerschaft unmittelbar geschaffene Lage sehr schwer und bedenklich war. Die Persönlichkeiten, welche durch die Mutterschaft unter schwierigen Umständen in untragbarer Weise belastet werden können, sind psychiatrisch-diagnostisch leicht zu fassen: es handelt sich vor allem um anlagemäßig Depressive, Selbstunsichere, empfindlich Reizbare und Infantile; ferner um leichter Schwachsinnige, die ständig überfordert sind und in einem Dauerkonflikt mit der Umwelt und ihren Ansprüchen leben; um Frauen, die schon in einer chronischen Fehlentwicklung stehen und die keinerlei Reserven für das Überstehen neuer Schwierigkeiten mehr haben sowie um Neurotikerinnen, die oft genug gerade in den Belangen der mitmenschlichen Beziehungen und der Sexualität abwegige Haltungen entwickeln. Nicht hierher gehören hingegen gemütsarme, haltlose, bindungsschwache Psychopathen und hochgradig Schwachsinnige, da ihnen die nachhaltige Erlebnisfähigkeit für das Konflikthafte einer Situation abgeht oder sie eine solche verstandesmäßig nicht zu erfassen vermögen.

Zum zweiten Kriterium ist zu bemerken, daß es sich gerade nicht nur um die materielle Not handelt, obwohl auch heute und hierzulande längst nicht alle notwendigen Einrichtungen vorhanden sind, welche dieser Problematik zu begegnen vermöchten, ganz abgesehen von der rechtlichen Schutzlosigkeit der unehelichen Mutter. Es geht hier vielmehr um die sozialen Probleme im weitesten Sinne, über die das Grundsätzliche ihrer Bedeutung schon gesagt wurde, und die einzeln aufzuzählen für den lebenserfahrenen Arzt überflüssig sein dürfte. Es sei immerhin daran erinnert, wie wegen des Wandels der Familienstruktur von der Sippe zur Intimgruppe der Gattenfamilie der Halt schon verlorengehen kann, wenn nur eine Stütze, z. B. der Ehemann versagt, daß infolge der weit verbreiteten Notwendigkeit einer Erwerbsarbeit neben den Aufgaben von Erziehung und Haushalt viele Frauen aufgerieben werden, oder daß durch die Emanzipation gerade der ledigen Frau Stellung und Beruf ganz neue Probleme in dieser Hinsicht geschaffen haben.

Es ist noch einmal nachdrücklich zu betonen, daß für die Prognose einer erheblichen Dauerschädigung durch die Mutterschaft beide oben dargelegten Voraussetzungen erfüllt sein müssen, wobei die erste mehr ins Gewicht fällt. Sind sie erfüllt, dann erscheint eine Unterbrechung der Gravidität angezeigt.

Suicidalität

Ob die Suicidgefahr überhaupt die Indikation zu einer Unterbrechung abgeben kann, ist eine äußerst umstrittene Frage. Selbstmordgedanken und -tendenzen gehören allgemein zu tiefergehenden depressiven Verstimmungen. Solche treten reaktiv bei der Mehrzahl der Frauen mit einer unerwünschten Gravidität auf, und dementsprechend finden sich hier auch oft Suicidanwandlungen und -drohungen. Wenn auch darüber Einigkeit herrscht, so gehen die Angaben über wirklich unternommene Selbstmordversuche stark auseinander: Binder wies 1941 solche in 5% seiner Fälle von unehelicher Mutterschaft nach, Staehelin hingegen bei 20% der ledigen Schwangeren. Viele dieser Versuche ereignen sich kurzschlüssig-impulsiv, wenig vorbereitet, in der ersten Verzweiflung. Sie scheinen oft mehr oder weniger unbewußt auf ein Mißlingen hin angelegt, stellen einen deutlichen Appell an das Verständnis und die Hilfe der Umwelt dar, und bringen Schuldgefühle und Selbstbestrafungsregungen zur Entladung. Demzufolge treten solche Suicidversuche nicht selten gerade bei lebenskräftigen Persönlichkeiten auf, die sich unter dem Druck der unerwünschten Schwangerschaft und ihren Auswirkungen vorerst einmal so Luft machen und nachher beruhigt an die Bewältigung der Aufgabe gehen können. In diesem Sinne bestätigt auch die Suicidalität als Ausdruck der krankhaften Sofortreaktion die relative Ungefährlichkeit derselben. Trotzdem muß die Behauptung, vollendeter Selbstmord bei Schwangeren käme fast nicht vor, als unrichtig bezeichnet werden.

In der älteren Literatur schwankt die durch Sektion festgestellte Häufigkeit von Gravidität bei Selbstmörderinnen ohne Berücksichtigung des Fruchtbarkeitsalters zwischen 8—15%, wobei allerdings keine sicheren Aussagen über die Gravidität als Selbstmordmotiv gemacht werden können. Das Eidgenössische Statistische Amt konnte durch eine Spezialuntersuchung 1935/1936, bei der allerdings über $^1/_5$ der Frauen keine ärztlichen Angaben zu erhalten waren, feststellen, daß in diesen Jahren nur 2,7% der Selbstmörderinnen im Fruchtbarkeitsalter schwanger waren. Berücksichtigte man aber nur die ledigen Selbstmörderinnen, so waren davon 5,7% gravid, und in der Altersklasse 15—25 Jahre gar 11,9%. Ferner ergab sich, daß ledige Schwangere hundertmal häufiger Suicid begehen als verheiratete. Wenn auch die absoluten Zahlen nicht sehr groß sind, belegen diese Ziffern einwandfrei die erhöhte Suicidalität namentlich junger unehelich Gravider. Sie bieten allerdings auch demjenigen eine Stütze, der sagt, es hätte vielleicht noch mehr solcher Selbstmorde gegeben, wenn nicht eine sachgerechte Indikationsstellung zur Unterbrechung wegen der Lebensgefahr durch Selbstmord erfolgt wäre.

Eine Erhellung erfährt das Problem durch die letzten Angaben des Eidgenössischen Statistischen Amtes: im Jahre 1959 wurde bei fünf ledigen Selbstmörderinnen autoptisch eine Gravidität festgestellt; diese war einmal 2, zweimal 6, einmal 7 und einmal 8 Monate alt. Das legt die Annahme nahe, es habe sich hier vor allem um Selbstmorde gehandelt, welche den Abschluß einer längerdauernden abnormen Entwicklung bildeten, in der auch das Wachstum und das Spürbarwerden der Frucht nicht zu einer Beziehung zwischen Mutter und Kind führen konnte, die ein Suicid verhindert hätte.

Aus dem Gesagten ergeben sich folgende Schlüsse für die Beurteilung der Schwangerschaftsfähigkeit bei Suicidgefahr:

Ist die Suicidgefahr bedingt durch eine erst kurzdauernde depressive Reaktion infolge der Schwangerschaft, so ist das Risiko eines erfolgreichen Selbstmordversuches im allgemeinen gering und ergibt nur in Ausnahmefällen unter Berücksichtigung der Gesamtpersönlichkeit und ihrer Lebensgeschichte eine Indikation zur Unterbrechung wegen der nicht anders abwendbaren Lebensgefahr. Man wird versuchen, durch eine sachgerechte psychiatrische und „soziale“ Therapie, u. U. mit Klinikeinweisung eine

Umstellung zu erzielen. Gelingt dies nicht und bahnt sich eine eigentliche krankhafte depressive Entwicklung an, der man in der Regel auch in der Klinik nicht beikommen kann, dann wird eine vitale Indikation zur Unterbrechung auch bei strengster Abwägung der Gegebenheiten eher gestellt werden müssen.

Schwangerschaft bei Kindern unter 16 Jahren

Die Untersuchungen von CORBOZ und KARRER-STIERLI an 35 solchen Schwangeren, von denen 22 langfristig katamnestisch verfolgt werden konnten, haben folgendes ergeben: alle Mädchen mit intakter psychischer Resonanz wurden durch die sexuellen Beziehungen (oft im Inzest) und die Schwangerschaft schwer traumatisiert. Haltarme kamen aber leicht darüber hinweg, Schwachsinnige und ganz Infantile vermochten gelegentlich die Tragweite der Ereignisse nicht zu erfassen und realisierten die Gravidität bis zur Geburt überhaupt nicht. Bei den Mädchen, welche die Kinder austrugen, kam es etwas häufiger zu chronischen psychischen Fehlentwicklungen als bei denen, deren Schwangerschaft unterbrochen wurde. Diese gerieten nicht selten in langwierige neurotische Depressionen, vor allem aber durch Regression in die Rolle des überbraven Nesthäkchens, welche eine normale Entfaltung und Reifung der Persönlichkeit verhinderte. Prägravid normale, intelligente, tatkräftige Mädchen, bei denen eine Interruptio in Anwendung der Binderschen Kriterien abgelehnt worden war, vermochten die Mutterschaft ohne dauernden seelischen Schaden zu bewältigen. In wenigen Fällen ließ eine besonders schwere Sofortreaktion die Unterbrechung angezeigt erscheinen. Im ganzen kann aber die Schwangerschaftsfähigkeit bei Kindern, selbstverständlich unter Berücksichtigung einer angemessenen kinderpsychiatrischen Diagnostik, nach den gleichen Grundsätzen beurteilt werden wie bei erwachsenen Frauen.

Uneheliche Schwangerschaft bei Jugendlichen zwischen 16 und 20 Jahren

Aus naheliegenden Gründen bedingt hier eine Schwangerschaft besonders schwere Konfliktsituationen, denen infolge der Unausgereiftheit der Persönlichkeit geringere durchschnittliche Verarbeitungsmöglichkeiten gegenüberstehen. Andererseits zeigt die Erfahrung, daß eine höhere Plastizität u. U. neue Möglichkeiten der Anpassung und Kompensation schafft, und daß eine nach der Längsschnittuntersuchung der Persönlichkeit als gesund zu bezeichnende jugendliche Mutter Schwangerschaft und Geburt ohne Dauerschaden zu überstehen vermag. Immerhin kommt es doch noch in fast $^1/_3$ der Fälle, bei denen nach den bisher dargelegten Kriterien eine Unterbrechung abgelehnt wurde, zu ungünstigen Dauerverläufen, wobei allerdings häufig die angeratene und eingegangene Mußehe, die oft scheitert, mitbeteiligt ist. Die dargelegten Beurteilungskriterien sind also auch hier anwendbar.

Eugenische Indikation

Eine Unterbrechung aus eugenischen Gründen gibt es nicht. Eine Frau, welche schon Kinder infolge Inkompatibilität der Blutfaktoren verloren hat, kann aber bei einer neuen Schwangerschaft durch die Aussicht auf Wiederholung dieses Ereignisses in eine derart abnorme psychische Entwicklung hineingetrieben werden, daß eine Unterbrechung, selbstverständlich mit gleichzeitiger Sterilisation, angezeigt ist. Auch die krankhafte Reaktion nach einer in der kritischen Zeit durchgemachten Rubeola kann bei einer sensiblen Frau mit dem nötigen Halb- oder Ganzwissen über die Wahrscheinlichkeit von Mißbildungen der Frucht eine Indikation zur Unterbrechung abgeben.

Endogene Psychosen

8—10% der Psychosen, welche bei Frauen eine klinische Behandlung nötig machen, stehen in unmittelbarem Zusammenhang mit Schwangerschaft und Wochenbett. Die Graviditätspsychosen machen davon ungefähr 15% aus. Sie beginnen meist schleichend und haben eine erhebliche Neigung zum Übergang in Endogenität, und zwar vor allem in der Richtung des schizophrenen Formenkreises.

Schizophrenie

Die Schizophrenie kann heute nicht mehr als ein Leiden betrachtet werden, das nach ausschließlich inneren Gesetzen in Gang kommt und schicksalhaft zu Verblödung oder Persönlichkeitsdefekt fortschreitet. Trotzdem muß zugegeben werden, daß sich die Mehrzahl der Fälle spontan doch in dieser Richtung entwickelt. Dies gilt besonders für die schleichend beginnenden Fälle, doch können auch akut einsetzende Krankheitsbilder schubweise oder chronisch zu Endzuständen führen, die vor allem die Beziehungen innerhalb der Familie des Kranken und mit der weiteren Umwelt in unerträglicher Weise stören. Von der Therapie her gesehen sind prognostisch Frühbehandlung, Bereinigung ungünstiger Umweltsituationen und Ausschaltung aller erkennbaren pathogenetischen Faktoren von Bedeutung. Deshalb wird man eine Unterbrechung in Erwägung ziehen, wenn eine Schizophrenie in der Schwangerschaft erstmals auftritt, wenn eine vorbestehende Schizophrenie in der Schwangerschaft sich verschlimmert, wenn anamnestisch schizophrene Graviditäts- und Wochenbettpsychosen oder schizophrene Exazerbationen während einer früheren Schwangerschaft nachweisbar sind. Eine unmittelbare Lebensgefahr wird durch Schizophrenien mit Ausnahme perakuter perniziöser Katatonien nicht geschaffen. Diese sind zwar durch Krampfbehandlung, die auch in der Schwangerschaft möglich ist, meist zu beherrschen, doch kann sich hier in besonderen Fällen auch einmal eine vitale Indikation zur Unterbrechung aufdrängen.

Manisch-depressives Irresein und depressive „Randpsychosen"

Die manischen und depressiven Stimmungsverschiebungen dieser Krankheit sind in Auftreten und Verlauf meist weitgehend unabhängig von besonderen Lebensumständen und auch von der Schwangerschaft. Sie heilen praktisch immer aus und lassen, im Gegensatz zur Schizophrenie, das Persönlichkeitsgefüge auch bei wiederholten Schüben intakt. Eine Indikation zur Unterbrechung besteht deshalb nicht. Gelegentlich kann aber eine depressive Entwicklung (s. d.) infolge Schwangerschaft bei bestehender Disposition in eine endogene Melancholie hineinführen, und vor allem in solchen Fällen wird die Schwangerschaft die depressive Erlebniswelt inhaltlich bestimmen. Hier ist eine Unterbrechung dann indiziert, wenn sich aus der Gesamtsituation mit großer Wahrscheinlichkeit ergibt, daß die depressive Entwicklung über das Abklingen des Endogenen hinaus chronisch werden wird.

Von solchen Bildern abzutrennen sind die in neuerer Zeit beschriebenen „endoreaktiven Dysthymien" oder vegetativen Depressionen. Sie treten nach schwerer Erschöpfung, in verzögerter postinfektiöser Rekonvaleszenz, nach seelischen Dauerbelastungen auf, vorwiegend bei asthenischen Menschen, und können sehr langwierig verlaufen. Im Vordergrund stehen meist Hypochondrie und erhebliche Störungen der Leibgefühle sowie Symptome, welche an dienzephale Regulationsstörungen denken lassen. In schweren derartigen Fällen kann eine Unterbrechung angezeigt erscheinen.

In den sog. Mischpsychosen verschmelzen schizophrene und manisch-depressive Anlagen und Krankheitserscheinungen. Die Beurteilung der Schwangerschaftsfähigkeit hat nach den gleichen Gesichtspunkten wie bei der Schizophrenie zu erfolgen.

Exogene Psychosen

Auch während der Schwangerschaft können infolge von Vergiftungen, Infektionskrankheiten, schweren Verletzungen und anderen Noxen meist akut einsetzende

Psychosen mit den Syndromen des Delirs, der epileptischen Erregung, des Dämmerzustandes, der Amentia, der Halluzinose, aber auch mit maniformen und katatonen Erscheinungen auftreten. Sie bilden an sich keine Anzeige zur Unterbrechung, weil hier das Grundleiden für die Beurteilung der Schwangerschaftsfähigkeit ausschlaggebend ist. Eine Sonderstellung kommt u. U. der progressiven Paralyse zu, obwohl deren zweckmäßige Behandlung auch während der Schwangerschaft möglich ist. In einzelnen Fällen kann aber die Gravidität den Verlauf der Krankheit in katastrophaler Weise beschleunigen. Hier erscheint eine sofortige Unterbrechung angezeigt.

Anfallskrankheiten

Genuine wie symptomatische Epilepsien führen mit der Zeit zu Wesensveränderung und Demenz. Diese sind in der Regel von der Zahl der durchgemachten Anfälle abhängig, in ihren Auswirkungen aber auch mitbestimmt durch die Reaktion des Kranken auf sein Leiden und durch das Verhalten der Umwelt zu ihm. Die seelischen Vorgänge, das spontane Verhalten, verändern sich in der Richtung der Verlangsamung, der Neigung zum Haften, es kommt zum Verlust der psychischen Beweglichkeit und Anpassungsfähigkeit, zur Stauung und explosiven Ableitung von Affekten, zur Vergröberung des Wesens bei erhöhter Ichbezogenheit mit Empfindlichkeit und Rechthaberei. Die Verblödung mit Auffassungsstörungen und Kritikschwäche durchdringt die Wesensveränderung und verschlimmert sie. Die Schwangerschaft kann in einzelnen Fällen die Anfallhäufigkeit erhöhen. Wenn es nicht gelingt, die Anfälle durch sachgerechte Medikation wieder unter Kontrolle zu bringen, ist eine Unterbrechung angezeigt, ebenso wenn sich aus der Vorgeschichte sicher ergibt, daß in früheren Schwangerschaften die Anfallsfrequenz in unbeeinflußbarer Weise angestiegen war.

2. Neurologische Krankheiten

Multiple Sklerose

Müller sah in 453 Fällen 15mal eine MS innerhalb der Schwangerschaft erstmals manifest werden und Karminski berichtet in 40% der Fälle von einem ungünstigen Einfluß der Gestationsvorgänge, vorwiegend bei chronisch progredientem, aber auch bei schubweisem Verlauf. Frauen jenseits des 30. Lebensjahres sind besonders gefährdet. Bei Manifestwerden und Verschlimmerung der MS in der Schwangerschaft, wenn frühere Graviditäten ungünstig wirkten, und bei Beeinträchtigung der Sphinkterfunktionen mit der Gefahr chronischer Harnwegsinfekte, muß eine Unterbrechung in Erwägung gezogen werden. Die Schwangerschaftsunterbrechung kann ihrerseits den Verlauf in unvorhersehbarer Weise verschlimmern.

Tumoren des zentralen Nervensystems

Eine Beschleunigung des Tumorwachstums durch die Gravidität steht für einzelne Fälle fest. Hier kann eine Indikation zur Unterbrechung gegeben sein, namentlich bei inoperablen spinalen Tumoren, die Röntgenbestrahlung nötig machen. Wenn nach operativer Tumorentfernung in einer Schwangerschaft wieder schwere Störungen auftreten, ist ebenfalls eine Unterbrechung angezeigt.

Querschnittslähmungen

Normale Gravidität und Geburt sind möglich. Bei chronisch rezidivierender Cystopyelitis ist eine Unterbrechung in Erwägung zu ziehen.

Myasthenia gravis

Die Schwangerschaft beeinflußt dieses Leiden in vielen Fällen günstig, in wenigen kommt es zu einer Verschlimmerung. Hier ist eine Unterbrechung angezeigt.

Chorea gravidarum

Es handelt sich um eine rheumatische cerebrale Affektion, welche durch die Schwangerschaft nicht beeinflußt wird und auch während derselben abheilen kann. Eine Unterbrechung kommt im allgemeinen nicht in Frage.

Literaturverzeichnis

Binder, H.: Die uneheliche Mutterschaft. Bern: Huber 1941.
— Die psychiatrischen Indikationen zur Unterbrechung der Schwangerschaft. Schweiz. Arch. Neurol. Psych. **67**, 245—263 (1951).
Corboz, R., und P. Karrer-Stierli: Die Schwangerschaft bei jungen Mädchen. Mschr. Psych. Neurol. **130**, 430—440 (1955).
Hug, A.: Zur Psychologie und Soziologie der unehelichen Schwanger- und Mutterschaft bei Jugendlichen. Diss. Zürich 1957. Winterthur: Keller-Verlag 1957.
Kornhuber, H. H.: Zur Situationsabhängigkeit von Bedürfnissen und Neurosen nach Erfahrung in Gefangenenlagern. In Psychopathologie heute, 252—257. Stuttgart: G. Thieme 1962.
Müller, M.: Prognose und Therapie der Geisteskrankheiten. Stuttgart: G. Thieme 1949.
Schorsch, G.: Epilepsie: Klinik und Forschung. In Psychiatrie der Gegenwart **2**, 646—777. Berlin-Göttingen-Heidelberg: Springer 1960.
Schwarz: F.: Probleme des Selbstmordes. Bern: Huber 1946.
Siegfried, S.: Psychiatrische Untersuchungen über die Folgen der künstlichen Schwangerschaftsunterbrechung. Schweiz. Arch. Neur. Psych. **67**, 365—388 (1951).
Statistische Quellenwerke der Schweiz. Heft 275, Bern 1959.
Winzenried, F. J. M.: Die klinische Stellung der Schwangerschafts- und Wochenbettpsychosen. S.-B. in Zbl. Neur. Psych. **137**, 135 (1956).

VII. Chirurgische Erkrankungen

J. Oeri

Der Begutachter, der eine chirurgische Indikation zur Unterbrechung einer Schwangerschaft beurteilen soll, wird vorweg drei Fragen zu beantworten haben:

1. *Zuständigkeit:* Besteht tatsächlich eine vorwiegend chirurgische Krankheit, oder könnte auch eine konservative Behandlung an die Stelle der Operation treten?

2. *Dringlichkeit:* Muß die Operation vor Austragung der Schwangerschaft erfolgen, weil ohne Behandlung mit einer wesentlichen Verschlechterung oder mit zusätzlichen Komplikationen zu rechnen wäre?

3. *Risiko:* Wie verhalten sich die Risiken einer Operation während der Schwangerschaft, jene einer konservativen Behandlung und schließlich diejenigen der Schwangerschaftsunterbrechung zueinander?

Ein großer Fragenkomplex umfaßt die *speziellen Gefahren einer Operation während der Schwangerschaft.* In erster Linie wird hier wohl an die *Anästhesie* zu denken sein. Die neuesten pharmakologischen und technischen Fortschritte auf dem Gebiete der Narkose und der Lokalanästhesie lassen heute die Gefahren der Anästhesie für Mutter und Kind weit in den Hintergrund treten. Allerdings muß verlangt werden, daß ein erfahrener Anästhesist zugezogen wird, der die Toxizität seiner Mittel kennt und der in der Lage ist, während der Operation Zustände von Asphyxie, Hypotonie und schwerer motorischer Erregung zu vermeiden. Die größte Gefahr der Anästhesie droht nicht während, sondern erst nach der Operation. Es ist dies die Pneumonie nach Inhalationsnarkose. Bei vorgeschrittener Schwangerschaft, also in der Zeit des ausgesprochenen Zwerchfellhochstandes, kann eine solche Komplikation fatal werden, weil in dieser Zeit das Ventilationsvermögen wesentlich vermindert und der Sauerstoffbedarf erhöht sind.

Den *Atmungsorganen* ist überhaupt bei Operationen während der Schwangerschaft besondere Beachtung zu schenken. Der Begriff „Atmungsorgane“ umfaßt dabei Atemwege, Gasaustausch und respiratorischen Bewegungsapparat. Da die Vitalkapazität gegen Ende der Schwangerschaft um 20% reduziert ist, werden in diesem Zeitpunkte die Gefahren durch eine zusätzliche Störung derart erhöht, daß mit Operationen, die die Atemfähigkeit reduzieren, wenn irgendmöglich bis nach der Entbindung zugewartet werden sollte. Auch wenn solche Eingriffe im Frühstadium der Gravidität durchgeführt würden, so wird man sorgfältig zu beurteilen haben, ob dem Körper bis zu der Zeit der größten respiratorischen Belastung die Adaptation an die postoperativen Verhältnisse gelingt. So gesehen sind alle Resektionen an den Lungen und auch andere größere Thorakotomien während der ganzen Schwangerschaft mit einem besonderen Risiko verbunden.

Wenn auch die *Kreislauforgane* gegen Ende der Schwangerschaft und unter der Geburt einer besonderen Belastung unterliegen, so sind sie durch Operationen in der Schwangerschaft doch weniger gefährdet als die Atemorgane. Immerhin sollen Operationen am Herzen und an den großen Gefäßen nach Möglichkeit nicht während der Schwangerschaft durchgeführt werden, weil im Zusammenhang mit der Operation immer mit vorübergehenden Störungen zu rechnen ist. Dazu kommen die erwähnten Rückwirkungen auf die Atemorgane. Das gleiche gilt auch für alle anderen Eingriffe, die unter induzierter Hypotonie oder Hypothermie (Neurochirurgie) vorgenommen werden müssen. Bei den übrigen Operationen sehen wir keine speziellen Gefahren für den Kreislauf, gute Anästhesie und genügenden Blutersatz vorausgesetzt.

Die Komplikationen, die im Zusammenhang mit einer Operation an den *Nieren* auftreten, sind in der Regel auf Kreislaufversagen zurückzuführen. Wenn also die Nierenfunktion vor der Operation intakt war, dann decken sich die auftretenden Probleme mit jenen der Kreislauforgane. Äußerste Zurückhaltung ist dann angebracht, wenn die Leistungsfähigkeit der Nieren ohnehin schon reduziert ist. Die Beurteilung steht dann eher dem Nephrologen als dem Chirurgen zu. Bei Operationen an Nieren und Ureteren selbst wird der Chirurg daran denken, daß vorübergehende kontralaterale reflektorische Funktionsstörungen vorkommen. Diese Eingriffe sind daher in der Schwangerschaft mit einem besonderen Risiko belastet, auch wenn die Gegenseite als gesund gilt.

Die Anfälligkeit der *Leber* gegenüber dem Operationstrauma ist wesentlich geringer als diejenige der Nieren; sie fällt nur bei schweren Hepatopathien ins Gewicht, die wiederum durch den Internisten zu beurteilen sind. In unserem Zusammenhang interessiert die Leber mehr als Substrat der Serumhepatitis. Diese Spätkomplikation droht bei allen Operationen, die mit Bluttransfusionen einhergegangen sind. Obschon die Hepatitis in der Schwangerschaft für Mutter und Kind gefährlich werden kann, darf sie als nur potentielle Gefahr niemals zur Beurteilung einer Unterbrechungsindikation herangezogen werden. In einem gut geführten Blutspendedienst wird zur Zeit mit 2000 Transfusionen nur eine Hepatitis übertragen.

Schließlich sind noch die *mechanischen Einflüsse des graviden Uterus* auf die Operation zu berücksichtigen. Wenn der Uterus durch sein Volumen die Operation selbst oder den Verschluß der Bauchdecke behindert, dann ist die Schwangerschaft in der Regel soweit vorgeschritten, daß ihre prophylaktische Unterbrechung nicht mehr in Frage kommt. Die Möglichkeit späterer Komplikationen, wie etwa eines Narbenbruches an den Bauchdecken im Spätstadium der Schwangerschaft wird niemals deren Unterbrechung im Frühstadium rechtfertigen.

Eine gewisse Gefahr kann der Schwangeren durch die *beschränkte Anwendbarkeit radiologischer Untersuchungsmethoden erwachsen.* Wenn beispielsweise im Verlauf der Behandlung von Becken- und Oberschenkelfrakturen die notwendigen Röntgenkontrollen mit Rücksicht auf die Gravidität unterlassen werden müssen, dann kann sich unter Umständen die Notwendigkeit einer Unterbrechung der Schwangerschaft ergeben. Eine analoge Situation entsteht übrigens dann, wenn wegen einer Schwangerschaft eine dringend indizierte Dauerbehandlung mit Antikoagulantien unterbrochen werden müßte (periphere Durchblutungsstörungen und gewisse Kardiopathien, vgl. S. 58).

Damit glauben wir die wichtigsten in der Schwangerschaft drohenden Operationsrisiken besprochen zu haben. Es stellt sich noch die Frage nach der *Verschlimmerung einer chirurgischen Krankheit durch die Schwangerschaft.* Auch darüber wird die Hauptsache schon in den speziellen Kapiteln über Tuberkulose, maligne Tumoren, Stoffwechselkrankheiten etc. erwähnt. Wir können uns daher auf die mechanischen Fragen beschränken.

In erster Linie sei der *mechanische Ileus* erwähnt. Die Lageveränderungen am Darmkonvolut, die der hochgravide Uterus verursacht, lassen in seltenen Fällen auch harmlose peritoneale Verwachsungen zur Ursache eines gefährlichen Strangulationsileus werden. Dasselbe droht in vermehrtem Maße im Anschluß an die Geburt durch die plötzliche Entleerung des Uterus. Unsere prognostischen Möglichkeiten und die Häufigkeit der Komplikationen durch Ileus sind aber so gering, daß wir in der Regel auch den sicheren Nachweis von Verwachsungen nicht zum Anlaß einer Schwangerschaftsunterbrechung nehmen dürfen. Eine Ausnahme bilden jene Fälle, bei denen schon ein Subileus besteht oder bei denen schon mehrmals ein Strangulationsileus operativ behandelt werden mußte; dies ganz besonders nach früherer Resektion großer Darmabschnitte. Die Frage, ob die Durchführung der Nobleschen Operation an unserer Beurteilung etwas ändert, ist offen, da ausreichende Erfahrungszahlen fehlen. Wir halten es aber für notwendig, daß jene Graviden, die unter dem Verdacht eines beginnenden Ileus stehen, sofort hospitalisiert werden, damit die konservative Behandlung eingeleitet und womöglich eine Darmresektion umgangen werden kann.

In engem Zusammenhang mit dem mechanischen Ileus stehen die *Hernien.* In der Regel geben sie keinen Grund zur Unterbrechung einer Schwangerschaft; sie können jederzeit operativ behoben werden. Eine Ausnahme könnten die großen paraösophagealen Zwerchfellbrüche — nicht die Gleitbrüche des Hiatus — bilden, weil die Inkarzeration der eventrierten Eingeweide hier leicht übersehen werden kann.

Weitere Komplikationen durch Lageveränderungen während der Schwangerschaft (z. B. bei den verschiedensten abdominellen Tumoren) sind selten. Allgemein gültige Aussagen darüber können nicht gemacht werden.

Schließlich ist auch die *Einstellung der Patientin* zur vorgesehenen Operation zu berücksichtigen. Die Schwangere hat, wie jeder Patient, das Recht, einen operativen Eingriff abzulehnen. Tut sie dies aus weltanschaulichen oder religiösen Gründen, so darf sie auch die Schwangerschaftsunterbrechung nicht dulden. Es kann also niemals eine Indikation zur Schwangerschaftsunterbrechung gestellt werden, weil die Schwangere einen dringend indizierten operativen Eingriff aus ethischen Gründen ablehnt.

Auch wenn sie das Risiko einer indizierten Operation nicht übernehmen will, so ist noch keine Indikation zum künstlichen Abort gegeben. Aber in jenen Fällen, in welchen das Risiko einer chirurgischen Behandlung durch die Schwangerschaft wesentlich erhöht wird, sind wir nicht berechtigt, die Patientin zur Operation zu drängen. Der Tatbestand der Gefahr für Leben und Gesundheit der Mutter ist dann gegeben, und die Unterbrechung muß in Betracht gezogen werden.

Angehörige gewisser religiöser Sekten lehnen zwar nicht die Operation, aber evtl. notwendig werdende Bluttransfusionen ab. Der Chirurg bzw. der Geburtshelfer kann in diesen Fällen versuchen, der Gefahr eines zu großen Blutverlustes durch sorgfältige Technik und Plasmainfusionen vorzubeugen. Er wird aber gut daran tun, sich vor dem Eingriff von der Schwangeren bzw. von deren Angehörigen schriftlich bestätigen zu lassen, daß sie für die aus der Verweigerung der Bluttransfusion entstehenden Folgen die volle Verantwortung übernehmen.

Wenn in diesem Kapitel versucht wurde, für die chirurgische Behandlung Schwangerer einige allgemeine Richtlinien zu geben, so soll abschließend noch einmal betont werden, daß auch hier für unsere Beurteilung niemals starre Regeln und Schemata entscheidend sein können, sondern nur die gründliche Prüfung des einzelnen Falles.

Literaturverzeichnis

BERNSTINE, R. L., G. A. LE BLANC, and J. F. RICHARDSON: Giant hydronephrosis complicating pregnancy. Amer. J. Obstet. Gynec. **78**, 431 (1959).

BOATMAN, K. K., and V. A. BRADFORD: Excision of an internal carotid aneurysm during pregnancy, employing hypothermia and a vascular shunt. Ann. Surg. **148**, 271 (1958).

BÖHI, E.: Operative Eingriffe während der Schwangerschaft. Diss. Basel 1957.

BRUNNER, A.: Lungenresektion und Schwangerschaft. Schweiz. med. Wschr. **91**, 345 (1961).

BUCHBINDER, W., und G. FRANZ: Ileus bei Gravidität. Zbl. Gynaek. **80**, 1641 (1958).

CALVY, G. L., M. E. RESNICK, D. R. KNAB, and J. F. RICHARDSON: Hypertension, pregnancy and pheochromocytoma. J. Amer. med. Ass. **171**, 151 (1959).

DUBESZ, J., und J. HORÁYI: Brustkrebs und Schwangerschaft. Zbl. Chir. **85**, 536 (1960).

DUFEK, H., und H. WASL: Zur Frage der Appendektomie in der Schwangerschaft. Chirurg 32, 329 (1961).

FRANCIS, H. H.: The etiology, development and the effect upon pregnancy of protrusio acetabuli. Surg. Gynec. Obstet. **109**, 295 (1959).

GALSTERER, E. C.: Intrauterine pregnancy after operations on both tubes for successive ectopic gestations. Amer. J. Obstet. **75**, 1131 (1958).

GEISSENDÖRFER, H.: Die akute Pankreasnekrose und ihre Bedeutung in der Schwangerschaft. Geburtsh. und Frauenheilk. **4**, 45 (1942).

HERBSTOWA, J., and M. WASNIEWSKA: Mitral commissurotomy and pregnancy. Pol. Tyg. lek. **14**, 2219 (1959).

HOHMANN, H. G., und R. ENGLERT: Angeborener Zwerchfellbruch und Mesenterium commune während der Schwangerschaft. Chirurg **32**, 62 (1961).

JACOBI, J., H. G. ILKER und H. SCHLIEF: Die Prognose einer Gravidität bei angeborenen und erworbenen Herzfehlern. Dtsch. med. Wschr. **86**, 629 (1961).

KJELD, O. H., H. J. WOLFF, and L. L. FREIDMAN: Aortic dissection in pregnancy. Amer. Heart J. **55**, 662 (1958).

LARGE, A. M., G. G. JOHNSTON, T. KATSUKI, and H. C. FACHNIE: Gallstones and pregnancy. Amer. J. med. Sci. **6**, 239 (1960).

LITTLE, B., O. W. SMITH, A. G. JESSIMAN, H. A. SELENKOW, W. VAN T'HOFF, J. M. EGLIN, and F. D. MOORE: Hypophysectomy during pregnancy in a patient with cancer of the breast. Clin. Endocr. **18**, 425 (1958).

MASSENBACH, W.: Appendicitis und Schwangerschaft. Geburtsh. u. Frauenheilk. **5**, 117 (1943).

MAYER, A.: Rückwirkungen der modernen Lungen- und Herzchirurgie auf die Schwangerschaftsunterbrechung. Med. Klin. **53**[2], 1402 (1958).

MUHAIM, CH., R. MARLIER et C. L. NIEUWENHUIZEN: A propos de 7 cas d'opérations cardiovasculaires effectuées pendant une grossesse. Arch. Mal. Cœur **51**, 9 (1958).

PEVEHOUSE, B. C., and E. BOLDREY: Hypothermia and hypotension for intracranial surgery during pregnancy. Amer. J. Surg. **100**, 633 (1960).

PRIEST, F. O., R. K. GILCHRIST, and J. S. LONG: Pregnancy in the patient with ileostomy and colectomy. J. Amer. med. Ass. **169**, 213 (1959).

SCHNEIDER, H.: Behandlung der Pyelonephritis und von Nierensteinen in der Schwangerschaft. Med. Welt **1961**, 1191.

ŠIŠKA, K.: Chirurgische Behandlung der Lungentuberkulose und Gravidität. Lek. Obz. **8**, 136 (1959).

STOECKEL, W.: Appendicitis in der Schwangerschaft und Geburt. Zbl. Gynäk. **67**, 1641 (1943).

TARNOW, G.: Hirntumor und Schwangerschaft. Zbl. Neurochir. **20**, 134 (1960).

UEBERMUTH, H.: Appendizitis und Gravidität. Geburtsh. u. Frauenheilk. **11**, 525 (1941).

—, M. HERBST und CL. KERRINNES: Schwangerschaft und thoraxchirurgische Eingriffe in Beziehung zu Interruptiofragen. Zbl. Chir. **84**, 1878 (1959).

WHITAKER, W. G., and T. S. HOWELL: Volvulus of the cecum complicating pregnancy. Amer. Surg. **24**, 753 (1958).

VIII. Orthopädische Erkrankungen

E. HAUSAMMANN

Bei den formalen und funktionellen Störungen am Haltungs- und Bewegungsapparat, die teils angeboren sind, teils als Folge traumatischer, degenerativer oder entzündlicher Prozesse bestehen, handelt es sich, von ganz wenigen Ausnahmen abgesehen, nicht um lebensbedrohliche Zustände. Akute Leiden, sowie noch floride Prozesse werden in anderen Kapiteln besprochen.

Bei restriktiver Interpretation von Artikel 120, Ziffer 1, d. h. bei der Fragestellung: „Wann *muß* eine Schwangerschaft unterbrochen werden, um eine schwere Gefahr für das Leben oder für die Gesundheit der Mutter abzuwenden" — finden sich in diesem Teilgebiet sozusagen keine absoluten Indikationen zur Schwangerschaftsunterbrechung.

Mögliche Komplikationen der Schwangerschaft und der Geburt durch orthopädische Leiden lassen sich wohl in den meisten Fällen durch konservative oder operative Maßnahmen beheben oder doch soweit ausschalten, daß kein zwingender Grund zur Schwangerschaftsunterbrechung mehr besteht. Erst wenn andere somatische oder psychische Erkrankungen die Durchführung der oben angedeuteten Maßnahmen verunmöglichen, können die krankhaften Zustände am Haltungs- und Bewegungsapparat eventuell zur Unterbrechungsindikation beitragen.

Am häufigsten sind wohl die vielgestaltigen formalen und funktionellen Störungen an der *Wirbelsäule* zu beurteilen, wobei es sich meistens um die mannigfaltigen Manifestationen einer *statischen* und *dynamischen Insuffizienz* handelt (Zervikalsyndrom, Dorsalgie, Lumbalgie, Ischialgie, Coccygodynie etc.). Typisch ist die Abhängigkeit der Beschwerden von der Beanspruchung, von bestimmten Körperhaltungen und Bewegungen. Ursächlich kommen neben Abweichungen von der normalen Form (Mißbildungen, Wachstumsstörungen, Unfallfolgen) vor allem degenerative Veränderungen am sogenannten vertebralen Bewegungssegment, d. h. an Bandscheiben, Ligamenten und Wirbelgelenken in Frage. Diese Veränderungen können direkt oder indirekt Irritationen benachbarter Nervengebilde bewirken (Extremfall Diskushernie).

Noch wenig abgeklärt sind die von den *Iliosakralgelenken* ausgehenden statischen Störungen, die besonders bei extremen Hyperlordosen und bei Symphysenlockerungen auftreten.

Nicht selten kommt es im Verlauf der Schwangerschaft auch bei anamnestisch nicht belasteten Patientinnen zu vertebralen Beschwerden, bedingt durch vermehrte Belastung, geänderte Statik und hormonale Auflockerung der Wirbelsäulenverankerung im Beckenring. Durch diese Faktoren können bislang klinisch stumm verlaufende Wirbelsäulenleiden manifest werden.

Andererseits sehen wir aber gar nicht selten, daß vorbestehende Rückenbeschwerden im Verlauf der Schwangerschaft durch die Veränderung der Wirbelsäulenstatik spontan verschwinden.

Die gerechte Beurteilung der Wirbelsäulenbeschwerden ist schwierig, da eindeutig objektivierbare Symptome nicht immer klar vorliegen. Gerade bei den häufigen degenerativ bedingten Beschwerden besteht recht oft eine erhebliche Diskrepanz zwischen den wirklich vorhandenen Störungen und dem Röntgenbefund. Weiterhin hängt die subjektive Wertung vertebraler Beschwerden in hohem Maße von der vegetativen Konstitution und der psychischen Haltung der Patientinnen ab. Schwierigkeiten im täglichen Leben haben oft eine gewaltige Überbewertung an sich unbedeutender vertebraler Störungen zur Folge. Dies trifft in vermehrtem Maße im Falle einer nicht erwünschten Gravidität zu.

Die Symptome der statisch-dynamischen Wirbelsäuleninsuffizienz während der Schwangerschaft lassen sich durch geeignete therapeutische Maßnahmen weitgehend beherrschen (Stützkorsette, Heilgymnastik, Massage, anästhesierende Infiltrationen, Manipulationen und Extensionen). Gegebenenfalls sind allerdings langdauernde Liegekuren oder operative Eingriffe (Laminektomie) nicht zu umgehen. Die Indikation zur Schwangerschaftsunterbrechung ist dann zu erwägen, wenn diese Behandlungen anderer Leiden wegen nicht durchgeführt werden können.

Bei schweren Formveränderungen der Wirbelsäule *(Skoliosen)* entscheiden vornehmlich die Störungen von Zirkulation und Atmung über die Erhaltung der Schwangerschaft. Bei entsprechender orthopädischer Behandlung ist kaum je eine grundlegende Verschlimmerung der Wirbelsäulendeformität durch die Austragung der Schwangerschaft zu erwarten.

Die verschiedenen orthopädischen *Beckenverengerungen*, einschließlich des spondylolisthetischen Beckens, dem früher eine große Bedeutung zugemessen wurde, bilden ebenfalls keine Indikation zur Schwangerschaftsunterbrechung, sofern die Geburt durch Schnittentbindung möglich ist. Die Spondylolisthesis an sich rechtfertigt jedenfalls in medizinischer Hinsicht keine Interruptio.

Bei *Querschnittslähmungen* können Schwangerschaft und Geburt ungestört verlaufen. Bei hohem Sitz der Lähmung muß wohl meist eine Sectio caesarea ausgeführt werden. Schwere Komplikationen von seiten der Harnwege werden jedoch häufig eine Schwangerschaftsunterbrechung nötig machen.

Orthopädische Leiden an den *oberen Extremitäten* werden durch Schwangerschaft und Geburt praktisch nie dermaßen verschlimmert, daß eine Unterbrechung der Schwangerschaft erwogen werden muß.

Im Bereich der *unteren Extremitäten*, die vorwiegend einer statischen Beanspruchung ausgesetzt sind, liegen die Verhältnisse ähnlich wie bei der Wirbelsäule. Die artikulären und myogenen Schmerzen gehen im Grunde genommen auf ein Mißverhältnis zwischen Belastung einerseits und Beanspruchbarkeit des Haltungs- und Bewegungsapparates andererseits zurück. Die häufigen angeborenen und erworbenen Deformitäten (Klumpfuß, Plattfuß, Störungen der Knieachsen, Hüftdysplasien, posttraumatische Deformitäten etc.) haben durch abnorme lokalisierte Beanspruchungen Verschleißerscheinungen zur Folge. Es stellen sich Arthrosen, Tendoperiostosen etc. ein, die eine reduzierte Beanspruchbarkeit dieser Glieder bewirken.

Durch die vermehrte mechanische Belastung in der Schwangerschaft können bestehende Beschwerden verstärkt werden, oder bisher unbemerkte Störungen können sich schmerzhaft manifestieren.

Eine Indikation zur Schwangerschaftsunterbrechung liegt bei derartigen Störungen äußerst selten vor, da sich die Beschwerden durch Ruhigstellung und Entlastung weitgehend beherrschen lassen.

Auch bei anderen orthopädischen Komplikationen an den unteren Extremitäten, selbst wenn sie sich äußerlich als schwerwiegend oder als sehr behindernd präsentieren, z. B. *Lähmungen, Gliedverluste, Versteifungen großer Gelenke, angeborene Hüftverrenkung* etc. besteht medizinisch in den wenigsten Fällen ein Grund zur Schwangerschaftsunterbrechung.

Im Verlauf der Schwangerschaft kommt es aus mechanischen und hormonalen Gründen sehr oft zur Ausbildung von *Varicen* an den unteren Extremitäten, oder zu einer Verschlimmerung bereits bestehender Krampfadern. Die Neigung zu *thromboembolischen* Komplikationen scheint in der Schwangerschaft und im Wochenbett erhöht zu sein. Unkomplizierte Varicen lassen sich jedoch selbst während der Schwangerschaft durch konsequente Bandagierung, Hochlagerung der Beine, sklerosierende Injektionen oder operative Eingriffe behandeln, so daß bei zweckmäßiger medikamentöser Prophylaxe im Wochenbett kein wesentlich größeres Thromboserisiko mehr besteht.

Schwieriger zu beurteilen sind die durch chronische thrombophlebitische Herde komplizierten Kreislaufstörungen. Wenn sich die entzündlichen Komplikationen durch eine mehrwöchige energische kombinierte Behandlung nicht beheben lassen und weiterhin eindeutige Symptome einer venöskapillären Insuffizienz bestehen (Unterschenkelödeme auch nach Hochlagerung der Beine während der Nacht), so ist eine Schwangerschaftsunterbrechung zu erwägen, besonders bei übergewichtigen und anamnestisch belasteten Patientinnen.

Zusammenfassend ist festzuhalten, daß orthopädische Leiden nur äußerst selten absolute medizinische Indikationen zur Schwangerschaftsunterbrechung darstellen. Relative Indikationen sind häufiger, besonders im Hinblick auf *soziale Faktoren*, die gerade bei den Erkrankungen des Haltungs- und Bewegungsapparates gegebenenfalls eine wichtige Rolle spielen können.

Soziale Gründe im weitesten Sinne des Wortes können die medizinisch unumgänglichen therapeutischen und prophylaktischen Maßnahmen wie Schonung, Ruhigstellung, Entlastung, Liegekur etc. erschweren oder gar verunmöglichen. Dies trifft nicht nur zu für die relativ begrenzte Zeit der Schwangerschaft, sondern in höherem Maße für die erheblich längere Periode der Besorgung des Säuglings und Kleinkindes. Bei besonders ungünstigen Konstellationen wird es, auch bei restriktiver Interpretation des Gesetzes, nicht zu umgehen sein, daß relative Indikationen unter Berücksichtigung der sozialen Umstände zu echten, d. h. medizinisch absoluten Indikationen werden müssen.

Literaturverzeichnis

BROCHER, J. W. E.: Die Wirbelsäulenleiden und ihre Differentialdiagnose. Stuttgart: Thieme 1959.

— Prognose der Wirbelsäulenleiden. Stuttgart: Thieme 1959.

FRISCHKORN, R.: Die Wirbelsäule in Gynäkologie und Geburtshilfe. In Wirbelsäule in Forschung und Praxis, Bd. 21. Stuttgart: Hippokrates-Verlag.

HOHMANN, G., M. HACKENBROCH und K. LINDEMANN: Handbuch der Orthopädie. Stuttgart: Thieme 1957.

MARTIUS, H.: Die Kreuzschmerzen der Frau. Stuttgart: Thieme 1947.

SCHMORL, G., und H. JUNGHANNS: Die gesunde und kranke Wirbelsäule. Stuttgart: Thieme 1953.

IX. Erkrankungen der Harnorgane

E. WILDBOLZ

Im Kapitel „Nierenerkrankungen und Hypertension“ sind die Indikationen zur Unterbrechung der Schwangerschaft infolge Nierenerkrankungen in kurzer und präziser Form zusammengefaßt. Den Ausführungen über die Pyelonephritis habe ich nichts beizufügen; die primäre und sekundäre Pyelonephritis mit erheblicher Störung der Nierenfunktion gibt auch dem Urologen die häufigste Indikation zur Unterbrechung der Schwangerschaft. Ich kann mich deshalb in kürzester Form auf die Besprechung einiger spezieller Krankheitsbilder beschränken.

Die aktive oder erst vor kurzem abgeheilte *Nierentuberkulose* darf noch heute als berechtigte Indikation zur Unterbrechung betrachtet werden. Ist die stabile Konversion erreicht, so kann kaum mehr von einer Gefahr durch Austragen der Schwangerschaft gesprochen werden.

Beim heutigen Stand der Chemotherapie der Tuberkulose ist diese Indikation aber nicht mehr absolut. Wünscht die Mutter das Kind auszutragen und ist sie zu einer konsequenten Therapie bereit, so stellt eine nicht allzu fortgeschrittene, vor allem einseitige Nierentuberkulose kein großes Risiko mehr dar. Ich persönlich übernehme die Verantwortung für Erhaltung der Schwangerschaft nur, wenn sich die Patientin während der ganzen Dauer der Schwangerschaft einer Sanatoriumskur unterzieht. Bei der Chemotherapie sollte auf das Streptomycin verzichtet werden, da eine Schädigung des Fetus durch dieses Medikament eintreten kann (vgl. Kapitel XV, S. 151).

Nierensteine wachsen während der Schwangerschaft im großen und ganzen auffallend langsam, trotzdem die Harnstauung günstige Bedingungen zur Konkrementbildung bietet. Das ist wahrscheinlich auf die vermehrte Ausscheidung von Schutzkolloiden während der Schwangerschaft zurückzuführen. Deshalb kann nur die durch Nierensteine verursachte schwere, sekundäre Pyelonephritis (evtl. Pyonephrose) von vornherein eine Indikation zur Unterbrechung abgeben. Selten kommt es vor, daß beidseitige, große, nicht infizierte Steine Stase mit starker Einschränkung der Nierenfunktion verursachen. Auch hier ist die Unterbrechung indiziert, da eine während der Schwangerschaft leicht mögliche Infektion die Lage akut verschlechtern und zur Urämie führen könnte. Steine, die eine akute Stauung verursachen, z. B. eingeklemmte Harnleitersteine, können auch in der Schwangerschaft operativ entfernt werden. Nicht dringende Operationen werden, vor allem in der zweiten Hälfte der Schwangerschaft, unterlassen und auf die Monate nach der Entbindung verschoben.

Ähnliches gilt für *Hydronephrose, Zysten* etc. Bei Verdacht auf Malignität eines Nierentumors wird am besten sofort die Nephrektomie vorgenommen. Sollte anschließend Radiotherapie notwendig sein, so kann das Vorgehen wohl nur von Fall zu Fall festgelegt werden.

Hat vor Eintritt der Schwangerschaft eine gründliche urologische Untersuchung der Patientin stattgefunden, und ist die Diagnose im Moment des Eintrittes der Gravidität genau bekannt, so bestehen, wie man sieht, keine großen Schwierigkeiten in der Indikationsstellung zur Schwangerschaftsunterbrechung. In der Praxis ist das Bild aber häufig anders. Erst im Moment, da die Patientin von ihrer Schwangerschaft Kenntnis hat, wird sie von kleinen urologischen Symptomen beunruhigt und veranlaßt, den Arzt aufzusuchen. Wenn man aber bedenkt, wie abhängig die Urologie von der Röntgenuntersuchung geworden ist und daß in den ersten sechs Wochen der Schwangerschaft eine röntgenologische Untersuchung der Harnorgane wegen Schädigung des Fetus absolut kontraindiziert ist, kann man die daraus entstehenden Schwierigkeiten ermessen.

Die Dringlichkeit einer genauen Diagnosestellung und der Verzicht auf die Röntgenuntersuchung führen zu einer Aufwertung der zystoskopischen Diagnostik. Sie wird am Ende des zweiten Schwangerschaftsmonates ergänzt durch das absolute Minimum an Röntgenuntersuchungen. Dabei wird die Urographie mit ihren Serienaufnahmen kaum angewendet, sondern höchstens eine Leeraufnahme bei Steinverdacht und ein retrogrades Pyelogramm vorgenommen.

Unter Umständen können durch Operation abgeheilte Erkrankungen die Unterbrechung einer Schwangerschaft nötig machen.

Einnierigkeit: Hat die Schwangere nur noch eine Niere und ist diese gesund, so bestehen keine Bedenken gegen die Austragung. Erfolgte die Nephrektomie unmittelbar vor der Konzeption oder sogar in den ersten Schwangerschaftswochen, so kann die Unterbrechung in Betracht gezogen werden. Die Restniere hatte dann noch keine Zeit zur kompensatorischen Hypertrophie. Hier wird der Entscheid erst durch Berücksichtigung aller Elemente (z. B. Nephropathie bei früherer Schwangerschaft) gefällt werden können. Ist die Restniere aber ernstlich erkrankt, so muß die

Schwangerschaft unterbrochen werden, weil die Gefahr einer Niereninsuffizienz besteht.

Mußten durch die vorausgehende Operation die normalen anatomischen Verhältnisse geändert werden, so ist die Frage der Unterbrechung ernstlich zu prüfen. Wurde z. B. wegen Schrumpfblase oder unheilbarer Blasenvaginalfistel eine Darmblase angelegt oder eine Ableitung der Ureteren in den Dickdarm vorgenommen, so besteht praktisch immer eine Pyelonephritis. Durch die Stauung des Urins im Nierenbecken während der Schwangerschaft wird diese Infektion verschlimmert, wodurch die Indikation zur Unterbrechung gegeben ist. Andererseits darf bei tadellosem anatomischem Resultat und guter Nierenfunktion auf Wunsch der Patientin die Schwangerschaft ausgetragen werden, wenn sorgfältige Überwachung der Patientin (Elektrolyte!) möglich ist. Mehrere Fälle mit glücklichem Ausgang sind beschrieben worden.

Plastische Operationen am Blasenhals (Inkontinenzoperationen) geben keinen Grund zur Unterbrechung; dagegen ist es notwendig, um das Operationsresultat zu erhalten, die Schwangerschaft durch Schnittentbindung zu beenden. Wurde zur Plastik der Uterus interponiert, so muß die Schwangerschaft unbedingt unterbrochen werden. Die fixierte Zwangslage des Organs führt bereits in der ersten Hälfte der Schwangerschaft zur Katastrophe durch schwere urologische und geburtshilfliche Komplikationen. Es ist deshalb bei Ausführung solcher Operationen zu verlangen, daß gleichzeitig die Sterilisation durchgeführt wird.

Mißbildung der Harnorgane mit guter Funktion geben keine Indikation zur Interruptio. Beckennieren können in seltenen Fällen ein Geburtshindernis bilden und zur Schnittentbindung Anlaß geben.

Diese kurzen Ausführungen erheben keinen Anspruch auf Vollständigkeit; es ist nicht möglich, in einer kurzen Übersicht jeden denkbaren Fall zu besprechen. Als Quintessenz darf gelten, daß die Schwangerschaft unterbrochen werden soll, wenn vorher schon eine deutliche Einschränkung der Nierenfunktion bestand oder durch das Austragen der Schwangerschaft (z. B. infolge Infektion der Nieren) eine Niereninsuffizienz zu befürchten ist.

Literaturverzeichnis

Boshamer, K. und Mitarb.: Die Steinerkrankungen. Handbuch der Urologie, Bd. X. Berlin-Göttingen-Heidelberg: Springer 1961.

Ljunggren, E., und Mitarb.: Specific inflammations. Handbuch der Urologie, Bd. IX/2. Berlin-Göttingen-Heidelberg: Springer 1959.

Wildbolz, E., und H. Wildbolz: Lehrbuch der Urologie. 4. Aufl. Berlin-Göttingen-Heidelberg: Springer 1959.

X. Hautkrankheiten

H. Kuske

Hauterkrankungen geben nur ausnahmsweise Anlaß zur Unterbrechung einer Schwangerschaft. Wohl sind Dermatosen bekannt, die durch eine Gravidität stark verschlimmert werden können. Trotzdem muß der Hautarzt nur sehr selten zur Frage der Unterbrechung einer Schwangerschaft Stellung nehmen, und es lassen sich darum auch kaum allgemeingültige Regeln aufstellen. Vor allem fehlen zwingende Erfahrungen, wie sie sich durch gesetzmäßige Krankheitsverläufe auf anderen Gebieten aufdrängen mögen. Im dermatologischen Fachgebiet handelt es sich somit bei der Indikation zur Unterbrechung immer um den isolierten Einzelfall, der sorgfältig beobachtet und umsichtig und streng beurteilt werden muß. In manchen Fällen, bei denen man in früheren Jahren noch abwägen mußte, ob der Patientin die Austragung einer Schwangerschaft zumutbar sei, ist heute eine wirksame Behandlung möglich geworden. Dadurch kann auch während einer Gravidität die Verschlimmerung des Grundleidens verhütet werden. Die letzten Jahrzehnte brachten mit der Einführung der Antibiotika und der Kortikosteroide in unseren Arzneischatz, gerade bei schwersten Dermatosen ungeahnte Möglichkeiten zum Einsatz lebensrettender Behandlung. Damit sind die auf dermatologischem Gebiet an und für sich schon spärlichen Indikationen zu einer Unterbrechung noch weiter eingeschränkt worden.

Etwas häufiger spielen dermatologische Erkrankungen als komplizierende Faktoren eine Rolle. Der Hautarzt wird darum manchmal von Begutachtern aus anderen Fachgebieten als Konsiliarius zugezogen. Er hat dann lediglich die Hautkomplikationen zu bewerten und abzuwägen, um so die Elemente zu einer Gesamtbeurteilung zu ergänzen. Man denke z. B. an eine quälende Prurigo gestationis, die durch die Schlaflosigkeit zu einer Erschöpfung der Graviden und zu einer großen psychischen Belastung führen kann.

Schwangerschaftsdermatosen

In einzelnen Lehr- und Handbüchern der Hautkrankheiten kann man noch ein geschlossenes Kapitel über Schwangerschaftsdermatosen finden. Allerdings zeichnet sich hier ein Wandel in der Auffassung über Ätiologie und Pathogenese ab. An wirklich ursächliche Zusammenhänge glaubt man immer weniger. Früher als eindeutige Schwangerschaftsfolgen beschriebene Hautleiden sind z. T. im nosologischen System verschoben worden. Sie wurden bei den Schwangerschaftsdermatosen gestrichen und bei anderen bekannten Krankheitsbildern eingereiht. Damit sind sie nur noch zu besonderen, durch die Schwangerschaft modifizierten Verlaufsformen auch sonst bekannter Hautleiden geworden. Der Wandel der Auffassungen läßt sich gut an den Beispielen des Herpes gestationis und der Impetigo herpetiformis zeigen, zwei Krankheitsbilder, die früher zu den wichtigsten Schwangerschaftsdermatosen zählten.

Herpes gestationis

Als Herpes gestationis wurde früher eine klein- bis großblasige, pemphigusähnliche, stark juckende Dermatose bezeichnet, die meist während der Schwangerschaft auftrat, um dann mit der Entbindung wieder zu verschwinden. Man kannte aber auch Fälle, die weiter bestehen blieben, vor allem auch während der Stillperiode. Die Abhängigkeit von der Gravidität galt als gesichert, denn es wurden Fälle bekannt, die bei jeder Schwangerschaft rezidivierten. Man nahm eine Graviditätstoxikose an, die zu diesem pemphigoiden Hautbild führen sollte. Seit längerer Zeit setzt sich nun eine andere Auffassung durch. Man sieht im Herpes gestationis eine Dermatitis herpetiformis Duhring, deren erster oder späterer Schub während einer Gravidität ausgelöst wird und die deshalb eine Sonderstellung erhalten hat. Zur wissenschaftlichen Stützung dieser These lassen sich die Blutveränderungen mit starker Eosinophilie, die Histologie mit subepithelialer Blasenbildung und andere Argumente — die im speziellen nur den Hautarzt interessieren — anführen. Die großblasige Dermatitis herpetiformis hat weitgehende Ähnlichkeit mit einer Erkrankung, die neuerdings als Pemphigoid bezeichnet wird; möglicherweise sind die beiden Krankheitsbilder identisch. Sie sind aber klar vom Pemphigus vulgaris und seinen Unterformen Pemphigus foliaceus und Pemphigus vegetans abzutrennen; denn sie haben eine viel bessere Prognose als die Erkrankungen, welche dem Pemphigus verus zugerechnet werden. Die Differentialdiagnose in dieser Gruppe von Blasenkrankheiten ist bekantlich schwierig. Sie kann faktisch nur vom Spezialisten, vor allem unter Berücksichtigung des morphologischen Bildes, der Schleimhautbeteiligung und ganz besonders an Hand der Histologie gestellt werden. Über die echten Pemphiguskrankheiten — mit ihrer nach wie vor quoad vitam schlechten Prognose — wird in einem späteren Abschnitt noch kurz die Rede sein. Die Prognose des Herpes gestationis ist günstig, hingegen ist die Mortalitätsziffer der Feten bzw. Neugeborenen größer als bei gesunden Müttern.

In jedem Fall wird man eine Behandlung einleiten und vorerst abklären, ob sich der Ausschlag durch Gaben von Sulfapyridin oder Diaminodiphenylsulfon, oder Sulfanil-amido-methoxy-pyridazin beeinflussen läßt. Die früher übliche Behandlung mit Progesteron oder Choriongonadotropin ist durch die Kortikosteroid-Therapie weitgehend in den Hintergrund gedrängt worden. Sollten die Sulfonamide versagen, so ist nämlich am ehesten von der Triamcinolon- oder Dexamethason-Behandlung ein prompter Erfolg zu erwarten. Beim Herpes gestationis wurde leider beobachtet, daß die Feten unter der mütterlichen Erkrankung geschädigt werden. In einem beträchtlichen Prozentsatz kommen Spontanaborte, Totgeburten oder Tod des Kindes bald nach der Geburt in der Anamnese von Frauen mit rezidiv. Herpes gestationis vor. Weil aber die Prognose des Herpes gestationis grundsätzlich günstig ist und außerdem wirksame, relativ ungefährliche Behandlungsmöglichkeiten zur Verfügung stehen, kann keine medizinische Indikation zur Unterbrechung der Gravidität gestellt werden.

Impetigo herpetiformis

Als zweite, schwere „Schwangerschaftsdermatose" mit häufig infauster Prognose ist die Impetigo herpetiformis zu nennen. Es handelt sich um einen vorwiegend kleinpustulösen Ausschlag, der in z. T. gruppierter, gyrierter und plaqueförmiger Anordnung große Teile des Integumentes befallen kann. Besonders betroffen werden Leistenbeugen, Innenseiten der Oberschenkel, Axillarfalten und die Nabelgegend.

Zur Charakterisierung gehören ferner akuter, oft hochfieberhafter Verlauf mit schwerer Störung des Allgemeinbefindens. In einem hohen Prozentsatz der Fälle kam es im akuten Schub zum tödlichen Ausgang. Die Erkrankung heilte in anderen Fällen entweder mit Beendigung der Gravidität durch Entbindung am Termin, oft durch Spontanabort bzw. durch vorzeitige Unterbrechung der Schwangerschaft, ab. Auch über die Stellung der Impetigo herpetiformis im nosologischen System der Hautkrankheiten ist in letzter Zeit eine Diskussion entstanden. Vieles spricht dafür, daß die Impetigo herpetiformis, die übrigens auch beim Manne — allerdings sehr viel seltener als bei der Frau — vorkommt, eine besonders gefährliche Verlaufsform der Psoriasis pustulosa darstellt. Hier kann nicht auf die verschiedenen Gründe eingegangen werden, welche zu dieser Zuordnung geführt haben. Während die Einreihung des Herpes gestationis als besondere Verlaufsform der Dermatitis herpetiformis Duhring auch bedeutet, daß man die früher ernste Prognose eher optimistischer beurteilen darf, — besonders weil sowohl Sulfonamide vom Typus des Sulfapyridins und des Sulfanil-amido-methoxy-pyridazins als auch Kortikosteroide einen ziemlich sicheren therapeutischen Erfolg versprechen und damit eine Unterbrechung der Gravidität unnötig machen — ist die Prognose der Impetigo herpetiformis durch die „Umteilung" in die Gruppe der Psoriasis pustulosa nicht besser geworden. Zwar darf auch hier festgehalten werden, daß besonders die Kombination von antibiotischer Behandlung mit Triamcinolongaben sich bei der Impetigo herpetiformis bzw. der Psoriasis pustulosa acuta vom Typus v. Zumbusch sehr günstig auswirken kann. Diese Behandlung sollte unbedingt in jedem Fall vor der Diskussion der Frage der Interruptio graviditatis versucht werden. Führt sie bei korrekter Dosierung ausnahmsweise nicht zu einer eindeutigen Besserung, dann allerdings darf einer Patientin mit Impetigo herpetiformis die Fortsetzung der Schwangerschaft nicht zugemutet werden, weil das Leben durch das Fortbestehen der Gravidität ernsthaft gefährdet wird und weil zur Zeit keine anderen, besser wirksamen Behandlungsmöglichkeiten bekannt sind. Das gleiche Krankheitsbild kommt auch bei Strumektomierten vor und kann dann evtl. mit AT 10 beeinflußt werden.

Prurigo gestationis

Viel häufiger als die beiden Raritäten Herpes gestationis und Impetigo herpetiformis beobachtet man die Prurigo gestationis im Verlauf einer Schwangerschaft.

Dieses zermürbende Hautleiden tritt bei graviden Frauen in der Regel schon in den ersten Schwangerschaftsmonaten auf. Vorerst hat man es noch mit harmlosen — als Pruritus sine materia — zu bezeichnenden Störungen zu tun, doch fällt auf, daß sie therapeutisch schwer zu beeinflussen sind. Bei Fortbestehen der Schwangerschaft steigert sich das Krankheitsbild. Unter vermehrtem Juckreiz treten Erytheme und Papeln hinzu, die an Armen und Beinen und auch am Stamm ausgestreut sind. Der Juckreiz zwingt zum Kratzen, und es entsteht dann allmählich ein wenig charakteristisches Bild, das manchmal schwer von einer disseminierten Neurodermitis, einem endogenen Ekzem, einer Prurigo bei einer Blutkrankheit, eventuell sogar schwer von einer parasitären Prurigo differentialdiagnostisch abgetrennt werden kann.

Wie erwähnt, ist die Behandlung schwierig, undankbar und selten erfolgreich. Auch die modernen Medikamente aus der Gruppe der Antihistaminika und der Psychopharmaka mit sedativer und juckreizstillender Komponente, etwa vom Typus des Phenergans oder Fenistils, versagen oft. Selbst die Kortikosteroide, die doch für viele Anwendungsgebiete die idealen juckstillenden Mittel sind, bringen beim Pruritus gestationis selten den gewünschten Erfolg. Man muß deshalb die schon früher empfohlenen Behandlungen mit Schwangerenserum versuchen und mit Sedativa und äußerlich anwendbaren Antipruriginosa einen erträglichen Zustand erzwingen.

In der Regel kann die Schwangerschaft so ausgetragen werden. Schwieriger wird die Situation, wenn bei einer Multipara die persönliche Erfahrung vorausgehender Graviditäten mit von Schwangerschaft zu Schwangerschaft eher gesteigerten Beschwerden hinzukommt. Mütter von mehreren Kindern, belastet von den Mühen des Haushaltes, oft erst kurz nach einer durchgestandenen Gravidität schon wieder schwanger geworden, empfinden die Prurigo graviditatis als außerordentlich quälendes, nervenaufreibendes Leiden. In derartigen Fällen kann ausnahmsweise die medizinische Indikation zur Unterbrechung gestellt werden. Man wird möglicherweise auch noch den Rat eines Psychiaters einholen und in allen Fällen mit wiederholter Prurigo graviditatis mindestens zeitweise die Konzeption zu verhüten suchen.

Eine gründliche Untersuchung muß vor einem Eingriff selbstverständlich in jedem Falle von Prurigo gestationis gefordert werden, denn sowohl enterogene Noxen als auch Leberstörungen können für den Pruritus verantwortlich gemacht werden. Leider sind die Patientinnen, bei denen auch eine genaue Untersuchung keine Anhaltspunkte für die Ursache der Störungen liefert, in der Überzahl. Darum wird die Krankheit auch immer noch mit Recht als Schwangerschaftsdermatose bzw. Gestationstoxikose aufgefaßt.

Durch die Gravidität möglicherweise ungünstig beeinflußte schwere Hautleiden

In einer letzten Gruppe können wir diejenigen Hautkrankheiten zusammenfassen, die unter Umständen durch eine Gravidität schlecht beeinflußt werden. Es sind das meist Dermatosen mit einer ohnehin infausten Prognose wie *Mykosis fungoides* im infiltrativen oder tumorösen Spätstadium, *Pemphigus vulgaris*, *Lupus erythematodes acutus visceralis* und *Lupus erythematodes disseminatus subacutus, Sclerodermia progressiva, Dermatomyositis* und *malignes Melanom.*

Treffen solche, zum Glück eher seltene Hautkrankheiten, mit einer Gravidität zusammen, so können sich schwierige Probleme stellen. Man wird in diesem oder jenem Fall einer Kranken nicht zumuten können, etwa neben dem schweren konsumierenden Leiden eines Pemphigus auch noch die Gravidität auszutragen.

Allerdings kommt es sehr oft zum Spontanabort. Beim *Erythematodes disseminatus* bestehen z. B. statistische Angaben: man hat mit 30% fetaler und mit 25% mütterlicher Mortalität zu rechnen (ELLIS und BERESTON), letztere wird aber durch die Gravidität nicht eindeutig beeinflußt.

Beim *malignen Melanom* kann es während einer Gravidität zu einer rapiden Generalisierung kommen, als ob die Abwehrkräfte gegenüber dem bösartigen Tumor völlig zusammenbrechen würden oder wie wenn latente Absiedlungen sehr stark provoziert würden (SYLVAN). Eine feste Regel besteht aber nicht; das maligne Melanom verhält sich ja auch sonst von Fall zu Fall ganz verschieden. Die ernste Prognose sollte mit dem Ehemann oder anderen Angehörigen zuvor besprochen werden. Wenn der Wunsch nach einem Kinde ausgesprochen ist, darf man den Fortbestand der Gravidität verantworten. Der kranken Mutter wäre ohnehin durch die Interruptio nicht mehr zu helfen, falls die Metastasierung angefacht worden ist.

Die Beurteilung kann auch bei der Gruppe des *Erythematodes acutus, subacutus* und bei der *Dermatomyositis* sehr schwer und verantwortungsvoll werden. Immerhin haben wir mit den Kortikosteroiden und den Antibiotika wirksame Behandlungsmethoden zur Verfügung. Auch werden einzelne Fälle vorübergehend durch die Gravidität eher günstig beeinflußt, so daß man zu optimistischer Haltung gedrängt wird. Es sei aber daran erinnert, daß unter dem Einfluß des *Lupus erythematodes acutus* besonders häufig eine latente tuberkulöse Infektion gefährlich aktiviert wird und als terminale Komplikation den Exitus herbeiführt. Der Gutachter wird darum beim *Erythematodes acutus* die gleiche Stellung einnehmen, wie bei zu befürchtender Aktivierung einer Tuberkulose. Bei einer *Mykosis fungoides* darf die Indikation zur Unterbrechung gestellt werden, schon weil man zur Behandlung des Grundleidens großfelderige Röntgenbestrahlungen oder auch Zytostatika anwenden möchte. Es sei aber erwähnt, daß einzelne Fälle von Mykosis fungoides unter einer höher dosierten Cortisonbehandlung (Triamcinolon oder Dexamethason) in Schach gehalten werden können. Ein Versuch in dieser Richtung scheint in jedem Falle angezeigt. Bei gutem Ansprechen kann die Gravidität fortbestehen.

Bei *Hämatodermien* und *malignen Retikulosen,* die wegen der begleitenden Hauterscheinungen oft zuerst vom Dermatologen untersucht und behandelt werden, gelten die Grundsätze, wie sie bei Leukämien, Morbus Hodgkin usw., vertreten werden können.

Zum Schluß sei noch kurz auf den *varikösen Symptomenkomplex* und die so häufigen, schweren postthrombotischen *Ulcera crurum* verwiesen. Diese banalen Zirkulations- und Hautleiden an den unteren Extremitäten sind beim weiblichen Geschlecht sehr viel häufiger als bei Männern anzutreffen. Der Zusammenhang mit wiederholten Graviditäten und begleitenden Thrombophlebitiden ist offensichtlich. Wenn man in die Definition der Gesundheit auch Wohlbefinden und Arbeitsfähigkeit aufnimmt, dann gehören die postthrombotischen Geschwüre zu denjenigen Erkrankungen, die am allerhäufigsten gesundheitliche Dauerschädigungen als Spätfolge von Schwangerschaft darstellen.

Das Intervall zwischen Auftreten der Spätkomplikationen und dem akuten, entzündlich-thrombosierenden Venenleiden beträgt oft mehrere Jahre. In der Behandlung des varikösen Symptomenkomplexes und vor allem in der Prophylaxe von Varicophlebitis und Phlebothrombosen sind große Fortschritte gemacht worden. Die

Venenkomplikationen am Ende der Gravidität oder im Wochenbett können verhütet oder rasch und wirksam bekämpft werden. Es gibt aber immer noch Frauen, die bei wiederholten Schwangerschaften rezidivierende Thrombophlebitiden durchmachen, wobei sich schon früh sehr hartnäckige postthrombotische Unterschenkelgeschwüre einstellen. In derartigen Fällen wird man neben prophylaktischen Maßnahmen während der Gravidität und im Wochenbett auch zu rasch aufeinanderfolgende Schwangerschaften nach Möglichkeit zu verhüten suchen. Bei Multipara kann hier die Indikation zu sterilisierenden Eingriffen gegeben sein. Eine Interruptio wird jedoch nur ganz ausnahmsweise in Frage kommen.

Literaturverzeichnis

BOHNSTEDT, R. M.: Veränderungen der Haut in der Schwangerschaft. In GOTTRON und SCHÖNFELD: Dermatologie und Venerologie, Bd. III/2, S. 1038—1063. Stuttgart: G. Thieme 1959.

CRAWFORD, G. M., and R. W. LEEPER: Diseases of the skin in pregnancy. Arch. Derm. Syph. 61, 753—771 (1950).

ELLIS, F. A., and E. S. BERESTON: Lupus erythematosus associated with pregnancy and menopause. Arch. Derm. Syph. 65, 170—176 (1953).

GRÜNEBERG, TH.: Psoriasis und Schwangerschaft. Hautarzt 3, 155—159 (1952).

KEATY, C., P. E. JONES, and J. H. LAMB: Progesterone therapy in dermatoses of pregnancy (Herpes gestationis). Arch. Derm. Syph. 63, 675—686 (1951).

NAUJOKS, H.: Leitfaden der Indikationen zur Schwangerschaftsunterbrechung. Stuttgart: Ferdinand Enke 1954.

RUSSELL, B., and N. A. THORNE: Herpes gestationis. Brit. J. Dermat. 69, 339—357 (1957).

SAMITZ, M. H., M. S. GREENBERG, and J. M. COLETTI: Pemphigus in association with pregnancy. Arch. Derm. Syph. 67, 10—17 (1953).

TÉMIME, P.: L'allergie en Dermatologie dans ses rapports avec les hormones génitales. In Les réactions organiques non spécifiques en Dermatologie, p. 319—385. Paris: Masson & Cie 1952.

XI. Augenkrankheiten

R. WITMER

Es sei vorweggenommen: rein ophthalmologische Indikationen zur Schwangerschaftsunterbrechung gibt es praktisch nicht. Fast immer sind allgemeinsomatische, psychiatrische und soziale Faktoren mit im Spiele. Nach der Meinung der meisten Autoren ist die Gefahr einer akuten Verschlechterung eines Augenleidens während der Gravidität nicht größer, als dies nach der Natur des Leidens an sich erwartet werden muß. Wenn eine Indikation zur Interruptio trotzdem gestellt wird, so ist sie daher meistens eine komplexe Verbindung von sozialen, psychologischen und ophthalmologischen, evtl. auch allgemein medizinischen Aspekten.

Es sind in der überwiegenden Mehrzahl *Erkrankungen der hinteren Abschnitte des Auges,* der Netzhaut und ihres Gefäßsystems, sowie des N. opticus, die die Frage der Interruptio aufwerfen lassen. Wir möchten deshalb diese Veränderungen zuerst besprechen.

Die wichtigste Indikation ergibt ohne Zweifel die *angiospastische Retinopathia* (früher Retinitis albuminurica). Sie kann in den ersten Monaten der Gravidität auftreten, vor allem dann, wenn es sich um eine Patientin mit chronischer Glomerulosklerose handelt. In diesem Falle kann die Indikation zur Unterbrechung gegeben sein, bevor schwerere Augenhintergrundveränderungen auftreten. Bei der reinen *Graviditätsnephropathie,* die ja meist in den letzten Monaten der Gravidität auftritt, ist die Prognose erfahrungsgemäß günstiger, auch wenn eine komplizierende, seröse Amotio retinae auftritt. Es darf hier unter Umständen zugewartet werden, selbstverständlich unter genauester Kontrolle. Tritt eine Verschlechterung ein, so wird man eine vorzeitige Entbindung einleiten und so das Kind unter Umständen am Leben erhalten und die Mutter vor Erblindung bewahren können. Wenn in solchen Fällen bei mehreren Schwangerschaften immer wieder die Gefahr der Erblindung oder schwerer Dauerschädigungen besteht, so ist vom ophthalmologischen Standpunkt aus die Sterilisation angezeigt.

Die *Amaurose bei Eklampsie,* meist in den letzten Schwangerschaftsmonaten auftretend, ist auf Störungen infolge Hirnödem in der Sehbahn bzw. in den Sehzentren zurückzuführen; auch sie ist eine Indikation zur vorzeitigen Einleitung der Geburt.

Schwere *Netzhautblutungen* hingegen, die infolge Hyperemesis gravidarum namentlich bei hochgradig Myopen selten einmal zu Beginn einer Schwangerschaft auftreten können, stellen unter Umständen eine Indikation zur Interruptio dar.

Als möglicherweise toxisch bedingt muß eine selten auftretende *Retrobulbärneuritis* in den ersten Schwangerschaftsmonaten angesehen werden (bei normalem neurologischem Status). Erst einseitig, später doppelseitig, kann sie eine Interruptio rechtfertigen. Es kann sich allerdings auch um das Frühsymptom einer beginnenden multiplen Sklerose handeln.

Die bisher beschriebenen Indikationen sind also insofern nicht rein ophthalmologische als wir sie nur bei pathologischer Schwangerschaft finden. Nachfolgend sollen nun Augenveränderungen bei normaler Schwangerschaft kurz besprochen werden.

Hochgradige Myopie ist kein Grund zur Unterbrechung, sondern höchstens zur Schonung während der Geburt (evtl. Kaiserschnitt). Wieweit eine Myopie maligne ist und während der Schwangerschaft zu Komplikationen führt, hängt keineswegs von der Dioptrienzahl, sondern vom Grad der Gefäßsklerose der Aderhaut und von den degenerativen Retinaveränderungen ab, sowie vom Verlauf der Affektion während früherer Schwangerschaften. Eine sichere Prognose ist sehr schwer zu stellen. Tritt im Verlauf einer Schwangerschaft eine akute Verschlechterung, ja sogar Erblindung durch Amotio retinae an einem letzten noch sehtüchtigen Auge auf, so ist die Unterbrechung zu befürworten. Die einfache *Amotio retinae* an sich, bei funktionstüchtigem anderen Auge, ist hingegen kein Grund zur Interruptio, da eine operative Intervention auch während der Schwangerschaft ohne weiteres möglich ist. Daß eine Schwangerschaft das Auftreten einer idiopathischen Netzhautablösung begünstige, ist nicht anzunehmen.

Hohe Myopie, kombiniert mit Glaukom, wird unter Umständen als Indikation zur Unterbrechung anerkannt, obwohl es nicht erwiesen ist, daß die Schwangerschaft einen schädigenden Einfluß hat. Überdies sind solche Erkrankungen bei Jugendlichen sehr selten.

Von den *vaskulären Störungen der Netzhaut,* kann die *Zentralvenenthrombose* dann eine Interruptio rechtfertigen, wenn sie an einem Auge bereits zur Erblindung geführt hat und im anderen Auge imminent ist.

Das gleiche gilt für die *Periphlebitis retinae,* die allerdings bei Frauen selten ist, aber in ihren schwersten Erscheinungsformen hie und da die Interruptio rechtfertigen kann.

Bei schweren *diabetischen Retinopathien,* die meist erst im fortgeschrittenen Stadium einer diabetischen Erkrankung auftreten, wird die Indikation wohl eher durch den Internisten zu stellen sein.

Bei den *Erkrankungen des N. opticus* kann die *sekundäre Optikusatrophie nach Neuritis retrobulbaris,* unbekannter Genese oder als Vorläufer einer multiplen

Sklerose, nach Ansicht vieler Autoren eine Indikation zur Unterbrechung darstellen. Rein ophthalmologisch ist die Indikation nicht unbedingt gegeben, da Remissionen eigentlich die Regel sind; die Entscheidung dürften in solchen Fällen der Neurologe und der Ophthalmologe gemeinsam zu treffen haben. Ähnlich verhält es sich bei der tabischen *Optikusatrophie*, bei *luetischen Erkrankungen* des Nervensystems, *Hirntumoren*, und *Enzephalitis*, die alle sekundäre Augensymptome hervorrufen.

Nachfolgend seien noch Augenstörungen erwähnt, die während der Schwangerschaft auftreten können, jedoch in der Regel reversibel sind und keine Indikation zur Unterbrechung darstellen. Abgesehen von der bereits erwähnten eklamptischen Amaurose sind seltene *Gesichtsfeldstörungen* zu erwähnen, die vorübergehend durch den Druck der während der Schwangerschaft physiologischerweise vergrößerten Hypophyse im Chiasma ausgelöst werden können.

In der Gruppe der *Uveitiden* spielt vor allem die Ätiologie eine Rolle. Viele Autoren befürworten die Interruptio, wenn eine schwere, chronische Uveitis tuberkulöser Genese vorliegt, weil erfahrungsgemäß besonders wiederholte Schwangerschaften sich ungünstig auf die Tuberkulose im allgemeinen, und wohl auch auf die Augentuberkulose auswirken. Allerdings ist die Indikation nur in den schwersten Fällen mit drohender Erblindung gegeben.

Als *Affektion der vorderen Bulbusabschnitte* ist nur der *Keratokonus* zu erwähnen, der hie und da schon Anlaß zu Schwangerschaftsunterbrechung gegeben hat, besonders weil in ätiologischer Hinsicht hormonale Störungen evtl. in Frage kommen. Wenn bei einer früheren Schwangerschaft deutliche Progredienz eines Keratokonus beobachtet wurde und ein Auge bereits praktisch erblindet ist, wird die Interruptio gelegentlich befürwortet. Allerdings stellt die heute ohne allzu großes Risiko und mit guten Erfolgsaussichten durchführbare Hornhauttransplantation eine therapeutische Möglichkeit dar, die ein schon stark behindertes Auge unter Umständen wieder sehtüchtig machen kann.

Zum Schluß noch ein Wort zur Frage der Interruptio nach durchgemachten Infektionskrankheiten der Mutter. Die in letzter Zeit mehr und mehr an Aktualität gewinnende *Toxoplasmose* kann unter Umständen zu einer Embryopathie führen und damit die Frage einer Interruptio aufwerfen. Nach bisherigen Erfahrungen scheint aber nur eine frische Infektion der Mutter im Verlaufe der Schwangerschaft zu einer Infektion des Kindes zu führen, wobei es zu schweren letalen enzephalitischen Veränderungen kommen kann. Es können aber auch nur chorioretinitische Infektionsherde entstehen, die — weil sie meist zentral lokalisiert sind — zu beidseitiger hochgradiger Sehschwäche führen. Bis jetzt sind keine Fälle bekannt, wo auch ein zweites Kind an Toxoplasmose kongenital erkrankt war. Eine Behandlung der graviden Frau mit Daraprim und Sulfonamiden läßt sich nur verantworten bei ganz sicher frischer Infektion und keinesfalls nur bei Vorliegen eines positiven Dye-Testes ohne Zeichen manifester Erkrankung. Dabei wissen wir heute noch nicht, ob evtl. durch diese Behandlung eine teratogene Schädigung bewirkt wird. Die in den ersten Monaten der Gravidität durchgemachte *Rubeola* verursacht bekanntlich bei 60—70% der Kinder kongenitale Anomalien wie Katarakt, Mikrophthalmus, Mikrozephalie mit Imbezillität sowie Schwerhörigkeit, Herzfehler und Zahnanomalien. — Die Indikation zur Unterbrechung ist bei Embryopathien von der Mutter aus gesehen eine rein psychiatrische, sie kann gerechtfertigt sein, sofern die medizinisch-psychiatrischen Voraussetzungen gegeben sind (FRANCESCHETTI).

Zusammenfassend können wir also sagen, daß rein ophthalmologische Indikationen zur Interruptio sehr selten sind, und daß es immer gilt verschiedenste Faktoren abzuwägen. Nur ganz ausnahmsweise wird der Augenarzt allein die Indikation mit voller Überzeugung stellen können.

Literaturverzeichnis

Duke-Elder, St.: Pregnancy. In Bd. VII Text Book of Ophthalmology (Index Volume), pag. 6964. London: Kimpton 1954.

François, P., M. Woillez, et P. Delcour: Spasme artériel rétinien bilatéral prolongé au cours d'une éclampsie. Bull. Soc. Opht. (Paris), 628—631 (1958).

Franceschetti, A., und D. Klein: Soziale Fragen in der Augenheilkunde. In Lehrbuch der Augenheilkunde, pag. 135—136. Basel: Karger 1961.

Gasteiger, H.: Über Anzeigen zur Unterbrechung der Schwangerschaft auf Grund von Augenveränderungen. Wiss. Z. Univ. Leipzig 1/2, 93—108 (1953).

Heine, L.: Über okulare Indikationen zur Unterbrechung der Schwangerschaft und Sterilisation. Arch. Augenheilk. **100/101**, 439 (1929).

Hruby, K.: Die bedrohlichen Erkrankungen und Verletzungen des Auges: Schwangerschaft und Auge. S. 127. München und Berlin: Urban und Schwarzenberg 1961.

Lenz, G.: Hygiene und Blindenwesen. In F. Schieck, und A. Brückner: Kurzes Handbuch der Ophthalmologie. 7, 911—913 (1932).

Sedan, J.: Gravidité et sens chromatique. Bull. Soc. Opht. Paris, 420—423 (1955).

Thomas, Ch., et R. Herbenval: Incidences oculaires de la grossesse. In Encyclopédie Médico-chirurgicale, Ophtalmologie, Vol. II, pag. 450 Clo/4. Paris: Editions Techniques 1930—1963.

Velhagen, C.: Schwangerschaftsunterbrechung und Auge. Dtsch. Gesundh.-Wes. **13**, 617—618 (1958).

XII. Ohren-, Nasen-, Halskrankheiten

F. Escher

Die Diskussion um die medizinische Indikation einer Schwangerschaftsunterbrechung bei Erkrankungen im Ohren-, Nasen- und Halsgebiet beschränkt sich auf eine ganz kleine Gruppe von Krankheiten.

Krankheiten des Ohres

Hier nimmt die *Otosklerose* die zentrale Stelle ein. Bekanntlich handelt es sich bei der Otosklerose um eine Knochenumbauerkrankung im Bereich des knöchernen Labyrinthes, wobei ganz besonders die Region des ovalen Fensters befallen ist. Durch Fixation des Steigbügels verliert das Schalltransmissionssystem seine Beweglichkeit. Es tritt vorerst eine reine Schalleitungsschwerhörigkeit auf, an die sich im Verlaufe der Jahre recht häufig eine Degeneration des Innenohres anschließt. Diese letztere ist bedingt teils durch Veränderungen im Bereich der Sinneselemente selbst, teils durch Übergreifen der otosklerotischen Wucherungen auf die weitere Labyrinthkapsel. Bei der Otosklerose kann fast in der Hälfte aller Fälle eine Heredität nachgewiesen werden. Es werden sowohl Männer wie Frauen von ihr befallen. Bei den Frauen ist sie aber etwas häufiger. Die Ursache der Erkrankung ist letztlich noch ungeklärt. Erfahrungsgemäß tritt sie meistens erst zu Beginn des 3. Dezenniums auf und ist bei Frauen häufig an die endokrine Evolution gebunden. So können gelegentlich die ersten Symptome beim Eintreten der Menarche beobachtet werden. Ganz besonders erfährt man immer wieder, daß die schubweise Hörverschlechterung im Verlauf von Graviditäten erfolgt. Deshalb wurde in früheren Jahren otosklerotischen Frauen oft geraten, auf Kinder zu verzichten, und es hat sich auch immer wieder die Frage der Schwangerschaftsunterbrechung gestellt. In der Literatur schwanken die Angaben von Hörverschlechterungen während Schwangerschaften zwischen 25 und 60% der Patientinnen. Dabei ergibt sich aus den Beobachtungen, daß das Verhalten bei den einzelnen Individuen außerordentlich unterschiedlich ist. So konnte bei mehrfach gebärenden otosklerotischen Frauen manchmal gar keine Veränderung beobachtet werden, oder es hat sich bei Mehrgebärenden nur eine Schwangerschaft im Sinne einer Hörverschlechterung ausgewirkt.

Aus diesen kurzen Ausführungen ergibt sich ohne weiteres, daß eine Indikationsstellung zur Schwangerschaftsunterbrechung wegen Otosklerose schon früher, als man die neuen operativen Verfahren noch nicht kannte, sehr diskutabel war. Seit Ende des 2. Weltkrieges kam es in der ganzen Otosklerosetherapie zu einer grundlegend neuen Orientierung: die Otosklerose kann zwar operativ nicht geheilt werden, aber es ist durch Wiederherstellung einer Schalleitung zum Innenohr möglich geworden, Hörverbesserungen von oft beträchtlichem Ausmaße zu erzielen. Es handelt sich dabei um die sogenannte Fensterungsoperation und in den letzten Jahren um die Operation direkt an der ovalen Fensternische, im Bereich der Steigbügelplatte.

Die persönlichen Erfahrungen im Verlauf der letzten 14 Jahre haben nun das erstaunliche Phänomen gezeigt, daß durch diese hörverbessernden Operationen — obschon nicht kausal, sondern im Sinne der Wiederherstellung einer Schalleitung operiert wurde — ein Hörgewinn über Jahre und Jahrzehnte erzielt werden kann. Es hat sich zudem erwiesen, daß am operierten Ohr oft keine weitere Progression des Leidens mehr festzustellen war, während sich am nicht operierten Ohr die Hörfunktion langsam progressiv, gelegentlich auch schubweise, verminderte. Von ganz besonderer Bedeutung war die Beobachtung, daß operierte Frauen auch nach ein- oder mehrfacher Schwangerschaft ihren Hörgewinn beibehielten, und daß die in einer recht hohen Zahl gefürchtete Hörverminderung bei den Operierten nicht mehr eintrat. Diese Befunde werden auch von WULLSTEIN und GERLACH bestätigt. Aus diesem Grunde hat die Frage der Schwangerschaftsunterbrechung bei Otosklerose in den letzten Jahren einen ganz neuen Aspekt erhalten. Man soll otosklerosebefallenen Frauen die hörverbessernde Operation empfehlen. Sie darf auch während der ersten Hälfte der Schwangerschaft oder dann im Intervall nach der ersten Schwangerschaft durchgeführt werden. Da man im Einzelfall nicht weiß, ob bei einer Otosklerose-Patientin infolge Gravidität überhaupt mit einer Hörverschlechterung zu rechnen ist, muß eine Unterbrechung der 1. Gravidität prinzipiell abgelehnt werden. Hat sich erwiesen, daß eine Schwangerschaft zur Schädigung des Gehörs führt, so ist vorerst nicht zur Schwangerschaftsunterbrechung, sondern dringend zur Ohroperation zu raten.

Es gibt seltene Ausnahmen von dieser Regel. Gelegentlich verläuft eine Otosklerose gerade bei Jugendlichen sehr rasch und maligne, so daß sich im Verlauf einer Schwangerschaft fast stürmisch eine hochgradige Schwerhörigkeit entwickelt. Solche Fälle sind für die ohroperativen Eingriffe ungünstig, denn hier findet man weiche, stark vaskularisierte osteoide Herde an den Labyrinthfenstern. Auch eine noch so gut angelegte Fensterungsoperation oder Stapedektomie bringt keine dauernde funktionelle Besserung. Die künstlich angelegten Schallöffnungen haben eine starke Tendenz, wieder zuzuwuchern. In solchen Fällen, wobei es sich wohl nie um Primiparae handelt, darf auf Grund der besonderen Situation als große Ausnahme die Indikation zur Interruptio gestellt werden.

Ich habe diesbezüglich eine Umfrage in der Deutschen Gesellschaft der Hals-Nasen-Ohrenärzte gemacht und auch von dort die Antwort bekommen, daß heute bei der Otosklerose oder einer ähnlichen Art von Schwerhörigkeit keine Indikation zur Schwangerschaftsunterbrechung besteht.

Auch bei Innenohrschwerhörigkeiten sieht man gelegentlich einen beschleunigten Verlauf während Schwangerschaften. Die Beurteilung ist aber dermaßen unsicher, daß sich eine Indikation zur Interruptio praktisch überhaupt nie stellt.

Erkrankungen im Bereiche der oberen Luftwege

Bei diesen Erkrankungen stellt sich heute das Problem praktisch überhaupt nicht mehr. Schwere Tuberkulose, Lupus und dergleichen sind fast verschwunden. Bei fortgeschrittenen schweren Malignomen im Bereich der oberen Luftwege muß aus allgemein medizinischen Gründen von Fall zu Fall entschieden werden. So ist einer krebskranken Frau, welche sich operativen und radiotherapeutischen Behandlungen im Bereich der oberen Luftwege unterziehen muß, wohl keine gleichzeitige Schwangerschaft zuzumuten. Aber diese Einzelsituationen sind ja dermaßen selten, daß dafür gar keine Regel aufgestellt werden kann.

Kehlkopferkrankungen

Bei Kehlkopfstenosen, z. B. doppelseitige Stimmbandlähmung oder Zustand nach Kehlkopfoperation, muß unter Umständen die frühzeitige Tracheotomie zur Herstellung einer Atemsuffizienz durchgeführt werden. Tracheotomierte Gebärende können aber den Preßakt nicht mehr richtig steuern helfen, oder nur, wenn das Tracheostoma in rhythmischer Folge immer wieder verschlossen wird. Bei solchen Patientinnen muß dementsprechend die Sectio caesarea in Aussicht genommen werden. Falls dieser Eingriff nicht zugemutet werden darf, so ist für eine Kanülenträgerin unter Umständen die Indikation zur Interruptio gegeben. Es sind diese seltenen Einzelfälle gemeinsam mit einem erfahrenen Laryngologen zu beurteilen.

Literaturverzeichnis

Allen, E. D.: Pregnancy and otosclerosis. Amer. J. Obstet. Gynec. **49**, 32 (1945).

Barton, R. T.: The influence of pregnancy on otosclerosis. New Engl. J. Med. **233**, 433 (1945).

Dietzel, K.: Schwangerschaftsunterbrechung bei Erkrankungen im HNO-Fachgebiet. Dtsch. Gesundh.-Wes. S. 618—620 (1958).

Gerlach, H.: Fensterungsoperation und Schwangerschaft. Arch. Ohr.-, Nas.- u. Kehlk.-Heilk. **165**, 380 (1954).

Greifenstein, A.: Schwangerschaftsunterbrechung und Unfruchtbarmachung aus gesundheitlichen Gründen bei Otosklerose. Z. Hals-, Nas.- u. Ohrenheilk. **46**, 344 (1939).

Lederer, F. L.: Otorhinolaryngologic problems in the mother and the newborn infant. Ann. Otol. **68**, 933 (1959).

Martin, H.: Evolution après grossesse des otospongioses opérées. J. franç. Oto-rhino-laryng. **6**, 606 (1957).

Nager, F. R.: Clinical manifestations and pathologic anatomy of otosclerosis. Nord. Med. **2**, 1703 (1939).

Naujoks, H.: Leitfaden der Indikationen zur Schwangerschaftsunterbrechung. Stuttgart: Ferd. Enke-Verlag 1954.

Otosclerosis in Pregnancy, editorial. N. Y. St. J. Med. **45**, 2643 (1945).

Pietrantoni, L., e C. Agazzi: Considerazioni sui successi e sugli insuccessi della fenestrazione labirintica nell'otosclerosi. Arch. ital. Otol. **65**, Suppl. 18, 5—34 (1954).

Sato, T.: Clinical investigation of the perceptive deafness developing after pregnancy and puerperium. J. oto-rhino-laryng. Soc. Japan **56**, 57 (1953). Ref. Zbl. Hals-, Nas.- u. Ohrenheilk. **51**, 128 (1954).

Smith, H. V.: Effect of pregnancy on otosclerosis. Arch. Otolaryng. **48**, 159 (1948).

Wullstein, H., R. F. Ovilvie, and J. S. Hass: Van der Hoeve's syndrome in mother and daughters. J. Laryng. **74**, 67 (1960).

Zangemeister, H. E., und B. Schmidt: Zur Schwangerschaftsunterbrechung wegen Otosklerose. Dtsch. med. Wschr. **70**, 113 (1944).

XIII. Krankheiten und Mißbildungen der Frucht

M. Vest

Obwohl es nach den gesetzlichen Bestimmungen keine Möglichkeit gibt, eine Schwangerschaft aus kindlicher Indikation heraus zu unterbrechen, können Situationen entstehen, in denen ein zu erwartender Fruchttod oder eine schwere körperliche

oder geistige Mißbildung des Kindes für die Mutter eine derartige Belastung darstellen, daß bei Weiterführung der Schwangerschaft die Gefahr eines dauernden Schadens der Gesundheit entsteht. Eine schwere Konfliktsituation für die Mutter wird sich vor allem dann ergeben, wenn nach den Erfahrungen bei einer Krankheit in einem hohen Prozentsatz mit schwerer Schädigung des Kindes zu rechnen ist. In erster Linie sind hier die Embryopathien sowie die Rhesusinkompatibilität zu nennen. Neuerdings zeigt die Häufung schwerer Mißbildungen nach der Einnahme bestimmter Medikamente während der frühen Gravidität, daß auch andere Momente unter Umständen hier zu berücksichtigen sind. Für die Beurteilung der Frage einer evtl. Schwangerschaftsunterbrechung ist dabei neben der Berücksichtigung der psychischen Situation der Schwangeren die Kenntnis der Häufigkeit der kindlichen Schädigung und der Möglichkeiten ihrer Verhütung wichtig.

Embryopathien

Obwohl Fruchtschädigungen und Mißbildungen auch nach Infektionen mit anderen Viren als dem Rötelnvirus beschrieben sind, so bei Mumps, Influenza, Hepatitis, Poliomyelitis und den Viren der Herpes-Varizellengruppe, wollen wir uns zur Hauptsache auf die Rubeolenembryopathie beschränken, die am besten untersucht und am häufigsten ist.

Rubeolenembryopathie

Der Infektion des Keimlings muß eine Virämie der Mutter vorausgehen. Die Virusteilchen gelangen auf dem Blutweg an die Implantationsstelle und befallen das Chorionepithel und die Zottengefäße. Über die V. umbilicalis gelangen abgestoßene nekrotische Gefäßwandteilchen in den embryonalen Kreislauf. Sie infizieren zuerst die Leber und das Endokard. Von hier wird die Infektion über den linken Ventrikel in die Arterienbahn verschleppt. Damit kommt es zur Ausbreitung im gesamten embryonalen Organismus.

Die intrauterine Virusinfektion eines Keimlings kann entweder ohne Defekt ausheilen, einen Defekt hinterlassen oder zum intrauterinen Fruchttod bzw. zum Abort führen. Die Reaktion des Keimlings auf eine Schädigung hängt weniger von deren Natur ab, als von Reifegrad der Gewebe im Moment ihrer Beeinflussung. So ist der Keimling im Blastocystenstadium noch imstande, Schädigungen auszugleichen, sofern er sie überlebt. Diese Phase dauert beim Menschen ca. 18 Tage. Erst mit dem Einsetzen der Organdifferenzierung (Organogenese) entfalten teratogene Faktoren ihre Wirkung und erzeugen Mißbildungen.

Die empfindlichste Phase ist hier die Zeit von der 3.—8. Woche, weil während dieser Periode entscheidende Vorgänge wie die Scheidewandbildung des Herzens, Gesichtsentwicklung, Darmdrehung und Hirnhemisphärenbildung vor sich gehen. Die Absterberate in utero ist dabei immer noch relativ hoch.

Klinische Mißbildungen bei Rubeolenembryopathie

Kommt es zur Heilung mit Defekt, so können folgende Mißbildungen bei Kindern, die zur kritischen Zeit in utero eine Rubeoleninfektion durchgemacht haben, entweder allein oder in Kombination miteinander auftreten:

Augenmißbildungen

Sie finden sich allein oder mit anderen Defekten in ca. 50% der Kinder mit Rubeolenembryopathie und umfassen Katarakt, Hornhauttrübung, Glaukom, flache vordere Augenkammer, Buphthalmus, Mikrophthalmus, Nystagmus und Chorioretinitis. Die kritische Phase scheint besonders in der 3.—6. Woche zu liegen.

Kongenitale Herzvitien

Die genaue Frequenz der Herzvitien ist schwierig festzustellen. Die Angaben über die Häufigkeit schwanken zwischen 30 und 50%. Beschrieben wurden Vorhof- und Kammerseptumdefekte, Fallotsche Tetralogie, Isthmus- und Aortenstenose, Pulmonalstenose, Transposition, Eisenmengerkomplex und vor allem offener Ductus Botalli.

Taubheit oder schwere Hörausfälle

Sie sind oft mit Taubstummheit kombiniert und kommen zur Hauptsache bei Erkrankungen der Mutter in der 6.—14. Schwangerschaftswoche vor. Im Säuglingsalter wird sie häufig nicht diagnostiziert, sondern erst bei Nachuntersuchungen einige Jahre nach der Geburt entdeckt. Sie findet sich mit einer Frequenz bis zu 70% entweder isoliert oder in Kombination mit anderen Mißbildungen.

Zahnanomalien

Sie umfassen Schmelzbildungsstörungen, Hypoplasie oder Aplasie und Formveränderungen einzelner Zähne, verspäteten Durchbruch und erhöhte Kariesanfälligkeit. Auch ein vollständiges Fehlen der Anlage des bleibenden Gebisses wurde beschrieben.

Geistiger Rückstand und Mikrocephalie

Die genaue Frequenz dieser Störungen ist nicht bekannt. Wie bei Taubheit sind geistige Defekte bei späteren Nachkontrollen leichter festzustellen als im Säuglingsalter.

Körperlicher Rückstand und Untergewichtigkeit

Von den in den ersten 8 Wochen betroffenen Kindern sind ca. $^1/_4$ untergewichtig, bei Erkrankung in der 9.—13. Woche noch ca. 11%, auch wenn sie am oder kurz vor dem Termin geboren sind und keine Mißbildungen aufweisen. Außerdem wird wiederholt darauf hingewiesen, daß diese Säuglinge schwieriger aufzuziehen sind, als normale Frühgeburten derselben Gewichtsgruppen.

Mikroskopisch sichtbare Schädigungen

Wie besonders die Arbeiten von TÖNDURY gezeigt haben, finden sich außer diesen klinisch feststellbaren Mißbildungen bei vielen spontanen oder therapeutischen Aborten histologische Veränderungen. Sie bieten bei Infektionen mit verschiedenen Viren (Rubeolen, Mumps, Influenza, Hepatitis, Poliomyelitis etc.) im wesentlichen dasselbe Bild, nämlich:

1. *Blutungen,* meist in Form von Diapedesisblutung, die auf den zu erwähnenden Endothelläsionen der Gefäße beruhen dürften.

2. *Zellnekrosen,* die um so ausgedehnter sind, je jünger der Keimling ist. Besonders anfällig sind hier die Endothelzellen. Daneben finden sich Myokardnekrosen, die primär oder sekundär, d. h. durch Störung der Entwicklung oder Zerstörung schon vorhandener Strukturen für die häufigen Scheidewanddefekte verantwortlich sind.

3. *Riesenzellbildungen* finden sich sehr häufig in verschiedenen Geweben, sie dürften vom Endokard oder anderen Gefäßendothelien stammen. Sie stellen offenbar die früheste Reaktionsmöglichkeit der embryonalen Gewebe auf die Infektion dar, bevor eine leukozytäre Reaktion, d. h. eine Entzündung möglich ist. Die geschilderten Veränderungen können als Vorstadien der bei ausgetragenen Embryopathien zu beobachtenden Mißbildungen betrachtet werden.

Häufigkeit der Keimschädigung

Trotz vieler Untersuchungen kann die Häufigkeit von Mißbildungen nach Rubeolenerkrankung der Mutter nicht mit absoluter Sicherheit angegeben werden. Ein Grund hierfür liegt darin, daß abortierte Keimlinge fast nie untersucht wurden, aber unbedingt berücksichtigt werden sollten, weil sie, wie angeführt, sehr häufig Mißbildungen bzw. deren Vorstufen aufweisen. Es scheint auch, daß die Mißbildungsrate in Epidemiejahren höher ist als bei sporadischen Fällen, vermutlich weil die Virulenz mit der Zahl der Passagen zunimmt. Übereinstimmend ist festgestellt worden, daß sich bei Erkrankung der Mutter in den ersten 8 Schwangerschaftswochen die größte Mißbildungshäufigkeit ergibt, in der 8.—12. Woche nimmt sie bedeutend ab und in der 12.—16. Woche kommen nur noch vereinzelt Mißbildungen vor. Für eine Beurteilung der Häufigkeit eignen sich lediglich prospektive Untersuchungen, die von der an Rubeolen erkrankten oder mit Rubeolen in Kontakt gekommenen Schwangeren ausgehend das Schicksal des Kindes verfolgen. Leider sind diese Untersuchungen nicht alle nach gleichen Grundsätzen vorgenommen und die Resultate nicht für einheitliche Schwangerschaftsperioden aufgeführt worden, so daß es schwierig ist, die Ergebnisse gesamthaft zu verwerten. Trotzdem läßt sich daraus schätzen, daß in den ersten 4 Wochen die Mißbildungshäufigkeit zwischen ca. 25 und 70%, im 2. Monat zwischen 25 und 55%, im 3. Monat zwischen 20 und 40% und im 4. Monat noch ca. 5 bis 25% der lebend geborenen Kinder beträgt, gegenüber ca. 2,5% bei normalen Schwangerschaften.

Dabei dürften die oberen Zahlen für Epidemiejahre zutreffen, während das durchschnittliche Risiko eher der unteren Grenze entsprechen dürfte. Nicht berücksichtigt sind dabei die Spontanaborte, die in den ersten 2 Monaten in bis zu 50% oder mehr der betroffenen Schwangerschaften eintreten können. Eine Häufung von Aborten ergibt sich auch nach anderen Viruskrankheiten, besonders Mumps, Grippe und Poliomyelitis, sowie bei Pockenschutzimpfung in der frühen Gravidität. Eine Zunahme von Mißbildungen ist auch nach Mumps und Grippe festgestellt worden, doch ist die Zahl der Fälle bei den meisten Statistiken zu klein, um verläßliche Prozentzahlen zu ergeben. Die Anfälligkeit der Keimlinge auf verschiedenste Viren ergibt sich aber aus den schon erwähnten histologischen Befunden. Zahlenmäßige Angaben über die Häufigkeit von Mißbildungen bei Kontakt der Mutter mit Röteln ohne manifeste Erkrankung lassen sich nicht machen. Es erscheint aber gesichert zu sein, daß auch bei einer immunen Mutter eine Virämie entsteht, die zu Mißbildung oder Abort des Embryos führen kann, jedenfalls aber viel seltener als bei nicht immunisierten.

Prophylaxe

Die vorgeschlagenen Methoden zur Prophylaxe, nämlich künstliche Infizierung oder Exposition der Mädchen im Kindesalter sind bisher nicht systematisch angewendet worden. Die relativ geringe Kontagiosität der Röteln macht eine absichtliche Ansteckung wenig erfolgversprechend. Außerdem schützt auch eine bestehende Immunität der Mutter das Kind nicht absolut. Wichtiger erscheint es deshalb einen Kontakt der Schwangeren mit Viruserkrankungen sowie Vaccinationen mit lebenden Viren möglichst zu vermeiden.

Eine weitere Möglichkeit ist passive Immunisierung innert 5 Tagen vom Kontakt mit Rubeolen, wozu Rekonvaleszentenserum, ca. 30 ml i.v., aus Rekonvaleszentenserum hergestelltes γ-Globulin (4—10 ml i.m.), oder gewöhnliches γ-Globulin in der Dosis von 0,2 ml oder mehr pro kg Körpergewicht verwendet wurde. Nur das letztere ist allgemein erhältlich. Sowohl mit Rekonvaleszentenserum wie mit daraus hergestelltem γ-Globulin läßt sich die Zahl von Erkrankungen ungefähr auf $^1/_{10}$ der nicht geschützten Schwangeren, d. h. auf weniger als 1% senken. Die Schutzwirkung gewöhnlichen γ-Globulins ist unzuverlässig, da sie vom Titer der Rubeolenantikörper abhängt, der von Charge zu Charge wechselt. Ein Versuch scheint indes, sofern kein Rekonvaleszentenserum erhältlich ist, angezeigt.

Ist die Schwangere an Röteln erkrankt, so besteht keine Möglichkeit mehr das Entstehen einer Embryopathie zu beeinflussen. Die Geburt eines evtl. geschädigten Kindes kann höchstens durch eine *Schwangerschaftsunterbrechung* verhütet werden. Die Frage, ob eine solche vorgenommen werden soll oder nicht, läßt sich nicht allgemein gültig beantworten, sondern muß in jedem Fall auf Grund der oben dargelegten Verhältnisse diskutiert werden. Sie wird u. a. vom Zeitpunkt der Erkrankung, vom Alter der Schwangeren, dem Vorhandensein gesunder Nachkommen, der Religion, der psychischen Konstitution abhängen. Gerade bei jungen Frauen erscheint eine Mißbildungschance von 1 : 4 oder mehr, verglichen mit dem normalen geringen Risiko (ca. 1 : 100) als erheblich. Im Rahmen einer Rötelnepidemie ist das gegenüber sporadischen Fällen erhöhte Mißbildungsrisiko in Betracht zu ziehen. Daneben ist allerdings zu berücksichtigen, daß ein beträchtlicher Teil der am schwersten geschädigten Kinder schon intrauterin abstirbt und spontan abortiert wird, nämlich alle diejenigen, bei denen die gesetzten Organdefekte (besonders am Herzen) ein weiteres Überleben verunmöglichen.

Blutgruppeninkompatibilität

Rhesusunverträglichkeit

Häufigkeit der Sensibilisierung

Ungefähr 17% unserer Bevölkerung sind rhesus-negativ, d. h. sie besitzen den Faktor d anstatt D. Von den 83% rhesus-positiven Menschen sind 35% in bezug auf D homozygot (DD), 48% heterozygot (Dd). Daraus kann man berechnen, daß ungefähr in jeder 10. Schwangerschaft die Mutter rhesus-negativ, der Fetus rhesus-positiv ist. Sofern keine Transfusionen vorausgegangen sind, ist das erste Kind nur in 1—5‰ befallen. In der zweiten Gravidität steigt die Häufigkeit der Sensibilisierung auf ca. 3—6%. Mit jeder folgenden Gravidität erhöht sich der Prozentsatz und überschreitet bei 6 Schwangerschaften 10%. Eine Immunisierung wird gefördert, sofern der Vater in bezug auf D homozygot ist und das Kind und die Mutter im ABO-System verträglich sind. Eine Sensibilisierung gegen C und E ist fast 100mal seltener als gegen D. Sind einmal Rhesusantikörper gebildet, so persistieren sie für Jahre oder Jahrzehnte.

Art und Häufigkeit der kindlichen Schädigung

Sind bei der Mutter Antikörper vorhanden, so kommt es praktisch immer zu einem mehr oder weniger schweren Morbus haemolyticus. Im Durchschnitt enden 12% dieser Schwangerschaften mit intrauterinem Fruchttod. Die Todesursache besteht in schwerer Anämie (im allgemeinen weniger als 5 g-% Hämoglobin) mit Herzversagen. Der Fet ist stark ödematös (Hydrops fetalis). Gelegentlich werden solche Kinder noch lebend geboren, sterben aber innert weniger Minuten oder Stunden. Von den lebenden Kindern erkrankt ca. ein Drittel nur leicht. In den schweren Fällen führt der beschleunigte Blutabbau einerseits zur Anämie und andererseits zur Hyperbilirubinämie, da die Insuffizienz der glukuronidbildenden Enzyme in der Leber die Ausscheidung des Bilirubins verzögert. Von dieser Seite droht bei Bilirubinkonzentrationen über 20—25 mg-% der Kernikterus, sofern kein Blutaustausch vorgenommen wird.

Für unsere Fragestellung wäre es sehr wichtig den Schweregrad im Einzelfall möglichst früh in der Gravidität einschätzen zu können. Dies ist an Hand des Verlaufs früherer Graviditäten und bis zu einem gewissen Grade des Antikörpertiters möglich. Im allgemeinen nimmt der Schweregrad eines Morbus haemolyticus neonatorum mit jeder folgenden Gravidität zu. In 6—7% stirbt schon das zweite überhaupt betroffene Kind in utero. Sind die Krankheitserscheinungen beim ersten Kind, das Symptome zeigt, nur leicht, so erkranken häufig auch weitere Kinder nur geringgradig, und der Prozentsatz an Totgeburten ist klein. Sind schwere Fälle vorhergegangen, so steigt die Häufigkeit von Totgeburten wie aus der folgenden Tabelle (nach Walker et al.) ersichtlich ist, stark an.

Vorhergehendes	*Risiko einer Totgeburt*
Kind nicht erkrankt	7%
Kind leicht erkrankt	2%
Vorhergehendes Kind mäßig schwer erkrankt	20%
Vorhergehendes Kind sehr schwer erkrankt (Hämoglobin im Nabelschnurblut unter 9 g-%)	55%
Eine vorhergehende Totgeburt	70%
Mehr als eine vorhergehende Totgeburt	80%

Die gewöhnliche Antikörperbestimmung erlaubt i. a. keine sichere Vorhersage über den Schweregrad des klinischen Bildes. Besser ist die Korrelation bei Bestimmung des Antikörpertiters im indirekten Coombstest, wie sich aus der folgenden Tabelle (nach Mollison) ergibt:

Titer des indirekten Antiglobulintests	*Zahl der Fälle*	*Zahl der Totgeburten*
1—8	3	0
16—32	8	1 (13%)
64—512	15	4 (27%)
1024—2048	3	2 (67%)

Diese Methode ist besonders wertvoll, um den Zeitpunkt einer evtl. vorzeitigen Entbindung festzulegen.

Hat die Mutter eine vorhergehende Transfusion mit rhesuspositivem Blut erhalten, so ist die Gefahr eines Fruchttodes bei den ersterkrankten Kindern doppelt so groß als sonst. Auch das Auftreten eines Hydramnions bei einer sensibilisierten Mutter ist prognostisch ungünstig (Hydrops fetalis).

Prophylaxe und Therapie

Liegt bei einer Mutter eine Rhesussensibilisierung vor, so bestehen verschiedene Möglichkeiten. Normalerweise wird man eine Spontangeburt abwarten und dann, je nach dem Grade der Hämolyse, meist die Austauschtransfusion durchführen. Das Auftreten eines Kernikterus läßt sich dadurch bei Kontrolle der Bilirubinkonzentration sicher verhüten. Ist das vorhergehende Kind totgeboren oder geschädigt, so hat man versucht, die Sensibilisierung beim nächsten zu verhindern. Verabreichung von Kortikosteroiden hat sich aber leider als erfolglos erwiesen. Auch die Anwendung von Rhesushaptenen, die die Rhesusantikörper neutralisieren sollen, war ohne Erfolg.

Eine weitere Möglichkeit, besonders zur Verhütung des intrauterinen Fruchttodes bei schweren Fällen ist die vorzeitige Entbindung. Dabei ist die Wahl des günstigsten Zeitpunktes problematisch. Einerseits erfolgen ca. 50% der Fälle von Fruchttod vor der 35. Schwangerschaftswoche (Walker et al. 1957 a), andererseits nimmt die Gefahr eines Kernikterus (wegen des Unvermögens das Bilirubin auszuscheiden) sowie das Risiko der Austauschtransfusion bei unreifen Neugeborenen zu. An Kliniken, die viele Austauschtransfusionen durchführen, sind heute allerdings auch bei kleinen Frühgeburten die genannten Risiken recht gering. Praktisch wird man sich zu einer vorzeitigen Entbindung nur entschließen, sofern eine oder mehrere Totgeburten oder ein sehr schwerer Grad von hämolytischer Anämie vorausgegangen sind. Dann aber sollte die Entbindung mindestens 5 Wochen vor dem Termin, unter Umständen noch früher, durchgeführt werden.

Betrachten wir nun auf Grund der gemachten Angaben die Frage nach den Indikationen der *Schwangerschaftsunterbrechung* beim Morbus haemolyticus neonatorum, so kann man sagen, daß es heute, wo die Aussicht auf ein gesundes Kind auch in schweren Fällen durch die Austauschtransfusion sehr günstig ist, kaum mehr eine solche Indikation gibt. Lediglich in Fällen, bei denen schon mehrere Kinder frühzeitig in utero abgestorben sind und zwingender Grund zur Annahme besteht, daß der Vater in bezug auf D homozygot ist, muß eine solche noch erwogen werden.

Andere Blutgruppenunverträglichkeiten

Die Sensibilisierung einer Mutter mit der Blutgruppe 0 durch A- oder B-Erythrozyten ihres Kindes ist relativ häufig (Konstellation in ca. 15% aller Geburten, Sensibilisierung in ca. 1/5 der Fälle), führt aber selten zu sehr schweren Formen eines hämolytischen Ikterus. Meist ist das erste Kind befallen. Die Gefahr liegt hier mehr in der Hyperbilirubinämie, als im Auftreten einer schweren Anämie. Häufig sind folgende Kinder gesund. Ein Absterben unter der Geburt kommt kaum vor. Diese Form der Unverträglichkeit stellt somit keine Indikation für eine Schwangerschaftsunterbrechung dar.

Literaturverzeichnis

Flamm, H.: Die pränatalen Infektionen des Menschen. Stuttgart: Thieme 1959.

Mollison, P. L.: Blood transfusion in clinical medicine. Kap. 17. Haemolytic disease of the newborn. 3. Aufl. Oxford: Blackwell 1961.

Siegel, M., and M. Greenberg: Fetal death, malformation and prematurity after maternal rubella. New Engl. J. Med. **262**, 389 (1960).

Skinner, C. V.: The rubella problem. Amer. J. Dis. Child. **101**, 78 (1961).

Töndury, G.: Embryopathien. Berlin-Göttingen-Heidelberg: Springer 1962.

Walker, W., S. Murray, and J. K. Russell: Stillbirth due to haemolytic disease of the newborn. J. Obstet. Gynaec. Brit. Emp. **44**, 573 (1957 a).

— — — Induction of labour to prevent recurrent stillbirth due to haemolytic disease. Lancet **1**, 348 (1957 b).

XIV. Maligne Tumoren

L. Eckmann

Die Beurteilung der Folgen bösartiger Geschwülste für die Schwangerschaft hat drei verschiedene Situationen zu berücksichtigen:

1. Die gravide Patientin wurde früher wegen eines bösartigen Tumors behandelt, ist aber bei Beginn der Schwangerschaft klinisch gesund.
2. Die Schwangerschaft tritt bei einer an Krebs schon erkrankten Patientin ein.
3. Die bei Beginn der Schwangerschaft gesunde bzw. symptomfreie Patientin erkrankt im weiteren Verlauf der Gravidität an einem Tumor.

Es ist notwendig jede dieser Situationen besonders zu erörtern.

Schwangerschaft bei einer Patientin mit klinisch „geheiltem" Tumor*

Der Arzt, der sich zur Schwangerschaftsunterbrechung bei einer Patientin dieser Gruppe zu äußern hat, sieht sich zwei Problemen gegenübergestellt. Das erste besteht darin, daß der Begriff der Bösartigkeit einer Geschwulst ebenso sehr ein prognostischer als auch ein diagnostischer ist. Die morphologische Diagnose einer bestimmten Tumorform stützt sich im wesentlichen auf den Grad der Entdifferenzierung der beteiligten Zellelemente. Über das individuelle Verhalten dieses Tumors beim einzelnen Kranken vermag aber diese Diagnose nur soweit Auskunft zu geben, als katamnestische Erfahrungen über gleichartige Fälle vorliegen. Dieser Grundsatz ist im positiven wie im negativen Sinne gültig. Das heißt, wenn eine anscheinend radikale Ausrottung des Tumors erfolgt ist, beziehungsweise, wenn im Anschluß an eine Strahlenbehandlung keine Tumorsymptome festzustellen sind, so darf ein derart klinisch „geheilter" Patient nicht als gesundes Individuum betrachtet werden; er unterliegt weiterhin den statistischen Regeln des Rückfallrisikos. Es gibt — mit anderen Worten — nach einem Tumorleiden keine Individualprognose, sondern nur eine Gruppenprognose, wobei die Stellung des einzelnen Kranken innerhalb der Streuungskurve seiner Gruppe eine Unbekannte ist. Diese Unsicherheit kontrastiert entscheidend mit der Beurteilungsmöglichkeit der meisten anderen Krankheiten.

Damit kommen wir zum zweiten Problem dieser Gruppe: nach welchen Richtlinien soll das Gesetz der großen Zahl auf die einzelne Patientin angewendet werden? Erhebliches Gewicht kommt dem Zeitfaktor zu. Im Schrifttum über bösartige Geschwülste ist es üblich, die 5-Jahresheilungsziffer als Maßstab für die definitive Heilung anzusehen. Die Willkür dieser Betrachtungsweise gilt aber als impliziert, selbst wenn dies in Einzelarbeiten nicht ausdrücklich vermerkt wird. Es ist ja auch allgemein bekannt, daß Spätrezidive und Spätmetastasierungen nach mehreren Jahren, selbst nach Jahrzehnten, nicht zu den Seltenheiten gehören. Auch die Feststellung von K. H. Bauer, wonach die Absterbekurven überlebender Tumorpatienten nach 5 Jahren mit denjenigen ihrer Altersgenossen wieder identisch werden, ist für unsere Fragestellung nur bedingt gültig. Die entsprechende Untersuchung betrifft nämlich ein Beobachtungsgut höherer Altersgruppen mit ohnehin gesteigerter Mortalität, während die für die Schwangerschaft in Frage kommende Altersgruppe eine wesentlich geringere Sterbeziffer aufweist. Es ist somit nicht ohne weiteres gerechtfertigt, eine Tumorpatientin, welche die Grenze der 5-Jahresheilung überschritten hat, als nicht mehr lebensgefährdet zu betrachten.

Die Indikation zu einer Schwangerschaftsunterbrechung nach einem früher durchgemachten Tumorleiden muß also im Lichte anderer Faktoren als des zeitlichen Zurückliegens der Geschwulstkrankheit geprüft werden. Zu den wichtigsten Faktoren zählen wir die *Natur und den Sitz des Tumors*. In bezug auf die Natur der Geschwulst kommt den hormongesteuerten Tumoren eine besondere Rolle zu, wobei der Häufigkeit nach der Brustkrebs dominiert. Für dieses Karzinom ist sowohl die hormonale Hemmung, wie die hormonale Stimulierung nachgewiesen. Ein Teil der Brustkrebse wird durch gleichgeschlechtliches Hormon gefördert, durch androgenes gehemmt, ein anderer Teil weist die entgegengesetzte Abhängigkeit auf. Die zytologische Forschung ist noch nicht so weit, eine Typisierung dieser beiden unterschiedlichen Formen zu ermöglichen. Es ist daher jede Intensivierung der Produktion von Sexualhormon für eine Patientin, die an Brustkrebs litt, als gefährlich zu betrachten.

Dennoch kann von einer strikten Indikation zur Schwangerschaftsunterbrechung keine Rede sein. Fälle wurden beobachtet, in denen Frauen, die früher an Brustkrebs

---

* Im folgenden wird mit dem Ausdruck Tumor die Gesamtheit der akzeptierten bösartigen Geschwülste bezeichnet. Bedürfen einzelne Geschwulstformen besonderer Erörterung, so werden sie ausdrücklich genannt.

litten, nicht nur eine, sondern mehrere Graviditäten ohne Rezidiv durchmachten. Ein Fall ist uns bekannt, in dem es erst längere Zeit nach einer Reihe von normalen Geburten mit langen Laktationsperioden zum verhängnisvollen Rezidiv eines Mammakarzinoms kam. Ähnliches wurde auch bei anderen Tumorarten beobachtet. Immerhin überwiegt statistisch die ungünstige Beeinflussung.

Die tierexperimentellen Versuche, die den Zusammenhang zwischen Gravidität und Tumorwachstum beweisen sollten, ergaben bisher sehr widersprechende, wenig schlüssige Resultate. In neuerer Zeit hat u. a. Schrimpf Walker-Karzinom auf schwangere und scheinschwangere Ratten überimpft. Ein Unterschied in der Angehzeit und im Wachstum konnte weder in den einzelnen Schwangerschaftsabschnitten noch gegenüber nichtträchtigen Kontrolltieren festgestellt werden.

Die Entscheidung für oder gegen die Schwangerschaft ist weitgehend eine Ermessensfrage. Die Einstellung der Mutter und ihrer Angehörigen spielt eine erhebliche Rolle und mitunter wird das Urteil des Psychiaters den Ausschlag geben.

Zur Beurteilung sollten auch die statistischen Heilungsziffern herangezogen werden, wobei besonders die an einem großen Krankengut gewonnenen Zahlen der American Cancer Society als Handhabe dienen können. Die Hauttumoren, mit Ausnahme der Melanome, Melanokarzinome und Melanosarkome, die ausgesprochen rezidivgefährdet sind, können nicht als ernsthafte Gefährdung der Mutter gelten, während Knochentumoren, Tumoren des Verdauungstraktes, das Hypernephrom, die bösartigen Kröpfe, das Bronchialkarzinom und die malignen Geschwülste des Zentralnervensystems prognostisch infaust sind.

Aber auch hier wäre ein schematisches Vorgehen fehl am Platze. So schließt z. B. ein mit Radiojod erfolgreich geheiltes Schilddrüsenkarzinom Schwangerschaft nicht aus; J. H. Müller, Zürich, verfügt über zwei Fälle mit insgesamt drei gesunden Kindern. Die Konzeption war bis drei Jahre nach Behandlungsabschluß vermieden worden.

Eintritt der Gravidität bei Patientinnen mit manifestem Tumorleiden

Die eingangs erwähnten diagnostischen Gesichtspunkte stehen bei dieser Gruppe von Patientinnen noch wesentlich stärker im Vordergrund. Unter Weglassung der Hauttumoren, wiederum mit Ausnahme Melanomgruppe, liegt die Gesamtheilungsziffer aller Tumorkranken bei ca. 30%. Die jüngeren Altersgruppen stehen dabei schlechter da, als die älteren.

In der Regel stellt hier die Gravidität als solche eine tatsächliche Lebensgefährdung der Patientin dar, und zwar aus folgenden Gründen: die Schwangerschaft verhindert den größten Teil der diagnostischen und therapeutisch-radiologischen Maßnahmen; ferner werden aus mechanischen Gründen die chirurgischen Heilungsaussichten beeinträchtigt; oder es tritt, wie etwa im Falle einer erforderlichen Lungenresektion, eine schwere respiratorische Gefährdung ein. Der Begutachter wird in diesem Falle die Indikation zur Interruptio stellen.

Erkrankung an bösartiger Geschwulst während der Gravidität

Hier ist vor allem der Zeitpunkt von Bedeutung, in welchem die Diagnose des Tumors gestellt wird. Wird der Tumor erst relativ kurze Zeit vor dem Termin entdeckt, so wird man versuchen, die Schwangerschaft bis zur Geburt bzw. bis zur Lebensfähigkeit des Kindes zu erhalten. Eine Schwangerschaft der ersten beiden Trimena wird, wenn sie der Tumorbehandlung im Wege steht, unterbrochen werden müssen, wie z. B. im Falle einer Strahlenvorbehandlung. Solange eine Aussicht auf Heilung des Tumors medizinisch als möglich erscheint, muß die Gravidität geopfert werden. In Situationen aber, in denen die Gravidität schon weiter fortgeschritten ist und eine Tumorheilung nicht mehr möglich erscheint, soll, ja muß, die Lebensfähigkeit der Frucht abgewartet werden. Dies besonders beim Mammakarzinom, denn entgegen früheren Anschauungen haben neuere, an größerem Krankengut gewonnene klinische Erhebungen gezeigt (WHITE u. a.), daß die Interruptio wegen Brustkrebs keinen den Heilungsverlauf begünstigenden Einfluß zeigt.

Literaturverzeichnis

AMICO, J. C.: Pregnancy complicated by primary carcinoma of the ovary. Amer. J. Obstet. **74**, 920 (1957).

ARENAS, N., y R. A. VOTTA: Carcinoma del cuello del utero y embarazo. An. Clin. ginec. Cir. abdom. Policlin. Mejia **4**, 210 (1958).

BAUER, K. H.: Das Krebsproblem. 2. Aufl. Berlin-Göttingen-Heidelberg: Springer 1963.

DA CUNHA, D. P.: Carcinoma colli uteri und Schwangerschaft. Acta gynaec. obstet. hisp.-lusit. 7, 269 (1957).

DARCIS, L.: Cancer du col et grossesse. Bull. Soc. roy. belge Gynéc. Obstét. **27**, 97 (1957).

ECKMANN, L.: Zur Früherkennung des Carcinoms. Schweiz. med. Wschr. **86**, 54 (1956).

GAGLIARDI, F.: Cancro dell'utero in gravidanza e puerperio. Attual. Ostet. Ginec. **3**, 1177 (1957).

GLÜCKSMANN, A.: Relationships between hormonal changes in pregnancy and the development of "mixed carcinoma" of the uterine cervix. Cancer **10**, 831 (1957).

HOLZAPFEL, J. H., and H. E. EZELE: An evaluation of carcinoma of the cervix associated with pregnancy. Amer. J. Obstet. **76**, 292 (1958).

MARKOV, A. Y.: Cancer of the uterus in conjunction with pregnancy. Akush. i Ginek. **35**, 87 (1959).

MARKUS, M. B., and M. L. BRANDT: Carcinoma of the cervix complicating pregnancy. Obstet. Gynec. **10**, 669 (1957).

—, and F. FAGIN: Malignant melanoma in pregnancy. Calif. Med. **91**, 151 (1959).

SALGADO, J.: Krukenberg-Tumor und Schwangerschaft. Rev. Ginec. Obstet. (Rio de J.) **103**, 507 (1958).

SANDER, M., und E. LEWIN: Zum Problem der metastatischen Ovarialkarzinome bei Magenkarzinom und Schwangerschaft. Arch. Geschwulstforsch. **13**, 119 (1958).

SCHRIMPF, H.: Beeinflussung des Impfkarzinoms durch die Schwangerschaft und Scheinschwangerschaft der Ratte. Geburtsh. u. Frauenheilk. **18**, 92 (1958).

WENIG, H.: Zum Problem der Rückbildung von atypischem Epithel der Portio uteri einschließlich des sogenannten Oberflächenkarzinoms in der Schwangerschaft und post partum. Dtsch. Gesundh.-Wesen **1**, 215 (1958).

XV. Gefahr der medikamentösen Fruchtschädigung in der Schwangerschaft

Übersicht

C. MÜLLER

Wegen ihres niedrigen Molekulargewichts gehen die meisten der gebräuchlichen Arzneimittel auf den Fetus über. Die Plazenta kann im Prinzip durch Diffusion, Filtration und Osmose von allen löslichen Stoffen passiert werden, vorausgesetzt, sie haben ein Molekulargewicht unter 200. Die Plazenta ist aber kein einfaches „Molekülsieb". Es bestehen offenbar komplizierte und größtenteils unbekannte Durchtrittsmechanismen; denn es passieren auch große Moleküle, wie z. B. Antikörper mit einem Molekulargewicht von über 150 000 und sogar Partikel, wie z. B. Erythrozyten, die Plazentaschranke, wodurch beispielsweise die Rhesusinkompatibilität zustandekommt. Die Permeabilität der Plazenta ist von Spezies zu Spezies sehr variabel. Bei ein und derselben Frau kann die Permeabilität der Plazenta pathologischen Schwankungen unterworfen sein, so daß unter Umständen selbst ein hochmolekularer Stoff, der normalerweise die Plazenta nicht passiert, den Fetus erreicht. Bei der Unzahl von Medikamenten, die der Schwangeren verabreicht werden, ist es daher erstaunlich, wie relativ wenig über Fruchtschäden durch Arzneimittel bekannt geworden ist.

Daß Fruchtschädigungen durch Erkrankung der Mutter entstehen können, ist seit langem bekannt (Lues, Rubeolen, Toxoplasmose, Gestosen, endokrine Störungen, wie Diabetes, Hyperthyreose etc.). Dagegen hat die Erkenntnis, daß auch Medikamente Fruchtschädigungen verursachen können, erst in neuerer Zeit größere Bedeutung erlangt. Der Arzt und die Schwangere selbst sind an diesen Fragen gleichermaßen interessiert.

Mit Sicherheit steht fest, daß der Zeitpunkt der Verabreichung eines bestimmten Medikamentes von entscheidender Bedeutung ist. *Die Gefahr der Fruchtschädigung ist am größten vom 27. bis 40. Tag der Schwangerschaft.* Hier ist die Organogenese noch in vollem Gange. Es ist die Zeit, in der z. B. die Extremitäten knospenförmig aus dem Rumpf herausgeschoben werden und in der Wachstumsstörungen zur Amelie, Mikro-, Phokomelie usw. führen. Die embryologische Forschung hat eine ziemlich genaue Zeittabelle der Organbildung aufgestellt und je nach dem Zeitpunkt der Entwicklungsstörung resultieren dann auch ganz bestimmte Organschädigungen, wie dies z. B. für die Rubeolenembryopathie nachgewiesen wurde: in der 5. Woche Augenmißbildung, in der 6. bis 7. Woche Herzfehler, in der 8. bis 9. Woche Taubheit. So kann von einer eigentlichen Phasenspezifität der Entwicklungsstörungen gesprochen werden. Dabei ist weniger die Art des schädigenden Agens, als vielmehr der Zeitpunkt der Einwirkung und die Dosis maßgebend. Es kann im Tierexperiment zu einem bestimmten Zeitpunkt der embryonalen Entwicklung die gleiche Störung durch ganz verschiedene Noxen (z. B. Sauerstoffmangel, Hypo- bzw. Hypervitaminosen, Hypoglykämie etc.) erzielt werden. Andererseits können am gleichen Versuchstier mit ein und derselben Noxe, je nach dem Zeitpunkt der Applikation, ganz verschiedene Anormogenesen ausgelöst werden.

In der folgenden kurzen Übersicht sind jene Medikamente aufgeführt, von denen Fruchtschädigungen bekannt sind.

Antikonzipientia

Mehrere Fälle sind beschrieben worden, in denen Antikonzipientia, zumeist Oxychinolinpräparate, offenbar die beabsichtigte spermatozide Wirkung verfehlten, aber die Spermatozoen schädigten; Mißgeburten waren die Folge.

Statistisch ist die Keimschädigung bei derartigen antikonzeptionellen „Versagern" nicht erfaßt; aus naheliegenden Gründen wird es immer schwierig sein, in derartigen Fällen exakte anamnestische Angaben zu erhalten. Aber auch eigene ganz ähnliche Beobachtungen lassen uns annehmen, daß zumindest den Oxychinolinpräparaten gegenüber größtes Mißtrauen am Platze ist.

Abortiva

Bekannt ist, daß *Chininsalze* unter individuell günstigen Bedingungen schon in geringer Dosierung Wehen auslösen und die Ausstoßung der Frucht bewirken können. Es sind nach Anwendung von Chinin auch mehrere Fälle schwerer Mißbildung beobachtet worden. Schon die Embryologen O. und B. Hertwig hatten beobachtet, daß Chinin die Teilung embryonaler Zellen verzögert. Infolgedessen sollte Chinin vorsichtshalber nicht mehr zur Malariabehandlung schwangerer Frauen verwendet werden, da wirksame synthetische Präparate (e-Aminochinolin- und 8-Aminochinolin-

Präparate) zur Verfügung stehen, bei denen eine fruchtschädigende Wirkung bis jetzt offenbar nicht beobachtet wurde; die allgemein toxischen Wirkungen aber (besonders bei den 8-Aminochinolin-Präparaten) können sehr hoch sein.

Apiol, kristallisiert aus dem in Petersilienfrüchten enthaltenen ätherischen Öl, ist ein gefährliches Gift nicht nur für die Mutter, sondern auch für den Embryo; es erzeugt Plazentablutungen und -infarkte und kann so, falls der Abtreibungsversuch nicht glückt, schwere Ernährungs- und Entwicklungsstörungen der Frucht bewirken.

Ergotamin, Ratten im Beginn der Gestation appliziert, wirkt nach TUCHMANN-DUPLESSIS und MERCIER-PAROT nicht teratogen, was ja durch die vielfachen klinischen Erfahrungen bestätigt wird. Ergotamin könnte aber durch Auslösung von Uterusbewegung und Zirkulationsstörung in der Plazenta auf den Embryo schädigend einwirken.

Dasselbe gilt für *Pilocarpin, Sabina, Thuya, Aloes, Safran, Taxus* usw. Nicht zu sprechen von Quecksilber, Phosphor, Kalium und anderen Metallen bzw. Metallsalzen, die schwerste Schädigungen ebenso im Organismus der Mutter wie in jenem der Frucht setzen.

In den letzten Jahren wurde ein Antimetabolit zu Abtreibungsversuchen sowie zur therapeutischen Aborteinleitung angewandt. Es handelt sich um den Folsäureantagonisten *Aminopterin* (4-amino-pterylglutaminsäure). Von Tierversuchen her ist bekannt, daß diese Substanz stark teratogen wirkt. Aminopterin ist zu Beginn der Schwangerschaft zum therapeutischen Abort bei tuberkulösen und anderen Frauen verabreicht worden. Vier Fälle wurden beschrieben, in denen es nicht zur Fehlgeburt kam und die Frucht mißgebildet war. Es wurden dabei Anencephalie, Meningocele, Hydrocephalus und Lippen-, Kiefer-, Gaumenspalten gefunden. Zwei ähnliche Fälle wurden bei Schwangeren, die einen Abtreibungsversuch unternommen hatten, beobachtet. Bei einem dieser Fälle wurden die Anormogenesen embryologisch untersucht: die Befunde lassen die Annahme zu, daß die Entwicklungsstörungen durch den Antimetaboliten ausgelöst worden sind.

Hormone

Hypophysenhormone

Die wachstumsfördernde Wirkung von HVL-Extrakten hätte vermuten lassen, daß die Hypophyse auch an der Kontrolle der pränatalen Entwicklung beteiligt ist. Die ersten Versuche an der Ratte schienen diese Hypothese zunächst zu bestätigen. WATTS erzielte mit verschiedenen somatotropen HVL-Präparaten eine gewisse Verlängerung der Schwangerschaft, fetalen Riesenwuchs und hohe fetale Mortalität. HULTQUIST u. Mitarb (1949) kamen zu ähnlichen Ergebnissen.

TUCHMANN-DUPLESSIS und MERCIER-PAROT (1955) haben auf Grund eigener Versuche präzisiert, daß es sich hier nicht um echten, sondern um Pseudogigantismus handelt, da die Schwangerschaft um einige Tage übertragen wird. Genauere, an Feten verschiedenen Alters durchgeführte Untersuchungen zwingen die Autoren sogar zu der Feststellung, daß Somatotropin die fetale Entwicklung nicht fördert. Dies stimmt mit der Beobachtung überein, daß akromegale Mütter normale Kinder gebären.

Klinische und experimentelle Ergebnisse zeigen, daß die fetale Entwicklung weder durch Agenesie noch Exstirpation der mütterlichen Hypophyse gestört wird (TUCHMANN-DUPLESSIS, 1961, u. a.).

ACTH: Bei der Maus erzielten FRASER u. Mitarb., sowie INGALLS u. Mitarb. mit ACTH dieselben Mißbildungen wie mit Cortison. SMITH gelang es dagegen nicht, mit ACTH an der Äffin (Macacus Rhesus) Mißbildungen zu erzeugen.

ARVAY, NAGY und BAZSÓ haben bei der Ratte durch Reizung des Sensoriums („psychischer Stress") Mißbildungen erzielt. STOTT (1958) hält derartiges auch beim

Menschen für möglich. Auch Norris (1960) greift diese Hypothese auf. Die umfangreichen Erfahrungen bei und nach Bombardierungen sprechen aber dagegen.

Klinisch wurden nach Kortikotherapie bei der schwangeren Mutter zwar intrauteriner Fruchttod (Bret, 1955), aber nur vereinzelte Fälle von Fehlbildungen mitgeteilt (Wells, 1953; Harris und Ross, 1956). Bei der häufigen Anwendung des ACTH und Cortisons während der Schwangerschaft müßten mehr Fälle von Mißbildung bekannt sein, um eine spezifisch teratogene Wirkung anzunehmen.

Nebennierenrindenhormon

Die Wirkung der NNR-Hormone, insbesondere des Cortisons, auf Schwangerschaft und fetale Entwicklung, ist eingehend geprüft worden an Ratten, Mäusen, Kaninchen und Affen. Auch klinische Beobachtungen liegen vor. Beim Tier fällt eine hohe Art-Spezifität der Empfindlichkeit auf. Besonders die Maus ist sehr sensibel, bei der 2,5 mg (vom 11.—15. Tag gegeben) nach Fraser bei 100% der Nachkommen zu Mißbildungen führen.

Bei der Ratte ist Cortison nicht teratogen (Courrier, Evans u. a.), verlangsamt aber das Wachstum und erhöht die Sterblichkeit der Neugeborenen. Nur 5% überleben den 10. Tag. Hydrocortison hat dieselbe Wirkung.

Bei hochdosierter Cortison-, Prednison- oder Prednisolon-Behandlung bei der schwangeren Frau, vor allem in den letzten Wochen der Gravidität, muß mit einem gewissen Hypokortizismus des Neugeborenen gerechnet werden. Es empfiehlt sich daher, in den letzten Tagen der Gravidität ACTH beizufügen, um damit die Nebennierenrinde zu stimulieren. Ebenso wird empfohlen, dem Neugeborenen in den ersten Lebenstagen ACTH, unter Umständen auch Glukose und Natriumsalze zu verabreichen.

Schilddrüsenhormon und Thyreostatika

Experimenteller, durch Administration von Thyreostatika erzeugter Hypothyreoidismus ergab unterschiedliche Ergebnisse. Bei verschiedenen Arten wie Maus, Ratte, Meerschweinchen und Kaninchen führten strumagene Diät zu einer geringen fetalen Entwicklungsretardierung und zu einer Hypertrophie der fetalen Thyreoidea, aber Anomalien wurden nicht beobachtet (Krementz u. Mitarb.).

Thyreoidektomie beim Muttertier, vor oder nach der Konzeption durchgeführt, scheint die fetale Entwicklung, wenigstens bei Maus, Ratte, Meerschweinchen und Kaninchen nicht zu stören (Nelson u. Mitarb., Krohn und Withe). Nur Langman und van Faassen beobachteten einen geringen Prozentsatz fetaler Mißbildungen bei Nachkommen von Muttertieren, bei welchen die Schilddrüse 3 bis 5 Wochen vor der Konzeption entfernt worden war. Die Zerstörung der mütterlichen Schilddrüse durch Radiojod während der Schwangerschaft stört bei der Maus die fetale Entwicklung nicht (Speert u. Mitarb.).

Beim Menschen wurde ein Fall von kongenitaler Mißbildung nach Administration von radioaktivem Jod bei der Mutter beobachtet (Russell u. Mitarb.).

Hyperthyreose stört die Schwangerschaft, erzeugt aber keine Mißbildungen. Indessen haben Giroud u. Mitarb. (1951) an Tieren mit Thyroxin bis zu 20% fetaler Katarakte erhalten. Beim Menschen führt Hyperthyreose zu Störungen der Fertilität, zu Abort oder Frühgeburt.

Dennoch vermuten Hoet u. Mitarb. (1960), daß Dysfunktion der Schilddrüse beim Zustandekommen von Mißbildungen eine Rolle spielt.

Die Behandlung der Hyperthyreose mit *Thiouracil-Präparaten* bewirkt eine Verminderung der Thyroxinbildung und -ausschüttung, sie regt aber gleichzeitig den Hypophysenvorderlappen zu vermehrter Ausschüttung von thyreotropem Hormon an, wodurch die bekannte „Thiouracilstruma“ entsteht. Letztere wird nicht nur bei der Mutter, sondern auch beim Fetus gefunden und sie kann hier als Geburtshindernis wirken oder beim Neugeborenen zu erheblichen Atembeschwerden führen. RAGETH und AEPPLI berichten über ein Kind mit Struma congenita und Hernia diaphragmatica, dessen Mutter während der Schwangerschaft wegen Morbus Basedow mit Thiouracil behandelt worden war. Es finden sich nach RAGETH in der Literatur mehr als 40 Mitteilungen von zum Teil schweren Fruchtschädigungen durch Thiouracilbehandlung in der Schwangerschaft. Gehäufte Mißbildungen werden besonders in Fällen beobachtet, in denen die Behandlung während der Determinationsperiode durchgeführt wurde. RAGETH und AEPPLI warnen daher mit Recht vor Überdosierung der Thiouracilpräparate. In Anbetracht der physiologischen Hyperthyreose, besonders in der zweiten Schwangerschaftshälfte, in der eine Grundumsatzerhöhung bis 25% als normal angesehen werden darf, sollte die Thiouracilbehandlung der schwangeren Frau nur bei zwingender Indikation und nur unter genauester und regelmäßiger Kontrolle durchgeführt werden.

Insulin

Die schweren Auswirkungen des menschlichen Diabetes auf das Kind hätten erwarten lassen, daß die fetale Entwicklung auch durch experimentelle Eingriffe in den Kohlenhydratstoffwechsel gestört werden kann.

Bei der Ratte zeigt Insulin nur einen geringen teratogenen Effekt. LICHTENSTEIN u. Mitarb. applizierten Ratten während der ganzen Schwangerschaft Depotinsulin und beobachteten nur einige diskrete Fehlbildungen am Skelett. TUCHMANN-DUPPLESSIS und MERCIER-PAROT (1958) beobachteten keinerlei Anomalien bei Rattenfeten, deren Mütter vom 6.—8. Tag nach der Kopulation mit Insulin behandelt worden waren.

Bei der Maus wurden von SMITHBERG u. Mitarb. multiple Mißbildungen beobachtet, aber es scheint hier keine spezifische Insulinwirkung vorzuliegen, denn dieselben Mißbildungen werden in demselben Umfange beobachtet, wenn die Muttertiere auf Nahrungskarenz gesetzt wurden. Dagegen erzielten CHOMETTE sowie BRINDSMADE beim Kaninchen ausgesprochene Mißbildungen, wenn sie dem Muttertier zwischen dem 6. und 13. Tag der Trächtigkeit täglich 20—22 E Insulin injizierten (Mikrocephalie, Augenmißbildungen usw.).

Insulin in Überdosierung kann bei der graviden Diabetikerin auch für den Embryo recht gefährlich werden. Auch der nicht oder nicht genügend behandelte Diabetes hat schwerste Auswirkungen auf die keimende Frucht, wodurch die häufigen Mißbildungen und die hohe intrauterine Mortalität sowohl bei der Hyper- wie bei der Hypoglykämie verständlich werden. Insulin passiert auf Grund seines hohen Molekulargewichts (ca. 42 000) die Plazentarschranke nicht, aber die Glukose fließt, je nach dem Gefälle, zwischen Mutter und Kind hin und her. Untersuchungen von SOBEL zeigen, daß bei 35% der schwangeren Frauen, die wegen Psychose Insulinkuren unterworfen werden, intrauteriner Fruchttod, Frühgeburt und Mißbildungen (besonders des Auges) beobachtet werden. Deshalb ist von Insulinkuren in der Schwangerschaft dringend abzuraten.

Der Mechanismus der teratogenen Wirkung des Diabetes ist noch unbekannt.

Orale Antidiabetika

Verschiedene der in der Therapie häufig verwendeten blutzuckersenkenden Sulfamide zeigen bei der Ratte teratogene Wirkung. Bei Verwendung außerordentlich hoher Dosen (mehr als 1 g pro kg und Tag im Laufe der ersten 12 Tage der Gravidität) oraler Antidiabetika aus dem Kreise der Sulfamide an schwangeren Ratten haben TUCHMANN-DUPLESSIS und MERCIER-PAROT neben einer vermehrten

Zahl von Aborten Augen- und andere Mißbildungen bei den Feten beobachtet, ebenso bei Verwendung einer blutzuckersenkenden Biguanid-Verbindung in der gleichen Überdosierung.

Larsson und Sterky beobachteten bei einer 16jährigen Diabetikerin, die während der Schwangerschaft mit Tolbutamid behandelt wurde, Frühgeburt eines schwer mißgebildeten Kindes.

Vitamine, Kalzium

Vitamin A in hohen Dosen ist stark teratogen. Bei der Ratte erhielt man mit täglichen Dosen von 40 000—50 000 E multiple Mißbildungen: Anencephalie, Anophthalmie, Mikrophthalmie, Gaumenspalten, Nierenfehlbildungen usw. Der Typ der Mißbildung hängt auch hier vom Zeitpunkt der Vitamineinnahme während der Schwangerschaft ab. Diese Befunde wurden auch an der Maus bestätigt, ebenso am Kaninchen und Meerschweinchen. Neuere Untersuchungen haben gezeigt, daß zur Erzeugung solcher Mißbildungen tägliche Dosen von 500 E genügen, also Dosen, die unter den üblichen liegen. Beim Menschen sind für einzelne Fälle von Hydrocephalus zu hohe Vitamin A-Dosen verantwortlich gemacht worden.

Vitamin D in zu großen Dosen soll zu verfrühter Verknöcherung des fetalen Skeletts führen. Insbesondere soll der harte, wenig konfigurierbare Schädel Geburtsschwierigkeiten geben. *Kalzium* dagegen kann praktisch kaum überdosiert werden: Untersuchungen mit radioaktiv markiertem Kalzium haben ergeben, daß bei oraler Verabreichung aus dem Magen-Darm-Trakt ungefähr 40—50% resorbiert werden. Im Experiment wurde bei Belastung mit oral verabreichtem Kalzium auch in höchster Dosierung nie ein sicherer Anstieg des Blutkalziumspiegels nachgewiesen. Intravenös appliziertes Kalzium muß vorerst den Lungenkreislauf passieren, bevor es durch den arteriellen Kreislauf in die Plazenta und zum Fetus gelangt. Unterwegs findet aber ein Austausch von Kalzium-Ionen mit den Gewebeflüssigkeiten statt, der den zunächst etwas erhöhten Blutkalziumtiter wieder normalisiert. Eine Hyperkalzämie beim Fetus ist offenbar nicht zu befürchten.

Die übrigen Vitamine haben sich im Experiment bisher nicht als ausgesprochen teratogen erwiesen. Von Schäden durch Überdosierung wurde bisher nichts bekannt.

Avitaminosen

Nahrungskarenz kann auf die Frucht die verschiedensten Auswirkungen haben: Fruchttod, Abort, Wachstumshemmung und Mißbildung.

Umfangreiche Untersuchungen liegen vor über den Einfluß der Avitaminose auf die Nachkommenschaft. Mangel an Nikotinsäure, Thiamin und Ascorbinsäure scheint nicht teratogen zu sein. Bei der Häufigkeit des Vorkommens von Pellagra, Beri-Beri und selbst von Skorbut in gewissen Hungergebieten hätte eine Häufung von Mißbildungen längst auffallen müssen. Dasselbe gilt für Biotin-, Pyridoxin- und Vitamin K- wie Vitamin D-Karenz. Dagegen haben Vitamin A-, Vitamin E-, Riboflavin-, Pantothensäure- und Folsäuremangel schwere Rückwirkungen auf die Entwicklung der Frucht und führen zu Mißbildungen.

Antibiotika, Antiallergika, Zytostatika, Analgetika und Sedativa

Die *Antibiotika* (vgl. S. 150) sind deshalb von besonderem Interesse, weil sie in der Therapie eine hervorragende Rolle spielen und die meisten von ihnen mehr oder weniger rasch die Plazenta passieren. Die Konzentration von Penicillin, Streptomycin, Tetracyclin, Chloramphenicol, Aureomycin und Erythromycin ist im fetalen Blut ungefähr halb so hoch wie im mütterlichen. Eine teratogene Wirkung therapeutischer Dosen ist bei diesen Stoffen bisher nicht nachgewiesen.

Antiallergika sind für die Frucht nach den bisherigen Erfahrungen harmlos.

Völlig abzulehnen ist selbstverständlich die Behandlung maligner Systemerkrankungen in der Schwangerschaft mit *Zytostatika,* die als mitosehemmende Stoffe schwerste Fruchtschädigungen verursachen können. Es liegen zwar auch Mitteilungen über erfolgreich behandelte Fälle, z. B. von Morbus Hodgkin mit Dichloren oder von Leukämie mit Colcemid vor, wobei angeblich normale Kinder geboren wurden. Trotz dieser vereinzelten Berichte sind Zytostatika in der Gravidität äußerst gefährlich und daher kontraindiziert.

Analgetika und Antipyretika in therapeutischen Dosen scheinen für den Fetus harmlos zu sein. Trotzdem der Konsum dieser Präparate (zumeist Salicylate, Phenacetin und Pyrazolonkörper) ins ungeheure gestiegen ist, wurde über Fruchtschäden bisher nichts bekannt.

Narkotika und Sedativa sind in gebräuchlichen Dosen unschädlich. Nur wenn diese Mittel, etwa Barbiturate, ante partum gegeben werden, ist mit der für den Fetus bzw. das Neugeborene gefährlichen atemdepressiven Nebenwirkungen zu rechnen.

Morphin und andere Alkaloide des Morphiums gehen rasch in die fetale Zirkulation über. Eine teratogene Wirkung ist indessen, selbst bei Kindern von Morphinistinnen, nie beobachtet worden.

Die modernen *Tranquilizer* und *Neuroplegika* sind in therapeutischen Dosen für die Frucht allem Anschein nach unschädlich.

Dagegen hat unter den Neuroplegika das vom Phenothiazin abgeleitete Prochlorpermazin nach TUCHMANN-DUPLESSIS bei der Ratte zu relativ zahlreichen Mißbildungen geführt, wie Gaumenspalten, Kranioradischisis und Doppelbildungen. CHAMBON sah nach Chlorpromazin Fehlgeburten, ROUX beobachtete bei Chlorpromazinbehandelten Ratten einige Mißbildungen des Nervensystems. Thionidazin scheint im Tierversuch abortiv zu wirken. Promethazin ist nach TUCHMANN ungefährlich.

Nun ist aber im Laufe des Jahres 1961, namentlich in Deutschland und Großbritannien, aber auch in anderen europäischen und überseeischen Ländern bei Neugeborenen eine auffallend große Zahl schwerer, ausgeprägter Mißbildungen beobachtet worden: es handelt sich dabei um Atrophie der oberen oder unteren Extremitäten (Phokomelie) oder beider zusammen, unter Umständen um vollständiges Fehlen der Extremitäten (Amelie). Diese Anormogenesen waren häufig mit Verengerung oder Atresie im Bereich des Darmtraktes kombiniert. Die in Hamburg durch LENZ und in Schottland durch SPEIRS durchgeführten Erhebungen lassen vermuten, daß diese Mißbildungen durch *Thalidomid* (=N-Phthalyl-Glutaminsäure-Imid) hervorgerufen wurden. Voraussetzung ist, daß diese Substanz während der ersten drei Schwangerschaftsmonate eingenommen wurde.

Thalidomid ist ein Barbitursäure-freies Sedativum, das in Deutschland unter der Bezeichnung Contergan und in der Schweiz als Softenon weit verbreitet war. Im Dezember 1961 wurde das Präparat aus dem Handel zurückgezogen. Genaueres über die Bedeutung des Thalidomids als teratogene Substanz ist jedoch noch nicht bekannt. W. LENZ (1962) berichtete über die vorläufige Analyse von 250 Fällen von Mißbildungen, bei denen die Einnahme von Thalidomid in der Schwangerschaft erwiesen war.

In keinem Fall wurden Anomalien beobachtet, wenn das Medikament in den ersten drei Wochen post conceptionem eingenommen wurde. Es besteht kein Grund zur Befürchtung, daß Thalidomid die Erbanlage schädigt.

Thalidomid-Beobachtungen sind deshalb von grundsätzlicher Bedeutung, weil sie beweisen, daß Medikamente beim menschlichen Embryo teratogen wirken können. Das Wesen der teratogenen Wirkung des Thalidomids ist aber noch weit von einer Klärung entfernt.

Thalidomid war für sich allein oder in Kombination mit anderen Arzneistoffen u. a. unter folgenden Markenbezeichnung erhältlich: Asmaval, Contergan, Distaval, Enterosediv, Grippex, Isomin, K 17, Kevadon, Lulamin, Neorudyn, Neosedyn, Neurosediv, Neurosedyne, Pantosediv, Polygripan, Sedalis, Sedimide, Softenon, Talargan, Tensival.

Herz- und Kreislaufmittel

Nach den bisherigen Beobachtungen ist von diesen Mitteln, vernünftige Dosierung vorausgesetzt, eine fruchtschädigende Wirkung nicht zu erwarten. Dasselbe kann auch von den blutdrucksenkenden Medikamenten gesagt werden (Phthalazine, Reserpine).

Mit dem Rauwolfia-Alkaloid Deserpidin erzeugten Tuchmann-Duplessis und Mercier-Parot (1960) an mehreren Tierfeten Ödeme und Nekrosen der Extremitäten.

Blutdrucksenker sind ja ganz generell vorsichtig und niedrig zu dosieren. Besonders die Ganglienblocker sind wegen ihrer oft überschießenden blutdrucksenkenden Wirkung für Mutter und Kind nicht ungefährlich. Phthalazine (z. B. Nepresol, Apresolin) und Reserpine (Serpasil) sind wesentlich harmloser.

Ein Nebeneffekt des Serpasils, Schwellung der Nasenschleimhaut, kann bei Neugeborenen zu Atemschwierigkeiten führen. Veratrum-Alkaloide lösen bei der Mutter schon in therapeutischen Dosen mitunter schwere Nebenerscheinungen aus (Nausea, Erbrechen, Hypersalivation etc.). Der Gedanke liegt nahe, daß auch das ungeborene Kind irgendwelchen unkontrollierbaren Nebenwirkungen ausgesetzt ist; jedenfalls scheint äußerste Zurückhaltung in der Anwendung dieser Präparate angezeigt.

Mit *Coffein* sind von Nishimura und Nakai (1960) im Tierexperiment Mißbildungen erzeugt worden.

Weitere Medikamente und Gifte

Arsenpräparate können bei Mutter und Kind eine hämorrhagische Enzephalitis hervorrufen. Die antiluetische Therapie in graviditate sollte deshalb, wenn möglich, mit Penicillin durchgeführt werden.

Anthelmintica remedia

In der Verabfolgung dieser Mittel ist größte Vorsicht geboten wegen des Laxans, das einen integrierenden Bestandteil der meisten Wurmkuren bildet und mit Rücksicht auf die geringe therapeutische Breite der traditionellen Medikamente (Extract. filicis bei Tänien, Oleum Chenopodii und Santonin bei Askariden). Toxische Nebenwirkungen bei der Mutter (Störungen des Magen-Darmkanals, der Leber, Nieren und des zentralen Nervensystems) können indirekt den Fetus affizieren. Daher ist auf die Anwendung dieser Mittel in der Schwangerschaft grundsätzlich zu verzichten.

Von den konventionellen *Laxantien,* über kurze Zeit und in geringen Dosen genommen, ist eine fruchtschädigende Wirkung nicht bekannt, wenn wir von jener unerwünschten Nebenwirkung absehen, die in einem Überspringen der Hypermotorik der unteren Darmabschnitte auf den Uterus besteht.

Gewerbegifte, besonders Blei, Quecksilber, Nikotin usw. sind durch die moderne Gewerbehygiene praktisch so weit eliminiert, daß sie für die schwangere Arbeiterin keine Gefahr mehr darstellen sollten.

Alkohol

Zahlreiche Störungen der körperlichen und geistigen Entwicklung des Kindes wurden auf Alkoholismus der Eltern zurückgeführt. Ausgedehnte klinische und experimentelle Untersuchungen der letzten Jahre haben indessen gezeigt, daß die Auswirkung von Aethylismus der Eltern auf die Nachkommen geringer ist, als allgemein angenommen wurde. CHRISTIAENS sowie MAROTEAUX erzielten bei Kaninchen normale Würfe, wenn der Mutter oder beiden Eltern unmittelbar vor der Kopulation toxische Mengen von Alkohol verabfolgt wurden. Auch wenn die trächtige Häsin während der ganzen Dauer der Gestation durch tägliche Alkoholzufuhr in dauernder Intoxikation gehalten wird, sind die Würfe normal.

Klinische Untersuchungen stimmen mit diesen experimentellen Ergebnissen überein.

Immerhin ist darauf hinzuweisen, daß bei Alkoholikern Frühgeburt, Säuglingssterblichkeit und neurologische wie psychische Störungen häufiger sind. Überdies sind Tierversuche mit reinem Alkohol, ganz abgesehen von der artspezifisch vielleicht sehr unterschiedlichen Reaktionsweise, in keiner Weise maßgebend für die Verhältnisse bei Alkoholismus des Menschen. Die alkoholischen Getränke, die der Süchtige zu sich nimmt, besonders die konzentrierten, wie Likör, Aperitifs, Cocktails usw. enthalten neben Alkohol oft Fuselöle und andere unkontrollierbare Stoffe, die toxisch wirken. Ein nicht unerheblicher Teil dieser alkoholischen Getränke, ja sogar gewisse Weine (z. B. italienischer Provenienz) sind rein synthetisch, d. h. aus Wasser und chemischen Ingredienzien, künstlichen Bouquetstoffen, Farben usw. zusammengesetzt, die möglicherweise toxisch und fruchtschädigend wirken können. Deshalb sollte die Schwangere Alkohol wenigstens in den ersten Monaten meiden.

Nikotin

Daß eine akute Nikotinvergiftung imstande ist, einen Abort, insbesondere einen Frühabort hervorzurufen, gilt allgemein als erwiesen. Die Frequenz von Fehl- und Frühgeburten scheint bei Raucherinnen um ein mehrfaches erhöht zu sein. Auch Sterilität ist bei Raucherinnen häufiger. Im Tierexperiment ist auch eine teratogene Wirkung des Nikotins nachgewiesen. Merkwürdigerweise erwähnt P. BERNHARD in seiner Monographie „Der Einfluß der Tabakgifte auf die Gesundheit und Fruchtbarkeit der Frau“ die Frage der Teratogenese mit keinem Wort. Wir neigen persönlich zu der Ansicht, daß dem Rauchen eine teratogene Wirkung zugeschrieben werden muß, da das Nikotin die Plazenta passiert. Schädigungen der Sexualorgane sind bekannt, die abortiven Eigenschaften des Tabaks kennt man schon längst, und wir möchten annehmen, daß — auch wenn kein Abort eintritt — das Kind mit bleibenden, vielleicht zunächst unauffälligen Schädigungen zur Welt kommt. Wir raten jedenfalls den Schwangeren vom Rauchen grundsätzlich ab; es hat u. E. keinen Sinn, sich auf eine Diskussion etwa über die höchstzulässige Anzahl von Zigaretten einzulassen, da die individuelle Toleranz der Mutter bzw. des Fetus in keinem Fall bekannt ist.

Andere fruchtschädigende Einflüsse

Im Experiment sind Fruchtschädigungen außer durch Medikamente u. a. durch folgende Einwirkungen erzielt worden:

Hypo- und Hyperthermie, Ultraschall, künstliche Zirkulationsstörungen im plazentaren Kreislauf. Anoxie und Hypoxie spielen in der Teratogenese allem Anschein nach eine bedeutende Rolle. Angeborene Herzfehler bei der Bevölkerung des Hochplateaus von Peru (4000 m) sind viermal häufiger als bei den Bewohnern des Tieflands. Möglicherweise genügt in der Determinationsphase eine geringfügige Störung des plazentaren Kreislaufs und damit der Sauerstoffzufuhr (etwa bei dekompensiertem Kreislauf der Mutter), um eine Embryopathie auszulösen.

Die Häufigkeit von Mißbildungen ist u. a. abhängig vom Alter der Schwangeren.

Soweit unsere kurze Übersicht. Einige Gruppen wichtiger Heilstoffe werden in diesem Buch von Fachleuten behandelt. Vorher aber, d. h. im nächsten Abschnitt, zeigt uns ein Genetiker, wie wir uns, nach dem heutigen Stand der Kenntnis, den teratogenen Wirkungsmechanismus von Medikamenten vorzustellen haben.

Literaturverzeichnis

Aboulker, P., et S. Muhlrad: Isoniazide et grossesse. Presse méd. **64**, 45 (1956).

Alfonso, J. F., and R. R. Alvarez: Effect of mercury on human gestation. Amer. J. Obstet. Gynec. **80**, 145 (1960).

Ancel, P.: La chimiotératogénèse chez les vertébrés. Paris: Doin éd. 1950.

Aschenheim, E.: Schädigung einer menschlichen Frucht durch Röntgenstrahlen. Arch. Kinderheilk. **68**, 131 (1920).

Arvay, A., T. Nagy et J. Bazsó: L'importance des excitations cumulatives neurotropes dans la genèse des malformations congénitales. Biol. Neonat. (Basel) **3**, 1 (1961).

Baird, D.: The influence of social and economic factors on still birth and neonatal deaths. J. Obstet. Gynaec. **52**, 217 (1945).

Barns, H. H. F.: Pregnancy complicated by diabetes. Brit. Med. J. **1949 I**, 51.

Barthel, H.: Mißbildungen des menschlichen Herzens. Stuttgart: Thieme 1960.

Bass, A. D., Ch. L. Yntema, W. S. Hammond, and M. I. Frazer: Studies on the mechanism by which sulfadiazine affects the survival of the mammalian embryo. J. Pharmacol. **101**, 362 (1951).

Bernhard, P.: Der Einfluß der Tabakgifte auf die Gesundheit und die Fruchtbarkeit der Frau. Jena: Gustav Fischer 1943.

Beau, A., N. Neimann et M. Pierson: Du rôle de l'intoxication oxycarbonée gravidique dans la genèse des encéphalopathies néonatales. Arch. franç. Pédiat. **13**, 130 (1956).

Blattner, R. J., A. P. Williamson, L. Simonsen, and N. Robertson: Teratogenesis with cancer chemotherapeutic agents. J. Pediat. **56**, 285 (1960).

Blizzard, R. M., R. W. Chandler, B. H. Landing, M. D. Pettit, and C. D. West: Maternal auto-immunization to thyroid as a probable cause of athyrotic cretism. New Engl. J. Med. **263**, 327 (1960).

Bocquet, L.: Les risques pour l'enfant des traitements anticoagulants au cours de la grossesse. Thérapie **16**, 567 (1961).

Brent, R. K., and J. B. Franklin: Vascular clamping of the pregnant uterus: an amphoteric procedure for the study of congenital malformations. Abstr.: The Teratology Conference, Memorial-Sloan-Kettering Auditorium, N.-Y. City, April 1960 (polycopiée).

Brent, R. I., E. Averich, and V. A. Drapiewski: Production of congenital malformation using tissue anti-bodies. I. — Kidney antisera. Proc. Soc. exp. Biol. (N. Y.) **106**, 523 (1961).

Bret, A. J., M. Bardiaux et J. Hilbert: La cortisone aus cours de la grossesse. Ann. Endocr. (Paris) **16**, 613 (1955).

Brindsmade, A. B., und H. Rubsaamen: Zur teratogenetischen Wirkung von unspezifischem Fieber auf den sich entwickelnden Kaninchenembryo. Beitr. path. Anat. **117**, 154 (1957).

Burke, B. S., V. A. Beal, S. B. Kirkwood, and H. C. Stuart: Nutrition studies during pregnancy. Amer. J. Abstet. Gynec. **46**, 38 (1943).

Callison, E. C., and E. Orent-Keiles: Abnormalities of the eye occuring in young vitamin E deficient rats. Proc. Soc. exp. Biol. (N. Y.) **76**, 295 (1951).

Carbonici, M.: Radiaziono ultrasonore sull'utero gravido. Ann. Ostet. Ginec. **73**, 509 (1951).

Cardell, B. S.: The infants of diabetic mothers. A morphological study. J. Obstet. Gynec. **60**, 835 (1953).

Carter, C. O.: Maternal states in relation to congenital malformations. J. Obstet. Gynec. **57**, 897 (1950).

Chambon, Y.: Action de la chlorpromazine sur l'évolution et l'avenir de la gestation chez le rat. Ann. Endocr. (Paris) **16**, 912 (1955).

Chang, M. C., D. M. Hunt, and E. B. Romanoff: Effects of radiocobalt irradiation of unfertilized or fertilized rabbit ova "in vitro" on subsequent fertilization and development "in vivo". Anat. Rec. **132**, 161 (1958).

Chassagne, P., et L. Georges-Janet: Influence sur le foetus de certains traitements appliqués à la femme enceinte. 11e Journées d'Études et d'Information sur le nouveau-né et le nourrisson. École Puériculture, Paris **56** (édition polycopiée de l'Institut de Puériculture) 1960.

Cheng, D. W., L. F. Chang, and T. A. Bairnson: Gross observations on developing abnormal embryos induced by maternal vitamin E deficiency. Anat. Rec. **129**, 167 (1957).

Chomette, G.: Entwicklungsstörungen nach Insulinschock beim trächtigen Kaninchen. Beitr. path. Anat. **115**, 439 (1955).

Christiaens, L.: La descendance des alcooliques. 11e Journées d'Études et d'Information sur le nouveau-né et le nourrisson, Paris, 1960, p. 42 (édition polycopiée de l'Institut de Puériculture).

CHRISTY, R. M., I. W. MONIE, and M. M. NELSON: Ocular abnormilities in rat embryos resulting from transitory maternal pteroylglutamic acid deficiency. Anat. Rec. **133**, 260 (1959).

COFFEY, V. P., and W. J. E. JESSOP: A three years study of anencephaly in Dublin. Irish J. med. Sci. **6**, 391 (1958).

COHLAN, S. Q.: Excessive intake of vitamin A as a cause of congenital anomalies in the rat. Science **117**, 535 (1953).

COOK, R.: The RH gene as a cause of mental deficiency. J. Hered. **35**, 133 (1944).

COURRIER, R.: Endocrinologie de la gestation. Paris: Masson et Cie. 1945.

— Sur quelques anomalies de la gestation obtenues par mécanisme hormonal. Arch. Anat. (Strasbourg) **34**, 145 (1952).

—, et A. COLONGE: Cortisone et gestation chez la lapine. C. R. Acad. Sci. (Paris) **232**, 1164 (1951).

—, et M. MAROIS: Action de l'hypothermie expérimentale sur la gestation chez le rat. C. R. Soc. Biol. (Paris) **147**, 1922 (1953).

— — Retard de la nidation et du développement foetal chez le rat en hypothermie. Ann. Endocr. (Paris) **15**, 738 (1954).

COWEN, D., and L. M. GELLER: Long term pathological effects of prenatal irradiation on the central nervous system of the rat. J. Neur. Path. **19**, 488 (1960).

DANFORTH, CH., and E. CENTER: Nitrogen mustard as a teratogenic agent in the mouse. Proc. Soc. exp. Biol. (N. Y.) **86**, 705 (1954).

DEGENHARDT, K. H.: Durch O_2-Mangel induzierte Fehlbildungen der Axialgradienten bei Kaninchen. Z. Naturforsch. **9**, 530 (1954).

DRISCOLL, S. G., K. BENIRSCHKE, and G. W. CURTIS: Neonatal deaths among infants of diabetic mothers. Postmortem findings in ninety-five infants. Amer. J. Dis. Child. **100**, 818 (1960).

DUBREUIL, G., et J. ANDERODIAS: Ilôts de Langerhans géants chez un nouveau-né issu de mère glucosurique. C. R. Soc. Biol. (Paris) **83**, 490 (1920).

EDWARDS, J. H.: Congenital malformations of the central nervous system in Scotland. Brit. J. prev. soc. Med. **12**, 115 (1958).

ENGELKING, E.: Augenärztlich wichtige Röntgenschädigungen der Frucht nach Bestrahlung Schwangerer. Klin. Mbl. Augenheilk. **94**, 151 (1935).

EVANS, H. J., and G. CLINGEN: Effects of cortisone acetate on rat feti. Anat. Rec. **117**, 624 (1953).

FAINSTAT, T.: Cortisone induced congenital cleft palate in rabbits. Endocrinology **55**, 502 (1954).

FERRILL, H. W.: Effect of chronic insulin injections on reproduction in white rats. Endocrinology **32**, 449 (1943).

FORD, C. E.: Chromosomal abnormality and congenital malformation. Ciba Found. Symp. on Congenital Malformations. London: Churchill 1960.

FRASER, F. C.: Causes of congenital malformations in human beings. J. chron. Dis. **10**, 97 (1959).

—, and T. D. FAINSTAT: The production of congenital defects in the offspring of pregnant mice treated with cortisone. A progess report. Pediatrics **8**, 527 (1951).

—, H. KALTER, B. E. WALKER, and T. D. FAINSTAT: The experimental production of cleft palate with cortisone and other hormons. J. cell. comp. Physiol. **43**, 237 (1954).

—, B. E. WALKER, and D. G. TRASLER: The experimental production of congenital cleft palate: genetic and environmental factors. Pediatrics **19**, 782 (1957).

GALLIEN, L.: Problèmes et concepts de l'embryologie expérimentale. Paris: Gallimard 1958.

GÍROUD, A.: Carences maternelles en acide pantothénique et en acide folique. Étud. néo-natal. **1**, 6 (1952).

— Les malformations congénitales et leurs causes. Biol. méd. (Paris) **44**, 524 (1955).

—, et J. BOISSELOT: Répercussions de l'avitaminose B_2 sur l'embryon du rat. Arch. franç. Pédiat. **4**, 317 (1947).

—, J. BOISSELOT-LEFEBVRES et R. DUPUIS: Carence tératogène en acide pantothénique; légèreté de la carence. Bull. Soc. Chim. biol. (Paris) **43**, 859 (1961).

—, et J. LEFEBVRES: Influence teratogène de la carence en acide folique. C. R. Soc. Biol. (Paris) **145**, 526 (1951).

— —, H. PROST et R. DUPUIS: Malformations des membres dues à des lésions vasculaires chez le foetus de rat déficient en acide pantothénique. J. Embryol. exp. Morph. **3**, 1—12 (1955).

—, et M. MARTINET: Tératogenèse par hypervitaminose. A chez le rat, la souris, le cobaye et le lapin. Arch. franç. Pédiat. **1**, 16 (1959).

GÍROUD, A., et M. MARTINET: Influence de la souche de rats sur l'apparition des cataractes thyroxiniennes. Arch. franç. Pédiat. **11**, 168 (1954).
— — Malformations embryonnaires par hypervitaminose A. Arch. franç. Pédiat. **12**, 292 (1955).
— — Action tératogène de l'hypervitaminose A chez la souris en fonction du stade embryonnaire. C. R. Soc. Biol. (Paris) **154**, 1353 (1960).
— — Tératogenèse par hautes doses de vitamine A en fonction des stades de développement. Arch. Anat. micr. Morph. exp. **45**, 77 (1956).
—, B. DE ROTHSCHILD et J. LEFEBVRES: Production de cataractes chez l'embryon par administration de thyroxine. Arch. franç. Pédiat. **8**, 844 (1951).
GLATTHAAR, E., und H. AEPPLI: Gynaecologia (Basel) **131**, 398 (1951).
GOODWINN, R. F. W., and A. R. JENNINGS: Mortality of newborn pig associated with a maternal deficiency of vitamin A. J. comp. Path. **68**, 82 (1958).
HAGBARD, L.: Endocrine disorders: prediabetes and diabetes. Bibliotheca in "Biologia Neonatorum", 1961, sous presse.
HALE, F.: The ralation of vitamin A to anophthalmos in pigs. Amer. J. Ophthal. **18**, 1078 (1935).
HAMMONT, N.: Effets de la cortisone administrée pendant la gestation. Ann. Endocr. **19**, 442 (1958).
HARING, O. M.: Cardiac malformations in rats induced by exposure of the mother to carbon dioxide during pregnancy. Circul. Res. **8**, 1218 (1960).
—, and J. F. POLLI: Experimental production of cardiac malformations. Arch. Path. **64**, 290 (1957).
HEGNAUER, H.: Mißbildungshäufigkeit und Gebäralter. Geburtsh. u. Frauenheilk. **11**, 77 (1951).
HICKS, S. P.: The effects of ionizing radiation, certain hormones and radiomimetic drugs on the developing nervous system. J. cell. comp. Physiol. **43**, (suppl. 1) 151 (1954).
HIEKKALA, H., and M. KOSKENOJA: A follow up study of children of diabetic mothers. Ann. Paediat. Fenn. **7**, 17 (1961).
HOET, J. P.: Diabète et grossesse. Acquisitions médicales récentes. Paris 1953.
— Existence d'une hypovitaminose A chez la femme diabétique ou prédiabétique ainsi que chez la mère hypothyroidienne fruste. Mécanismes possibles de ces interrelations et importance primordiale dans la pathogénie des embryopathies. Vitam. and Horm. **4**, 32 (1956).
—, A. GOMMERS, and J. J. HOET: Causes of congenital malformations: rôle of prediabetes and hypothyroidism. Ciba Found. Symposion. London: Churchill 1960, 219.
HOGAN, A. G., B. L. O'DELL, and J. R. WHITLEY: Maternal nutrition and hydrocephalus in newborn rats. Proc. Soc. exp. Biol. (N. Y.) **74**, 293 (1950).
HULTQUIST, G. T., and B. ENGFELDT: Giant growth of rat fetuses produced experimentally by means of administration of hormones to the mother during pregnancy. Acta endocrinol. **3**, 365 (1949).
HURLEY, L. S., E. WOOTEN, G. J. VERSON, and C. W. ASLING: Anomalous manganese-deficient rats. J. Nutr. **71**, 15 (1960).
HURWITZ, D., and F. C. IRVING: Diabetes and pregnancy. Amer. J. med. Sci. **194**, 85 (1937).
INGALLS, T. H., F. J. CURLEY, and R. A. PRINDLE: Experimental production of congenital anomalies. New Engl. J. Med. **247**, 758 (1952).
— — Relation of hydrocortisone injections to cleft palate in mice. New Engl. J. Med. **256**, 1035 (1957).
— — Principles governing the genesis of congenital malformations induced in mice by hypoxia. New Engl. J. Med. **257**, 1121 (1957).
JOST, A.: Dégénérescence des extrémités du foetus de rat sous l'action de certaines préparations hypophysaires. C. R. Soc. Biol. (Paris) **144**, 1324 (1950).
— Sur le rôle de la vasopressine et de la cortico-stimuline (ACTH) dans la production expérimentale de lésions des extrémités foetales (hémorragies, nócroses, amputations congénitales). C. R. Soc. Biol. (Paris) **145**, 1805 (1951).
— L'âge du foetus, comme facteur de la dégénérescence des extrémités provoquée par certaines préparations hypophysaires chez le rat. Arch. Anat. (Strasbourg) **34**, 227 (1952).
— The age factor in some prenatal endocrine events. Ciba Foundation Colloquia on Ageing. London: Churchill 1956.
JOSTEN, A. A.: Münch. med. Wschr. **14**, 489 (1956).
KALTER, H.: Teratogenic action of a hypocaloric diet and small doses of cortisone. Proc. Soc. exp. Biol. (N. Y.) **104**, 518 (1960).
—, and J. WARKANY: Congenital malformations in inbred strains of mice induced by riboflavin deficient, galactoflavin containing diet. J. exp. Zool. **136**, 531 (1957).

KALTER, H., and J. WARKANY: Teratogenic action of hypervitaminosis A in strains of inbred mice. Anat. Rec. **133**, 396 (1959).

— — Experimental production of congenital malformations in mammals by metabolic procedure. Physiol. Rev. **39**, 69 (1959).

— — Experimental production of congenital malformations in strains of inbred mice by maternal treatment with hypervitaminosis A. Amer. J. Path. **38**, 1 (1961).

KLEBANOW, D.: Hunger und psychische Erregungen als Ovar- und Keimschädigungen. Geburtsh. u. Frauenheilk. **8**, 812 (1948).

KNOBLOCH, H., and B. PASAMANICK: Seasonal variation in births of mentally deficient. Amer. J. publ. Hlth **48**, 1201 (1958).

KREMENTZ, E. T., R. G. HOOPER, and R. L. KEMPSON: Effect on rabbit fetus of maternal administration of propylthiouracil. Surgery **41**, 619 (1957).

KROHN, P. L., and H. C. WHITE: Effect of hypothyroidism on reproduction in the female albino rat. J. Endocr. **6**, 375 (1950).

LACOMME, M.: Le point de vue de l'obstétricien sur les malformations congénitales. Maternité **6**, 231 (1954).

LAMY, M., J. DE CROUCHY, and O. SCHWEISGUTH: Genetic and non genetic factors in the etiology of congenital heart disease. J. hum. Genet. **9**, 17 (1957).

LANDAUER, W.: Genetic and environmental factors in the teratogenic effects of boric acid on chicken embryos. Genetics **38**, 216 (1953).

LANGMAN, J., and F. VAN FAASSEN: Congenital defects in rat embryo after partial thyroidectomy of the mother animal: a preliminary report on the eye defects. Amer. J. Ophth. **40**, 65 (1955).

LARSSON, Y., and G. STERKY: Possible teratogenic effect of Tolbutamide in a pregnant prediabetic. Lancet **1960**, 1424.

LAWERENCE, R. D., and W. OAKLEY: Pregnancies and diabetes. Quart. J. Med. **11**, 45 (1942).

LEFEBVRES-BOISSELOT, J.: Rôle tératogène de la déficience en acide pantothénique chez le rat. Ann. Med. **52**, 225 (1951).

LENZ, W.: Kindliche Mißbildungen nach Medikament während der Gravidität. Dtsch. med. Wschr. **86**, 2555—2556 (1961).

— Thalidomide and congenital abnormalities. Lancet **1962** I, 45—46.

LICHTENSTEIN, H., G. M. GUEST, and J. WARKANY: Abnormalities in offspring of white rats given protamine zinc insulin during pregnancy. Proc. Soc. exp. Biol. (N. Y.) **78**, 398 (1951).

LOTMAR, F.: Histopathologische Befunde in Gehirn von endemischem Kretinismus, Thyreoaplasie und Kachexia thyreopriva. Z. ges. Neurol. Psychiat. **1**, 146 (1933).

MACFARLANE, W. V., P. R. PENNYCUIK, and E. THRIFT: Resorption and loss of foetuses in rats living at 35° C. J. Physiol. **135**, 451 (1957).

MCBRIDE, W. G.: Thalidomide and congenital abnormalities. Lancet **1961** II, 1358.

MACINTOSH, R.: The problem of congenital malformations. J. chron. Dis. **10**, 139 (1959).

MALL, F. P.: A study of the causes underlying the origin of monsters. J. Morph. **19**, 3 (1908).

MARIE, J., G. SEE et R. SAUVANT: Hypervitaminose A du nourrisson. Sem. Hôp. (Paris) **31**, 1 (1955).

MAROTEAUX, P.: Alcool et descendance. 11e Journées Étude sur le nouveau-né. Ecole Puériculture (Paris) **40**, 211 (1959).

MATSON, D. D.: Surgical treatment of birth defect involving the central nervous system. J. chron. Dis. **10**, 131 (1959).

MAUTNER, H.: Empoisonnements prénataux. Wien. klin. Wschr. **64**, 646 (1952).

MELTZER, H. J.: Congenital anomalies due to attempted abortion with 4-aminopteroylglutamic acid. J. Amer. med. Ass. **161**, 1253 (1956).

MERCIER-PAROT, L.: Influence de la cortisone et de l'hormone corticotrope sur la gestation et le développement post-natal du rat. Biol. méd. (Paris) **96**, 6 (1957).

—, et H. TUCHMANN-DUPLESSIS: Corticothérapie et gestation. Étude expérimentale. Gynéc. et Obstét. **56**, 373 (1957).

MEYER, R. DE: Étude expérimentale de la glycorégulation gravidique et de l'action tératogène des perturbations du métabolisme glucidique. Bruxelles: Arscia 1961.

—, et M. ISAAC-MATHY: A propos de l'action tératogène d'un sulfamide hypoglycémiant (N-sulfanilyl N-Butylurée: Bz 55). Ann. endocr. **19**, 167 (1958).

MEYLER, L.: Schädliche Nebenwirkungen von Arzneimitteln. Wien: Springer 1956.

MILLEN, J. W., D. H. M. WOOLLAM, and G. E. LAMMING: Congenital hydrocephalus due to experimental hypovitaminosis A. Lancet **1954**, 679.

MILLER, H. C., D. HURWITZ, and K. KUDER: Fetal and neonatal mortality in pregnancy complicated by diabetes mellitus. J. Amer. med. Assoc. **124**, 271 (1944).

MURAKAMI, U., Y. KAMEYAMA, and T. KATO: Effects of maternal anoxia upon the development of embryos. A. R. Res. Inst. envir. Med. 1955, Nagoya Univ.

MURPHY, M. L.: Teratogenic effects of tumor-inhibiting chemicals in the foetal rat. Ciba Found. Symp. 78. London: Churchill 1960.

NAUJOKS, H.: Gerichtliche Geburtshilfe. Stuttgart: Thieme 1957.

NELSON, M. M., C. D. C. BAIRD, H. W. WRIGHT, and H. M. EVANS: Multiple congenital abnormalities resulting from riboflavin deficiency induced by the antimetabolite galactoflavin. J. Nutr. **58**, 125 (1956).

—, H. V. WRIGHT, C. D. C. BAIRD, and H. M. EVANS: Teratogenic effects of pantothenic acid deficiency in the rat. J. Nutr. **62**, 395 (1957).

NEWBERNE, P. M., and B. L. O'DELL: Histopathology of hydrocephalus resulting from a deficiency of vitamin B_{12}. Proc. Soc. exp. Biol. (N. Y.) **97**, 62 (1958).

NISHIMURA, H., and K. NAKAI: Congenital malformations in offspring of mice treated with caffeine. Proc. Soc. exp. biol. (N. Y.) **104**, 140 (1960).

—, and H. NIMURA: Development anomalies in offspring of pregnant mice treated with nicotine. Science **127**, 877 (1958).

—, and S. SCHIKATA: High embryonic mortality of the mouse fetuses from elderly primigravid mothers. Okajamas folia. Anat. Jap. **36**, 151 (1960).

NORRIS, A. S.: Prenatal factors in intellectual and emotional development. J. Amer. med. Assoc. **172**, 413 (1960).

O'DELL, B. L., J. R. WHITLEY, and A. G. HOGNAN: Vitamin B_{12} a factor in prevention of hydrocephalus in infant rats. Proc. Soc. exp. Biol. (N. Y.) **76**, 349 (1951).

PASMA, F.: Relations entre goitre et malformations congénitales. Ned. T. Geneesk. **4**, 3630 (1948).

PEDERSEN, J.: Diabetes and pregnancy. Copenhague: Danish Science Press 1952.

PENROSE, L. S.: Genetics of anencephaly. J. ment. Defic. Res. **1**, 3 (1957).

— Genetical causes of malformation and the search for their origins. Ciba Found. Symp. on Congenital Malformations. London: Churchill 1960.

PFEIFFER, R. A., und W. KOSENOW: Zur Frage einer exogenen Verursachung von schweren Extremitätsmißbildungen. Münch. med. Wschr. **104**, 68 (1962).

POLLAC, K.: Kindliche Mißbildungen nach Suizidversuch der Mutter während der Schwangerschaft. Zbl. Gynäk. **81**, 1830 (1959).

POLMAN, A.: Carence en iode et anomalies. T. soc. Geneesk. **23**, 45 (1947).

RAGETH, S.: Medikamentöse Fruchtschäden in der Schwangerschaft. Ther. Umsch. **7**, 215 (1959).

RAYNAUD, A.: Embryologie expérimentale. L'opinion économique et financière. **35**, 51 (1960).

RAGETH, S., und H. AEPPLI: Fruchtschäden durch Thiouracilbehandlung in der Schwangerschaft. Gynaecologia **141**, 214 (1956).

RANSDELL, J. F.: Eye abnormalities in vitamin B_{12} deficient rats. Z. Vitaminforsch. **26**, 412 (1956).

ROUX, CH.: Action tératogène de la prochlorpémazine. Arch. franç. Pédiat. **16**, 2066 (1959).

RÜBSAAMEN, H.: Über die teratogenetische Wirkung des Sauerstoffmangels in der Frühentwicklung. Ein Beitrag zur Kausalgenese der Mißbildungen bei Mensch und Tier. Beitr. path. Anat. **112**, 336 (1952).

RUGH, R.: X-irradiation effects on the human fetus. J. Pediat. **52**, 531 (1958).

—, and E. GRUPP: Exencephalia following X-irradiation of the pre-implantation mammalian embryo. J. Neuropath. exp. Neurol. **18**, 468 (1959).

— — Congenital effects following low level-X-irradiation. Anat. Rec. **138**, 380 (1960).

— —, and M. WOHLFROMM: Evidence of prenatal heterosis relating to X-ray induced congenital anomalies. Proc. Soc. exp. Biol. (N. Y.) **106**, 219 (1961).

RUSSEL, K. P., R. HARVEY, and P. STARR: The effects of radioactive iodine on maternal and fetal thyroid function during pregnancy. Surg. Gyn. Obstet. **104**, 560 (1957).

SARMA, V.: Maternal vitamin A deficiency and fetal microcephaly and anophtalmia. Obstet. Gynec. **13**, 299 (1959).

SCAGLIONE, S.: Recherches sur l'action de la cortisone ACTH, glucagon et iode^{135}. Folia hered. path. (Milano) **9**, 43 (1960).

SCHLOSSMANN, H.: Der Stoffaustausch zwischen Mutter und Frucht durch die Plazenta. München: Bergmann 1933.

SCLARE, G.: Congenital hyperthyroidism. Biol. neonat. **2**, 132 (1960).

SIMPSON, W. J.: A preliminary report on cigarette smoking and the incidence of prematurity. Amer. J. Obstet. Gynec. **73**, 808 (1957).

SKIPPER, E.: Diabetes mellitus and pregnancy. Quart. J. Med. **2**, 353 (1933).

KREB, N., und Z. FRANZ: Einwirkung lokal angewandter erhöhter Temperatur auf Rattenembryo. Naturwissenschaft **47**, 311 (1960).

SMITH, A. V.: The effects on foetal development of freezing pregnant hamsters (Mesocricetus auratus). J. Embryol. exp. Morph. **5**, 311 (1957).

SMITHBERG, M., H. W. SANCHEZ, and M. N. RUNNER: Congenital deformity in the mouse induced by insulin. Anat. Rec. **124**, 441 (1956).

SNOECK, J.: Le placenta humain. Aspects morphologiques et fonctionnels. Paris: Masson et Cie. 1958.

SOKAL, J. E., and E. M. LESSMANN: Effects of cancer chemotherapeutic agents on the human fetus. J. Amer. med. Assoc. **172**, 1765 (1960).

SPEIRS, A. L.: Talidomide and Congenital Abnormalities. Lancet **1962 I**, 303—305.

STAUB, H.: Schweiz. med. Wschr. **84**, 499 (1954).

STEINIGER, F.: Über die experimentelle Beeinflussung der Ausbildung erblicher Hasenscharten bei der Maus. Z. menschl. Vererb.- u. Konstit.-Lehre **24**, 1 (1940).

SUTHERLAND, J. M., V. M. ESSELBORN, R. L. BURKET, T. B. SKILLMANN, and J. T. BESON: Familial nongoitrous cretinism apparently due tu maternal antithyroid antibody. New Engl. J. Med. **263**, 336 (1960).

THIERSCH, J. B.: Therapeutic abortions with a folic acid antagonist, 4-amino-pteroylglutamic acid (4-amino P.G.A.) administered by the oral route. Amer. J. Obstet. Gynec. **63**, 1298 (1952).

— The control of reproduction in rats with the aid of antimetabolites and early experiences with antimetabolites as abortifacient agents in man. Acta endocr. **23**, (supp. 28) 37 (1956).

— In Discussion. Ciba Found. Coll. on Congenital Malformations. London: Churchill 1960.

THOMAS, B. H., and D. W. CHENG: Congenital abnormalities associated with vitamin E malnutrition. Proc. Iowa Acad. Sci. **59**, 218 (1952).

TUCHMANN-DUPLESSIS, H., et J. LEFEBVRES-BOISSELOT: Malformations produites chez le rat par l'acide méthylfolique. C. R. Ass. Anat. 44e Réunion Leyde **738**. Nancy: Thomas 1957.

— — Les effets tératogène de l'acide méthylfolique chez la chatte. C. R. Soc. Biol. (Paris) **151**, 2005 (1957).

—, et L. MERCIER-PAROT: L'hormone somatotrope provoque-t-elle du gigantisme foetal? C. R. Acad. Sci. **240**, 455 (1955).

— — Sur l'action tératogène de l'acide méthylfolique chez lo souris. C. R. Acad. Sci. (Paris) **245**, 1693 (1957).

— — Répercussions de la cortisone sur la croissance somatique du rat. Étud. néo-natal. **7**, 101 (1958).

— — Influence de divers sulfamides hypoglycémiants sur le développement de l'embryon. Étude expérimentale chez le rat. Bull. Acad. nat. Méd. (Paris) **143**, 238 (1959).

— — Action de la chlorpropamide, sulfamide hypoglycémiant sur la gestation et le développement foetal durat. C. R. Acad. Sci. (Paris) **249**, 1160 (1959).

— — Influence de quelques anti-mitotiques en particulier l'actinomycine sur la gestation et le développement foetal du rat. Coll. Int. du C.N.R.S., Montpellier, mai 1959, C.N.R.S éd.

— — Sur l'action tératogène d'un sulfamide hypoglycémiant. Étude expérimentale chez la ratte. J. Physiol. **51**, 65 (1959).

— — The effect of systematically administered deserpidine on the female rat. Anat. Rec. **136**, 294 (1960).

VARA, P., and O. KINNUNEN: Effect of nicotine on the female rabbit and developing foetus. Ann. Med. exp. Fenn. **29**, 202 (1951).

WALKER, B. E., and F. C. FRASER: Embryology of cortisone induced cleft palate. J. Embryol. exp. Morph. **5**, 201 (1957).

WARKANY, J., P. H. BEAUDRY, and S. HORSNTEIN: Attempted abortion with aminopterin (4-amino-Pterylglutamic acid). J. Dis. Child. **97**, 274 (1959).

—, and R. C. NELSON: Congenital malformations induced in rats by maternal nutritional deficiency. J. Nutr. **23**, 321 (1942).

—, and E. SCHRAFFENBERGER: Congenital malformations induced in rats by maternal vitamin A deficiency. Arch. Ophthalm. **35**, 150 (1946).

—, and E. TAKACS: Experimental production of congenital malformations in rats by salicylate poisoning. Am. J. Path. **35**, 315 (1959).

WATTEVILLE, H. DE: Foetal malformations and toxaemia. Ciba Found. Symp. **202**. London: Churchill 1950.

WERTHEMANN, A., und M. REINIGER: Über Augenentwicklungsstörungen bei Rattenembryonen durch Sauerstoffmangel in der Frühschwangerschaft. Acta anat. **11**, 329 (1950).

WICKES, I. G.: Foetal defects following insulin coma therapy in early pregnancy. Brit. med. J. **2**, 1029 (1954).

WIEDEMANN, H. R.: Hinweis auf eine derzeitige Häufung hypo- und aplastischer Fehlbildungen der Gliedmaßen. Med. Welt **1961**, 1863—1866.

—, and K. AEISSEN: Zur Frage der derzeitigen Häufung von Gliedmaßen-Fehlbildungen. Med. Mschr. **12**, 816—818 (1962).

WILSON, J. G.: Experimental studies on congenital malformations. J. chron. Dis. 10, 111 (1959).
—, and J. WARKANY: Malformations in the genito-urinary tract induced by maternal vitamin A deficiency in the rat. Am. J. Anat. 83, 357 (1948).
WOOLLAM, D. H. M., and J. W. MILLEN: Influence of thyroxine on the incidence of harelip in the "strong A" line of mice. Brit. Med. J. 1, 1253 (1960).
YUKIOKA, K., Y. Y'AMAMOTO, H. TONOIKE, T. INABA, T. MIYOSHI, and G. AKENA: Experimental studies on the effect of D-hypervitaminosis rat foetuses. J. Osaka Cy med. Centre 8, 34 (1959).

Zum Problem der Auslösung von Mißbildungen durch Arzneimittel

U. PFÄNDLER

Die Frequenz der kongenitalen Mißbildungen wird auf 2—3% (WARKANY und KALTER) oder sogar auf 4% (BAUCKS) geschätzt. Veränderungen der Fruchtentwicklung können durch die Wirkung besonderer Mutationen hervorgerufen werden. Diese Anormogenesen werden vererbt, weil ihre Ursache im Erbgut liegt.

Dementsprechende Veränderungen können aber auch durch exogene Noxen ausgelöst werden. Damit gelangen wir zu dem von RICHARD GOLDSCHMIDT geprägten Begriff der *Phänokopie*. Wenn eine von außen kommende Einwirkung die Phänogenese eines Genotyps stört, und sie den Phänotyp einer erblichen Anomalie genau reproduziert, dann sprechen wir von einer Phänokopie. In diesem Sinne sind Phänokopien beim Menschen kaum bekannt. Wenn man aber „Phänokopien auch solche Anomalien exogener Natur nennt, die eine gewisse Ähnlichkeit mit bekannten genetisch bedingten Anormogenesen oder mit Defekten zeigen, an deren Entstehung genetische Faktoren wenigstens beteiligt sind, kann man auf vereinzelte Beispiele von Phänokopien hinweisen" (W. LENZ, 1961). Bekannt sind z. B. die für Rötelnembryopathie charakteristischen, oder die durch versehentliche Röntgenbestrahlung des Embryo im Mutterleib hervorgerufenen Anormogenesen.

Somit ist die Frage vollauf berechtigt, ob bestimmte Arzneimittel an der Ätiologie des Fruchttodes sowie gewisser menschlicher Entwicklungsstörungen (Extremitätenmißbildungen, Spina bifida, Lippen-Kiefer-Gaumenspalte, Urogenitalmißbildungen u. a. m.) mitbeteiligt sind. Dabei muß betont werden, daß wir hier *ausschließlich körperliche (somatische), das heißt nicht durch Erbänderung bedingte und somit nicht vererbbare Entwicklungsstörungen ins Auge fassen.* Die Frage, ob Arzneimittel imstande sind, beim Menschen Mutationen im Erbgut hervorzurufen, kann heute noch nicht beantwortet werden.

Die bei Tieren durch bestimmte Substanzen experimentell erzeugten Mißbildungen zeigen, mit welchen Möglichkeiten beim Menschen gerechnet werden muß. Mit diesem Arbeitsgebiet wollen wir uns nun kurz beschäftigen.

Experimentelle Phänokopieforschung beim Tier

Schon vor mehr als einem Jahrhundert sind Versuche zur Auslösung von Mißbildungen durch O_2-Mangel angestellt worden. GEOFFREY ST. HILAIRE (1832—1836, zit. nach VOGEL) überzog Hühnereier mit Lack und fand bei den überlebenden Embryonen Mißbildungen, namentlich Anomalien des Auges und Spina bifida. Letztere wurden dadurch hervorgerufen, daß der Gasaustausch durch die Poren der Schalen hindurch nicht stattfinden konnte. BÜCHNER u. Mitarb. setzten Triton-Keime im Unterdruck oder im Sauerstoff-Stickstoff-Gemisch von der Eiablage bis zur Gastrulation unter starken Sauerstoffmangel, und erhielten dadurch bei dem größeren Teil der nicht abgestorbenen Keime vor allem schwere Fehlbildungen des Gehirns bis zur

Anencephalie oder Acephalie und dazu Augenfehlbildungen (Zyklopie, Synophthalmie). Diese Anormogenesen beruhen in erster Linie auf einer Störung der Gastrulation und auf einer mangelhaften Unterlagerung des Entomesoderms unter das dorsale Ektoderm. — Auch beim Hühnchen-Keim sind entsprechende Befunde erzielt worden (Gallera, 1951). — 24stündiger O_2-Mangel am ersten Bebrütungstag ruft Anencephalie, Rhachischisis und Zyklopie hervor. Behandlung am 2. und 3. Tag führt zum Fehlen oder zur Stummelbildung von Extremitäten sowie zum Auftreten von Stummelschwänzchen und Mikrophthalmus. Auch durch Cortisonbehandlung während der Schwangerschaft nimmt die Häufigkeit der Mißbildungen unter bestimmten experimentellen Bedingungen zu.

Ferner konnte Stockard (zit. nach Vogel) schon im Jahre 1907 bei Fischen (Fundulus heteroclitus) Zyklopie erzeugen, indem er dem Seewasser, in dem sich die Fische entwickelten, Magnesiumchlorid zusetzte.

Wenn die Mißbildungen durch Blockierung bestimmter Stoffwechselvorgänge zustandekommen, dann sollte es möglich sein, diesen Effekt durch gezielte Eingriffe in den Stoffwechsel wenigstens abzuschwächen. Dies hat sich in den Experimenten von Landauer (1948, 1951, 1953, 1957) bestätigt. Der Autor injizierte *Insulin* in den Eidotter. Je nach dem Zeitpunkt der Injektion wurden verschiedene Mutationen phänokopiert (Störungen im Schwanzbereich, Verkürzung des Oberschnabels, Mikromelie). Auch Injektion von *Borsäure* in den Eidotter führt im frühen Embryonalstadium zu Störungen im Schwanzbereich. Nach dem Prinzip des gezielten Eingriffes in den Stoffwechsel, konnte aber Landauer bei seinen Hühnchen den Insulin-Effekt durch zusätzliche Gabe von *Nicotinsäureamid*, den Effekt von Borsäure durch *Riboflavin* vermindern, beziehungsweise aufheben. Ähnliche Wirkungen beobachtete Degenhardt (1956, 1959), der trächtige Häsinnen in verschiedenen Stadien der Frühschwangerschaft für etwa 5 Std einem O_2-Unterdruck aussetzte. Die dabei auftretenden Entwicklungsstörungen der fetalen Wirbelsäule konnten durch das O_2-sparende Vitamin E in ihrer Ausdehnung vermindert werden.

Die experimentelle Phänokopieforschung beim Tier gibt uns näheren Aufschluß über die Primärvorgänge und den Mechanismus bei der Entstehung von Anormogenesen. Es läßt sich dabei erkennen, daß Phänokopien nur dann gelingen, *wenn eine bestimmte Entwicklungsstufe* durch die Noxe getroffen wird. Diesen Zeitpunkt der Ontogenese nennen wir *phänokritische Phase (sensible Phase)*. Letztere gibt ein Maß dafür ab, zu welcher Zeit ein Entwicklungsvorgang spätestens eintreten kann. Sowohl die „Letalkrise" als auch die lebensfähigen Anormogenesen sind *phasenspezifisch*.

Zahlreiche Tierexperimente haben gezeigt, daß ein und dasselbe Agens je nach der befallenen Entwicklungsphase verschiedene Mißbildungen hervorruft. Hingegen läßt sich in der Regel *keine Spezifität der Agenzien nachweisen*. So können z. B. die Störungen im Schwanzbereich bei Hühnerembryonen ebensogut mit Borsäure oder Pilokarpin, als auch durch Injektion von Insulin ausgelöst werden. Auch die Verkürzung des Oberschnabels und die Mikromelie lassen sich durch eine große Reihe von Stoffen phänokopieren: Injektion von Insulin, Entzug von Mangan, Riboflavin oder Biotin aus der Nahrung der eierlegenden Hennen, Einwirkung von Sulfonamiden auf den Keim, Einpflanzung von Hypophysen-Gewebe in die Chorio-Allantois (Landauer, 1948). Einzig die Häufigkeit der Phänokopien kann je nach dem einwirkenden Agens variieren.

Die mangelnde Spezifität der Agenzien erklärt sich nach Hadorn wie folgt:

„Für die Entstehung von Erbmerkmalen ist der Einsatz von zahlreichen Genloci notwendig. Dabei ist die primäre Aktivität des einen Erbfaktors die Voraussetzung für die Tätigkeit der nächstfolgenden Gene ... Wir stellen jetzt die Hypothese auf, daß es relativ leicht gelingt, durch äußere Mittel in die Sekundärreaktionen einzugreifen, daß es aber viel schwieriger ist, die direkten Genwirkungen zu beeinflussen ...

Für einen Eingriff in eine Sekundärreaktion mögen viele Schlüssel passen, daher die relative Unspezifität der erfolgreichen phänokopierenden Mittel."

Mißbildungserzeugung und Genotyp

Tierexperimente haben gezeigt, daß die Häufigkeit der Auslösung von Mißbildungen durch exogene Noxen abhängig ist:

1. von den Bedingungen, unter denen man den Versuch durchführt, und
2. von inneren Bedingungen, das heißt vom Genotyp der behandelten Tiere. Diesbezüglich beschrieb Landauer (1957) beim Huhn erbliche Schwanzlosigkeit als dominante wie auch als rezessive Mutation. In beiden Fällen sind Penetranz und Expressivität sehr stark vom genotypischen Milieu abhängig: es kommen alle Übergänge von vollständiger Schwanzlosigkeit bis zur normalen Ausprägung vor. Sporadisches Vorkommen von Schwanzlosigkeit findet sich jedoch auch nicht so selten in Hühnerstämmen, die keines dieser „Hauptgene" tragen. Diese Anormogenese wurde ferner von Landauer vermittels Insulin, Borsäure oder Pilokarpin phänokopiert. Dabei erwies sich die Häufigkeit des Auftretens dieser Phänokopien als abhängig vom Genotyp der Tiere: Je höher die Häufigkeit der sporadischen Schwanzlosigkeit in einer Rasse war, desto häufiger wurde die gleiche Mißbildung als Phänokopie ausgelöst, als desto wirksamer erwiesen sich demnach die phänokopierenden Agenzien (Vogel). Nach Landauer wird das spontane Auftreten von Schwanzlosigkeit durch genetische Faktoren bedingt, deren Natur noch unbestimmt ist, und die sich nur in relativ seltenen Situationen manifestieren. Die gleichen Faktoren erhöhen oder vermindern die Wirksamkeit teratogener Stoffe, die Schwanzlosigkeit induzieren.

Auch bei anderen Merkmalen des Huhnes, der Maus und des Kaninchens, zeigten sich ähnliche Beziehungen. Bemerkenswert sind die Untersuchungen, die F. C. Fraser u. Mitarb. (1953—1958) an Mäusen durchführten. Bei zwei Stämmen mit verschiedener Häufigkeit des spontanen Auftretens von Lippen-Kiefer-Gaumenspalte, wurden Phänokopieexperimente mit *Cortison* ausgeführt. Im ersten Stamm mit geringer Häufigkeit der sporadischen Gaumenspalte (0,2%), wurde die Mißbildung in 18,7% der Fälle phänokopiert. Im zweiten Stamm mit höherer Spontanmanifestierung (5,0%), wurde die Gaumenspalte in 100% der Fälle phänokopiert.

Diese Experimente sprechen im Sinne einer *Wechselwirkung zwischen Genotyp und einwirkender Noxe.* Der Erfolg der Phänokopie ist vom Vorhandensein einer bestimmten genotypischen Situation — von „Kryptogenen" — abhängig. Diesen Vorgang kann man sich dadurch erklären, daß teratogene Noxen offenbar den *Schwellenwert für das Auftreten genetischer, multifaktoriell bedingter Anomalien verschieben.*

Die oben in kleiner Auswahl geschilderten Phänokopieexperimente beim Tier bieten Anhaltspunkte für die Deutung der Befunde beim Menschen. Deren allgemeine Problematik soll anschließend dargestellt werden, wobei wir uns ausschließlich auf die Möglichkeit der Auslösung von Phänokopien durch Arzneimittel beschränken.

Frage der teratogenen Wirkung von Arzneimitteln beim Menschen

Es besteht kein Zweifel daran, daß es neben vornehmlich genetisch bedingten Mißbildungen auch solche gibt, die durch exogene Noxen ausgelöst werden. Man muß sich aber davor hüten, Mißbildungen ungeklärter Ätiologie kritiklos und in laienhafter Weise auf Vitaminmangel, Sauerstoffmangel oder Arzneimittelschädigung zurückzuführen. Nach W. Lenz (1961) „kann man heute nur ungefähr die Grenzen unseres Nichtwissens über die Ätiologie angeborener Mißbildungen abstecken: Der Prozentsatz der Mißbildungen mit bekannter genetischer Ätiologie liegt sicher weit unter 10% aller Mißbildungen, der Anteil der Mißbildungen mit bekannter exogener Ätiologie ist verschwindend gering, er dürfte unter 1% liegen. Es ist nicht zu erwarten, daß die restlichen über 90% auf einfache ätiologische Faktoren zurückgeführt werden können. Augenblicklich wären alle bestimmten Urteile über den Anteil genetischer oder exogener Faktoren an der Ätiologie des überwiegenden Teiles der menschlichen Mißbildungen voreilig".

Die tierexperimentelle Auslösung von Phänokopien durch bestimmte Arzneimittel zeigt uns, mit welchen Möglichkeiten beim Menschen gerechnet werden muß. *Jedoch können wir daraus niemals ableiten, welche Faktoren beim Menschen tatsächlich wirksam sind. Die Prüfung von Hypothesen, die durch Analogieschlüsse vom Tierreich abgeleitet werden, ist nur am Menschen selbst möglich. Ein Urteil darüber, ob und wie oft ein kausaler Zusammenhang zwischen Mißbildung und Arzneimittelwirkung besteht, gestatten nur sorgfältig durchgeführte Erhebungen auf statistischer Basis.* Dabei muß betont werden, daß in der Ätiologie jeder Mißbildung sowohl nach *genetischen* als auch nach *peristatischen Faktoren* gefahndet werden muß.

Bemerkenswert sind zum Beispiel die von FUHRMANN (1961) durchgeführten Untersuchungen über die Ätiologie angeborener Herzmißbildungen. Dabei zeigen die genetischen Befunde, daß bei eineiigen Zwillingen vorwiegend Diskordanz herrscht; die Konkordanzziffer ist aber immer noch, wenn auch unwesentlich, gegenüber zweieiigen Zwillingen erhöht. Die Erkrankungswahrscheinlichkeit bei Geschwistern von Probanden ist niedrig, aber dem Bevölkerungsdurchschnitt gegenüber doch deutlich erhöht. Auch die Frequenz der Verwandtenehen unter den Probandeneltern ist leicht erhöht.

Wir haben auch Hinweise, daß Arzneimittel, die von der Mutter während der Schwangerschaft eingenommen wurden, zu Herzmißbildungen führen könnten. Es handelt sich aber nur um Einzelfälle, die keinen wirklich zwingenden Schluß zulassen. Auch zufällig könnten die beiden Ereignisse — Noxe und Mißbildung — einmal zusammentreffen (VOGEL). FUHRMANN beobachtete zum Beispiel eine Mutter, die bei zwei verschiedenen Schwangerschaften einen mißglückten Abtreibungsversuch mit *Chinin* unternahm. In beiden Fällen hatte das Kind eine Herzmißbildung. Bei einer weiteren Schwangerschaft wurde kein derartiger Versuch gemacht; das Kind war gesund.

Auch für eine große Zahl weiterer Mißbildungen besitzen wir Hinweise darauf, daß für sie das gleiche gelten könnte. In den folgenden Kapiteln werden einige Pharmaka angeführt, die als Noxen in Frage kommen.

Literaturverzeichnis

BAUCKS, K. D.: Über kindliche Mißbildungen. Geburtsh. u. Frauenheilk. *22*, 144—155 (1962).

BONGIOVANNI, A. M., A. M. DI GEORGE, and M. M. GRUMBACH: Masculinization of the female infant associated with estrogenic therapy alone during gestation; four cases. J. clin. Endocr. **19**, 1004 (1959).

BÜCHNER, F.: Von den Ursachen der Mißbildungen und Mißbildungskrankheiten. Münch. med. Wschr. *97*, 1673—1677 (1955).

— Bedeutung peristatischer Faktoren für Mißbildungen. Verh. dtsch. Ges. inn. Med. **64** (1958).

CAMPBELL, G. D.: Possible teratogenic effect of tolbutamide in pregnancy. Lancet **1961** I, 891.

DEGENHARDT, K. H.: Mißbildungskorrelationen durch Sauerstoffmangel im Tierexperiment. Naturwissenschaften **22**, 525—526 (1956).

— Vitamin E-Schutz bei Sauerstoffmangel in der frühen Gravidität. Z. menschl. Vererb.- u. Konstit.-Lehre **35**, 136—162 (1959).

DIAMOND, I., M. M. ANDERSON, and S. R. MCCREADIE: Transplacental transmission of busulfan (Myleran) in mother with leukemia: (production of fetal malformation and cytomegaly). Pediatrics **25**, 85—90 (1960).

DOERR, W.: Die formale Entstehung der wichtigsten Mißbildungen des arteriellen Herzendes. Beitr. path. Anat. **115**, 1 (1955).

Editorial: Thalidomide and congenital malformations. Lancet **1962**, 307—308.

Fraser, F. C.: Causes of congenital malformations in human beings. J. chron. Dis. **10**, 97—110 (1959).

—, and T. C. Feinstat: Production of congenital defects in offspring of pregnant mice treated with cortisone. Pediatrics **8**, 527 (1951).

—, B. E. Walker, and D. G. Trasler: Experimental production of congenital cleft palate: genetic and environmental factors. Pediatrics **19**, 782 (1957), Suppl.

Fuhrmann, W.: Diskordantes Auftreten angeborener Angiokardiopathien bei eineiigen Zwillingen. Z. menschl. Vererb.- u. Konstit.-Lehre **34**, 563—586 (1958).

— Genetische und exogene Faktoren in der Ätiologie der angeborenen Angiocardiopathien. Habilitationsschrift, Berlin-West 1961. Erg. inn. Med. Kinderheilk. **18**, 47—115 (1962).

Gallera, J.: Acta anat. (Basel) **11**, 549 (1951).

Ghanem, M. H.: Possible teratogenic effect of tolbutamide in pregnant prediabetic. Lancet **1961** I, 1227.

Goldschmidt, R.: Gen und Außeneigenschaft (Untersuchungen an Drosophila) I und II. Z. menschl. Vererb.- u. Konstit.-Lehre **10**, 74—98 (1935).

Gunberg, D. L.: Some effects of exogenous hydrocortisone on pregnancy in rat. Anat. Rec. **129**, 133—153 (1957).

Hadorn, E.: Letalfaktoren. Stuttgart: Thieme 1955.

Kohler, H. G. et al.: Thalidomide and congenital abnormalities. Lancet **1962**, 326.

Lamy, M., J. De Grouchy, and O. Schweissguth: Genetic and non-genetic factors in the etiology of congenital heart disease. A study of 1188 cases. Amer. J. hum. Genet. **9**, 17 (1957).

Landauer, W.: Hereditary abnormalities and their chemically-induced phenocopies. Growth. Symp. **12**, 171—200 (1948).

— The hatchability of chicken eggs as influenced by environment and heredity. Storrs Agr. exp. Stat. Bull. **262**, 1—223 (1951).

— On teratogenic effects of pilocarpine in chick development. J. exp. Zool. **122**, 469—508 (1953).

— Phenocopies and genotype with special reference to sporadically occurring developmental variants. Amer. Naturalist **91**, 79—90 (1957).

Larsson, Y., and G. Sterky: Possible teratogenic effect of tolbutamide in pregnant prediabetic. Lancet **1960** II, 1424—1426.

Lenz, W.: Medizinische Genetik. Stuttgart: Thieme 1961.

— Thalidomide and congenital abnormalities. Lancet **1962**, 45—46.

Meyer, R. de, et M. Isaac-Mathy: A propos de l'action tératogène d'un sulfamide hypoglycémiant (N-sulfanil-N'-butylurée-BZ[55]). Ann. Endocr. **19**, 167—172 (1958).

Mosher, H. P.: Does animal experimentation show similar changes in ear of mother and fetus after ingestion of quinine by mother. Laryngoscope (St Louis) **48**, 361—395 (1938).

Nachtsheim, H.: Mutation und Phänokopie bei Säugetier und Mensch. Ihre theoretische und praktische Bedeutung für Genetik und Eugenik. Experientia (Basel) **13**, 57—68 (1957).

Neel, J. V.: A study of major congenital defects in Japanese infants. Amer. J. hum. Genet. **10**, 398—445 (1958).

Reed, H., J. N. Briggs, and J. K. Martin: Congenital glaucoma, deafness, mental deficiency and cardiac anomaly following attempted abortion. J. Pediat. **46**, 182—185 (1955).

Schull, W. J.: Empirical risks in consanguineous marriages: Sex ratio, malformations and viability. Amer. J. hum. Genet. **10**, 294—343 (1958).

Taussig, H. B.: Congenital malformations of the heart. New York: The Commonwealth Found. **1947.**

Taylor, H. M.: Prenatal medication and its relation to fetal ear. Surg. Gynec. Obstet. **64**, 542—546 (1937).

Töndury, G.: Entwicklungsstörungen durch chemische Faktoren und Viren. Naturwissenschaften **42**, 312 (1955).

Vogel, F.: Lehrbuch der allgemeinen Humangenetik. Berlin-Göttingen-Heidelberg: Springer 1961.

Warkany, J., P. H. Beaudry, and S. Hornstein: Attempted abortion with aminopterin (4-amino-pteroylglutamic acid). J. Dis. Child. **97**, 274—281 (1959).

—, and H. Kalter: Congenital malformations. New Engl. J. Med. **265**, 993—1001; 1046 bis 1052 (1961).

Werthemann, A.: Allgemeine und spezielle Probleme bei der Analyse von Mißbildungsursachen, in Sonderheit bei Thalidomid- und Aminopterinschäden. Schweiz. med. Wschr. **1963**, 223—227.

WIEDEMANN, H. R.: Hinweis auf eine derzeitige Häufung hypo- und aplastischer Fehlbildungen der Gliedmaßen. Med. Welt **1961**, 1863—1866.

WILKINS, L.: Masculinization of female fetus due to use of orally given progestins. J. Amer. med. Ass. **172**, 1028—1032 (1960).

Sexualhormone

H. E. Voss

Die Verabreichung von Sexualhormonen zu therapeutischen Zwecken bei der schwangeren Frau kann als Substitutionsmaßnahme z. B. bei einer Insuffizienz der endogenen Progesteronproduktion berechtigt sein; auch können diese exogenen Hormone als echte Pharmaka zur Behandlung krankhafter Erscheinungen oder Veränderungen, z. B. bei der Entwicklung eines Mamma-Ca notwendig oder zum mindesten empfehlenswert erscheinen. Immer wird sich der Arzt in solchen Fällen fragen müssen, ob nicht die Einführung dieser Stoffe in den schwangeren Organismus neben der beabsichtigten Wirkung auf die Mutter auch Einflüsse entfaltet, die sich in unerwünschter Weise am Fetus äußern. Es ist zu beachten, daß die Sexualhormone außer ihren spezifischen fördernden oder hemmenden Wirkungen am Sexualapparat ein mehr oder weniger breites Spektrum von unspezifischen Allgemeinwirkungen besitzen, die (abgesehen von den rein toxischen Wirkungen, die sehr hohen Dosen eigen sein können) sich z. B. auf die Zellvermehrung (mitogenetische Wirkungen) oder den Stoffwechsel (anabole bzw. katabole Wirkungen) beziehen. Während wir aber über den Einfluß dieser unspezifischen Allgemeinwirkungen auf den Fetus (wiederum abgesehen von den erwähnten toxikologischen Wirkungen) weder in experimenteller noch in klinischer Hinsicht genügend orientiert sind, haben wir für die spezifischen Auswirkungen der Sexualhormone auf den Fetus ausreichend experimentelle Erfahrungen, um gewisse Schlüsse mit klinischer Anwendbarkeit daraus zu ziehen. Unter diesen Umständen erscheint ein kurzer Überblick über die toxikologischen und spezifischen Wirkungen der Sexogene beim trächtigen Tier angebracht, unter Hinzufügung einiger Hinweise auf die eventuelle Übertragbarkeit der pharmakologischen Erfahrungen auf die therapeutische Verwendbarkeit der Sexogene in der menschlichen Gravidität.

Toxikologische Wirkungen der Sexualhormone in der Schwangerschaft

Über die toxikologischen Wirkungen in der Schwangerschaft verabreichter Sexualhormone auf die Feten bei der Ratte orientieren am eingehendsten die neueren Untersuchungen von DREISBACH. Einzelgaben von *Östron* (bis zu 0,4 mg/kg) waren, bei s.c. Gabe bis zum 11. Tag der Trächtigkeit, die bei der Ratte 21—22 Tage dauert, imstande, die Gravidität zu stören; in der Zeit des tubaren Transports der Eier genügten schon 0,02 mg, um die Eiimplantation zu verhindern *, während bei im Uterus frei flotierenden Eiern 0,1 mg/kg erforderlich waren; nach erfolgter Implantation führten 0,4 mg/kg, am 8., 9. oder 10. Tag gegeben, zur Degeneration der Feten, am 10. oder 11. Tag verabreicht, zu einer merklichen Verzögerung der Geburt; am 16. Tag oder später injiziert, hatten 0,4 mg/kg keinen Einfluß mehr. Eine einmalige Gabe von 4,0 mg/kg *Testosteron* verhinderte bei s.c. Injektion am 5.—8. Tag in 75% der Fälle

* Die Verhinderung der Implantation ist, wie aus den Versuchen von GREENWALD mit s.c. Injektion von Östradiolcyclopentylpropionat bei schwangeren Ratten am 1. Tag der Gravidität hervorgeht, offenbar nicht die Folge einer direkten Wirkung des Östrogens auf die befruchteten Eier, sondern auf die starke Förderung der tubaren und uterinen Motilität zurückzuführen, wodurch die Eier innerhalb von 48 h post coitum aus dem Uterus ausgestoßen werden.

die Implantation und führte, bei Gabe am 9.—11. Tag bei 69% entweder zum Tod der Feten oder zur Verzögerung der Geburt. Wurde die Einzeldosis von Testosteron auf 20 mg/kg erhöht, so verhinderte sie in allen Fällen, am 1. oder 5. Tag gegeben, die Implantation, führte, am 9. Tag injiziert, in 100% der Fälle zu totalem Fetusverlust oder am 11. bzw. 16. Tag verabreicht, zur Verzögerung der Geburt. Die einmalige s.c. Injektion von 4,0 mg/kg *Androst-5-en-3β, 17β-diol* verhinderte, zwischen dem 5. und 11. Tag der Gravidität verabreicht, die Implantation oder führte in 93% der Fälle zum Tod der Feten: seine toxikologische Wirksamkeit war bedeutend stärker als seine androgene Aktivität, wenn man es mit Testosteron verglich; auffallenderweise besaß es auch in Dosen bis zu 20 mg/kg keine die Geburt verzögernde Wirkung. Weder Androst-4-en-3, 17-dion noch 17α-Methyl-androst-5-en-3β, 17β-diol hatten in Dosen bis zu 4,0 mg/kg irgendeine merkliche Wirkung auf die Gravidität, das erstgenannte hatte erst bei 20 mg/kg eine gewisse Wirkung. Auch SCIPIADES beobachtete bei Ratten, daß Testosteron (5 mg tägl. in den späteren Stadien der Trächtigkeit gegeben) die Geburt verzögerte oder den Tod der Feten herbeiführte. Eine Hemmung der Fetalentwicklung fanden HAMILTON und WOLFE, wenn sie Testosteron während der ersten 10 Tage der Gravidität den Rattenweibchen injizierten. Nach hohen Testosterondosen (34,0—55,0 mg Gesamtdosis) sahen GREENE, BURRILL und IVY (1939) Tod und Resorption der Feten bei der Ratte eintreten, aber auch die wenigen lebend geborenen Jungen überlebten nicht lange genug, um die sexuelle Reife zu erlangen.

Entsprechende Wirkungen beobachteten COURRIER und JOST (1944) bei Verabreichung von Testosteronpropionat an trächtige Kaninchen (bei denen die Gravidität etwa 32 Tage dauert): 20 mg/Tier tägl. vom 16.—21. Tag, d. h. etwa 30 bis 40 mg/kg insgesamt gegeben, führten zum Tod der Feten. Auch bei der Maus beobachtete JOST (1945) Resorption oder Abort der Feten, wenn er den trächtigen Tieren 5,0 mg pro Tier Testosteronpropionat am 8. Tag der bei der Maus ca. 21 Tage dauernden Trächtigkeit injizierte, und 0,5 mg Testosteronpropionat tägl. hemmten bei der Maus den Durchgang der Eier durch die Tuben und verhinderten die Implantation. Eine letale Wirkung auf die Feten der Ratte hatten Injektionen von 5 mg/kg/Tag Äthinylandrosten-diol-3-cyclohexylpropionat (BEYLER und POTTS), einer synthetischen Substanz mit sehr geringen östrogenen und androgenen Wirkungen, aber relativ stärkerer hemmender Wirksamkeit auf die gonadotrope Funktion der Hypophyse: die letale Wirkung auf die Feten war vermutlich auf diese antiluteogene Eigenschaft der Substanz zurückzuführen.

Spezifische Sexualhormonwirkungen in der Schwangerschaft

Nachdem in den Versuchen von STEINACH (1910) die experimentelle Erzeugung von Zwittern durch Überpflanzung heterologer Keimdrüsen bei Ratten und Meerschweinchen gelungen war, gaben die Untersuchungen über die *Entstehung der Zwicke*, des unfruchtbaren Rinderzwillings (des „freemartin“ der Angelsachsen) einen entscheidenden Hinweis auf die Beeinflußbarkeit der geschlechtlichen Entwicklung beim Fetus durch Fremdhormone: Österreichische (KELLER und TANDLER) und amerikanische (LILLIE) Forscher stellten 1916, etwa anderthalb Jahrzehnte vor der ersten Reindarstellung eines männlichen Sexualhormons, in übereinstimmender und von einander vollkommen unabhängiger Weise fest, daß es sich bei der Zwicke um den weiblichen Partner eines verschiedengeschlechtlichen Zwillingspaares handelt, der durch die männlichen Hormone des männlichen Partners eine weitgehende Umwandlung seines Genitalapparats erfährt, die zu seiner Intersexualität und Sterilität führt; der Übergang von fetalen Androgenen des Männchens in das Weibchen durch die beiden durch Anastomosen verbundenen Kreisläufe ist die Voraussetzung für das Zustandekommen dieses Naturexperiments. Als die reinen androgenen Sexualhormone verfügbar wurden, konnte durch ihre Injektion bei graviden Muttertieren eine experimentelle Geschlechtsumwandlung der weiblichen Feten erzielt werden, die der physiologisch-pathologischen bei der Zwicke sehr ähnlich war, ihr aber doch nicht vollkommen entsprach, woraus auf eine Verschiedenheit der synthetischen Androgene vom Testosterontyp und der bei der Zwicke zur Wirkung gelangenden fetalen Androgene geschlossen wurde.

Über die ersten Beobachtungen an der Rinderzwicke hinaus, in denen es sich ja nur um die Wirkung von Fremd-Androgenen auf die weiblichen Früchte handelte, haben spätere Untersuchungen an verschiedengeschlechtlichen Zwillingen anderer Arten und experimentelle Befunde nach Applikation weiblicher Hormone beim mütterlichen Organismus gezeigt, daß auch der entgegengesetzte Fall, nämlich die Beeinflussung männlicher Früchte durch Fremd-Östrogene eintreten kann. So fanden LUTZ und LUTZ-OSTERTAG, daß in Hühnereiern mit 2 verschiedengeschlechtlichen Embryonen nicht nur der weibliche Embryo eine Vermännlichung unter dem Einfluß der Hodenhormone des männlichen Partners erfuhr, sondern auch der männliche Paarling eine Verweiblichung unter dem Einfluß der Ovarialhormone des weiblichen Paarlings; wir haben also in diesen Fällen im Ei mit zwei Embryonen nebeneinander einen Pseudohermaphroditismus femininus und einen Pseudohermaphroditismus masculinus liegen! Das weibliche Hormon aus den embryonalen Gonaden des weiblichen Partners ruft beim männlichen Embryo Umwandlungen des Genitalapparats hervor, wie man sie experimentell nach Injektion geringer Dosen kristallisierter Östrogene oder nach Ovarüberpflanzung in männliche Hühnerembryonen findet, mit Bildung von Cortexknötchen an der embryonalen männlichen Gonade und Auftreten mit dem Zölom kommunizierender Hodenkanälchen, was eine Wiederaufnahme der Tätigkeit des Keimepithels unter dem Einfluß geringer Östrogenmengen bedeutet; von den Müllerschen Gängen sind auf dem Niveau der Kloake zwei kleine Ampullen als einzige Reste erhalten.

Eine solche gegenseitige Beeinflussung des weiblichen Fetus durch den männlichen und umgekehrt des männlichen Fetus durch den weiblichen, kommt, wie es scheint, auch bei Säugetieren vor: bei den Mehrlingen des Schweines fand HUGHES (1929), wenn Gefäßanastomosen der Plazenten verschiedengeschlechtlicher Feten vorlagen, sowohl im weiblichen wie im männlichen Fetus eine starke Reduktion der Gonaden und der Genitalausführgänge; die wechselnde Stärke des gegengeschlechtlichen Einflusses ist hier, nach Ansicht des Verf., von genetischen Ursachen abhängig. Auffallend ist es, daß bei manchen Säugerarten, darunter auch beim Menschen, eine Beeinflussung des weiblichen Zwillingspartners durch den männlichen überhaupt nicht vorkommt, obgleich reichliche Anastomosen der Plazentargefäße gerade beim Menschen nachgewiesen wurden. RYAN sowie RYAN, BENIRSCHKE und SMITH führen das darauf zurück, daß beim Menschen in der Plazenta ein Enzym vorhanden ist, das zur Aromatisierung, diesem wichtigen Schritt bei der Umwandlung von Androgenen zu Östrogenen befähigt ist, während dieses Enzym bei der Kuh fehlt: die Androgene des fetalen Hodens werden also beim Menschen durch die Aromatisierung sozusagen entgiftet, während sie bei der Kuh als solche in den weiblichen Fetus übergehen, wo sie ihre virilisierende Wirkung ausüben. Diese interessanten Beobachtungen könnten erst dann als beweisend angesehen werden, wenn die chemische Natur der fetalen Hodenandrogene und ihre Angreifbarkeit durch das genannte Enzym feststeht.

Eine große Zahl von Androgenen wurde im Laufe der Jahre an schwangeren Tieren geprüft (nach SIMMER: Testosteron, Testosteronpropionat, 17α-Methyltestosteron, 17α-Äthyltestosteron, Androsteron, Dehydroepiandrosteron, Δ^4-Androstendion, Adrenosteron, Methylandrostendioldipropionat, Androstendioldipropionat, 9α-Fluor-11β-hydroxy-17α-methyltestosteron); als Versuchstiere dienten trächtige Ratten, Mäuse, Meerschweinchen, Goldhamster, Kaninchen, Igel, Maulwürfe, Kühe, Ziegen und Affen. Die androgene Wirksamkeit dieser Verbindungen ist unterschiedlich; manche, als schwach androgen bezeichnete Substanzen erwiesen sich am Fetus als stark virilisierend: so ist z. B. das Androstendioldipropionat im üblichen Androgentest am erwachsenen kastrierten Rattenmännchen stärker androgen wirksam als das Methylandrostendioldipropionat; bei der Injektion an der trächtigen Ratte findet man aber umgekehrt deutliche Anzeichen einer Virilisierung an den weiblichen Feten nach Verabreichung des Methylandrostendioldipropionats, nicht aber des Androstendioldipropionats. Meist ist die Maskulinisierung des äußeren Genitals (Clitoris) und des Urogenitalsinus am auffallendsten, die Wolffschen Gänge und ihre Derivate sind entwickelt, die Müllerschen Gänge sind (im Gegensatz zu den Befunden beim Freemartin!) in ihrer Entwicklung nicht beeinträchtigt. Stets sind die Androgene unwirksam, wenn sie zu einer Zeit gegeben wurden, zu der die Differenzierung der Gonaden noch nicht eingesetzt hatte.

Diese Beobachtungen an den weiblichen Feten androgenbehandelter Muttertiere wurden an mehreren menschlichen Fällen weitgehend bestätigt, in denen Methyltestosteron, Testosteronpropionat u. a. Androgene während der Schwangerschaft der Mutter gegeben wurden. Auch bei den menschlichen Feten spielte die Zeit, Dauer und Quantität der Verabreichung eine große Rolle; daneben wurde aber auch deutlich, daß die individuelle Empfindlichkeit des weiblichen Fetus für Androgene oder aber auch Stoffwechselverschiedenheiten der Mütter das Ergebnis stark beeinflussen konnten. Das wies darauf hin, daß auch eine Reihe unbeeinflußt gebliebener Fälle keine Garantie dafür böten, daß nicht in einem weiteren Fall mit höherer Empfindlichkeit eine Virilisierung eintreten könnte.

Die Beobachtungen über die virilisierenden Einflüsse des männlichen Fetus auf den weiblichen gewannen eine erhöhte Bedeutung, als es gelang, nachzuweisen, daß gewisse Testosteronderivate eine hohe gestagene Wirksamkeit, vor allem auch bei oraler Anwendung besaßen. Die weitgehende Unwirksamkeit des natürlichen Progesterons bei oraler Verabreichung hatte seiner Anwendung zum Schwangerschaftsschutz in Fällen von Progesteroninsuffizienz recht enge Grenzen gesetzt, wogegen die neuen oralen Gestagene sehr bald eine breite therapeutische Verwendung fanden. Aber schon früh meldeten sich, hauptsächlich von biologischer Seite, die warnenden Stimmen der Untersucher, die auf Grund ihrer Tierversuche eine vermännlichende Wirkung dieser Substanzen auch auf die weiblichen Feten beim Menschen befürchteten (Courrier und Jost, 1942). Erst in den letzten Jahren, nachdem manche dieser gestagenen Testosteronderivate und 19-Nortestosteron-Verbindungen schon Jahre in therapeutischem Gebrauch waren (hauptsächlich zur Behandlung des habituellen und drohenden Aborts), wurde man auch von gynäkologischer und pathologischer Seite auf die Folgen ihrer Verwendung erhöht aufmerksam und mußte feststellen, daß jene Befürchtungen der Biologen nur allzu berechtigt gewesen waren. Die Zahl der menschlichen Fälle von Virilisierung des weiblichen Fetus durch die oralen Gestagene ist ungleich größer als bei den Androgenen und nimmt ständig zu (Simmer). Aber ebenso wie bei den Androgenen unterscheiden sich auch bei den oralen Gestagenen die einzelnen Verbindungen im Ausmaß ihrer virilisierenden Wirkung, und während z. B. beim 17α-Äthinyl-17-hydroxy-5 (10) β-östren-3-on (Norethynodrel) mit Ausnahme einer fraglichen Beobachtung (Norethynodrel + Äthinylöstradiol), die später vom Autor revoziert wurde, überhaupt keine Fälle einer Virilisierung weiblicher Feten beim Menschen beschrieben wurden (Wilkins, Rock und Garcia), sind beim 17α-Äthinyl-19-nortestosteron (Norlutin) schon zahlreiche weibliche Feten vermännlicht worden, obwohl es beim Menschen erst relativ kurze Zeit angewendet wird (Simmer). *Der Arzt, der die oralen Gestagene in der Schwangerschaft anwenden will, wird verlangen müssen, daß klare Angaben in den Prospekten ihn über die eventuellen Virilisierungsgefahren für Mutter und Kind orientieren.* Auch das physiologische Gestagen, das Progesteron, und seine Derivate sind nicht gänzlich frei vom Verdacht der Möglichkeit einer virilisierenden Wirkung; allerdings scheint es sich beim Progesteron selbst um die Wirkung sehr hoher Dosen zu handeln, die schon außerhalb des physiologischen Bereiches liegen (100—200 mg/Tag bei der Ratte, nach REVESZ, CHAPPEL und GAUDRY); auch halogenierte Verbindungen des Progesterons bewirkten in ähnlich hohen Dosen nur eine geringe Clitoris-Hypertrophie bei den weiblichen Feten (CHAPPEL, REVESZ und GAUDRY).

REVESZ, CHAPPEL und GAUDRY haben auf Grund der Ergebnisse ihrer Tierversuche die Forderung aufgestellt, daß alle synthetischen gestagenen Verbindungen, die therapeutisch bei habituellem und drohendem Abort verwendet werden sollen, auf ihre virilisierende Wirkung im Test an der schwangeren Ratte zu prüfen seien; dabei kann man sich aber nicht auf die einfache Messung des ano-genitalen Abstandes als Kriterium beschränken, sondern muß den Genitaltraktus des weiblichen Fetus auch histologisch auf Serienschnitten untersuchen (SCHÖLER und DE WACHTER). Auch SIMMER (1961) hat sich dieser Forderung angeschlossen, weil dieser Test „die einzige, anscheinend sichere Methode darstellt, um die virilisierende Wirkung eines Steroids auf den menschlichen Fetus vorauszusagen".

Ungeklärt sind noch die Wirkungen von in der Schwangerschaft verabreichten Östrogenen auf die Feten. GREEN, BURRILL und IVY (1939, 1940) behandelten schwangere Ratten mit Östradiol bzw. mit Stilböstrol und beobachteten neben der erwarteten Feminisierung der männlichen Embryonen paradoxerweise auch eine Vermännlichung der weiblichen Feten; MOORE (1939) sah bei den Beuteljungen des Oppossums eine gewisse Vermännlichung unter der Wirkung von der mütterlichen Beutelratte injizierten Östrogenen. Neuerdings haben BONGIOVANNI, DI GEORGE und GRUMBACH (1959) in 4 Fällen eine Virilisierung menschlicher weiblicher Feten bei Müttern beschrieben, die ausschließlich Stilböstrol während der Schwangerschaft erhalten hatten: Verff. sind geneigt, diesen Effekt auf eine besondere Empfindlichkeit der (mütterlichen oder fetalen?) Nebennieren zurückzuführen, die unter der Wirkung der Östrogene eine Hyperplasie der Rinde aufgewiesen und in erhöhtem Maße Androgene produziert haben könnten. Jedenfalls dürfte eine solche Überempfindlichkeit der Nebennierenrinde für Östrogene eine seltene Ausnahme darstellen.

In einer großen Zahl von klinischen Fällen wurde eine Behandlung angewandt, in der Androgene, Östrogene und Gestagene in verschiedenen Kombinationen der schwangeren Patientin gegeben wurden: welchen Hormonen in solchen Fällen die virilisierende Wirkung zuzuschreiben ist, läßt sich nicht in jedem Fall mit Sicherheit sagen, doch nimmt SIMMER wohl mit Recht an, daß bei diesen Kombinationen im wesentlichen den Androgenen und oralen Gestagenen aus der Testosteron-Reihe die Wirkung auf den Fetus zukommen mag.

Das große tierexperimentelle Material und die zahlreichen klinischen Fälle weisen in weitgehend übereinstimmender Weise auf die Gefahr hin, die eine sexualhormonale Behandlung der Frau in der Schwangerschaft für das in der Entwicklung begriffene Kind bedeutet. Die logische Folgerung, die daraus zu ziehen ist, besagt, daß der Arzt bei der Verabreichung dieser Steroide bei der graviden Frau größte Vorsicht und Zurückhaltung üben und sich auf eine Dosierung und Verabreichungsdauer beschränken soll, die eine Schädigung des Fetus ausschließt. Es ist daher z. B. nichts gegen einen Schwangerschaftstest mit Präparaten einzuwenden, die Testosteronderivate enthalten, vorausgesetzt, daß der Test in den ersten Wochen der Schwangerschaft und in den vorgeschriebenen minimalen Dosen erfolgt.*

---

* Eine feminisierende Wirkung der Östrogene auf den männlichen Fetus ist zwar bei einigen Tierarten (s. o. GREENE u. Mitarb. 1939, 1940 u. MOORE, 1939) beschrieben worden, nicht aber beim Menschen, doch erwähnen BONGIOVANNI u. Mitarb. (1959) diese Möglichkeit in einem neuerdings zu ihrer Kenntnis gekommenen Fall, ebenso N. M. KAPLAN (New Engl. J. Med. **261**, 641, 1959).

Literaturverzeichnis

BEYLER, A. L., and G. O. POTTS: Endocrinology **60**, 519—531 (1957).
BONGIOVANNI, A. M., A. M. DI GEORGE, and M. M. GRUMBACH: J. clin. Endocr. Metab. **19**, 1004—1011 (1959).
CHAPPEL, CL. I., CL. REVESZ, and R. GAUDRY: 1960, zit. n. SIMMER 1961.
COURRIER, R., et A. JOST: C. R. Soc. Biol. (Paris) **136**, 395 (1942); **138**, 285 (1944).
DREISBACH, R. H.: J. Endocr. **18**, 271—277 (1959).
GREENE, R. R., M. W. BURRILL, and A. C. IVY: Amer. J. Anat. **65**, 415—469 (1939 a); **67**, 305 (1940).
— — — Anat. Rec. **74**, 429 (1939 b).
GREENWALD, G. S.: Endocrinology **69**, 1068—1073 (1961).
HAMILTON, J. B., and J. M. WOLFE: Anat. Rec. **70**, 433 (1938).
HUGHES, W.: Anat. Rec. **41**, 213—245 (1929).
JOST, A.: C. R. Soc. Biol. (Paris) **139**, 483 (1945).
KELLER, K., und J. TANDLER: Wien. tierärztl. Mschr. **3**, 513—526 (1916).
LILLIE, FR. R.: Science **43**, 611—613 (1916).
LUTZ, H., et Y. LUTZ-OSTERTAG: Develop. Biol. **1**, 364—376 (1959).
MOORE, C. R.: Proc. Soc. exp. Biol. Med., N. Y., **40**, 544—546 (1939).
REVESZ, CL., CL. I. CHAPPEL, and R. GAUDRY: Endocrinology **66**, 140—144 (1960).
ROCK, J., and C.-R. GARCIA: Res. Serv. Med. **54**, 15—22 (1961).
RYAN, K. J.: J. biol. Chem. **234**, 268—272 (1959).
—, K. BENIRSCHKE, and O. W. SMITH: Endocrinology **69**, 613—618 (1961).
SCHÖLER, H. F. L., and A. M. DE WACHTER: Acta endocr. (Kbh.) **38**, 128—136 (1961).
SCIPIADES, E.: Proc. Soc. exp. Biol. (N. Y.) **37**, 242 (1937).
SIMMER, H.: Dtsch. med. Wschr. **86**, 173—178 (1961).
VOSS, H. E.: Arzneimittel-Forsch. **12**, 240—244 (1962).
WILKINS, L.: J. Amer. med. Ass. **172**, 1028—1031 (1960).

Tuberkulostatika

E. R. MORDASINI

Seit der Einführung der modernen kausal wirkenden Mittel, d. h. der Tuberkulostatika, in die Therapie der Tuberkulose sind 10—15 Jahre vergangen. Diese Zeitspanne und die ausgedehnte Anwendung dieser Medikamente in jedem Gebiet der Medizin erlauben uns heute auch in dem hier zur Diskussion stehenden Problem Schlußfolgerungen zu ziehen, die als durchaus endgültig angesehen werden können. Diese Feststellung gilt in besonderem Maße für die 3 sog. erstrangigen Tuberkulostatika, das Streptomycin (SM), die Paraaminosalicylsäure (PAS) und das Isonicotinsäurehydrazid (Isoniazid-INH). Für die übrigen, die sog. zweitrangigen Tuberkulostatika, speziell auch für die wertvollsten unter ihnen, wie das Viomycin, das Cycloserin und das Ethiomanid ist m. E. ein einwandfreies definitives Urteil über ihre Anwendbarkeit bei der Behandlung der Tuberkulose während der Schwangerschaft wegen ungenügender Erfahrung auch heute noch nicht möglich.

Schädigungen der Mutter

Es liegen keinerlei tierexperimentelle Ergebnisse vor, die zu der Vermutung Anlaß geben, daß die Verabreichung von Tuberkulostatika während der Gravidität in Dosen, die den therapeutischen beim Menschen entsprechen, zu Störungen des Schwangerschaftsablaufs, der Geburt und des Wochenbetts führen.

Diese Feststellung gilt auch für die Klinik. Gestützt darauf und auf Grund ausgedehnter Erfahrungen kann heute der Schluß gezogen werden, daß *irgendwelche nachteilige Auswirkungen auf Schwangerschaft, Geburtsvorgang und Wochenbett als Folge einer tuberkulostatischen, speziell auch einer Langzeitbehandlung mit SM, PAS oder INH während der Gravidität nicht zu befürchten sind.*

Sonstige für die einzelnen Mittel charakteristische Nebenerscheinungen kommen während der Schwangerschaft nicht häufiger vor als außerhalb derselben. Wohl bereitet die orale PAS-Verabreichung besonders in den ersten 4—5 Schwangerschaftsmonaten wegen ihrer häufigen gastrointestinalen Unverträglichkeit nicht selten Schwierigkeiten. Diese können jedoch durch Einschaltung von kurzen Pausen, vorübergehende Reduktion der Dosierung und symptomatische Behandlung meistens überwunden werden, so daß auch hier die PAS-Kur ohne wesentliche Störungen zu Ende geführt werden kann.

Bei SM-behandelten Frauen sind Superinfektionen der Genitalorgane mit antibiotikaresistenten Bakterien nicht mehr zu befürchten als bei nicht damit Behandelten [*20*]. Pilzerkrankungen sind beschrieben worden [*11*], treten aber erfahrungsgemäß nur sehr selten auf.

Schädigungen der Frucht

Schädigungen des Kindes, die zu geistigen oder somatischen Entwicklungsstörungen, zur Entstehung von Mißbildungen oder gar zum Absterben der Frucht als Folge einer mehr oder weniger lang dauernden Behandlung der Mutter während der Schwangerschaft mit den 3 erstrangigen Tuberkulostatika führen, sind im Schrifttum bisher nicht mitgeteilt worden. Bei dem sich hier stellenden Problem handelt es sich denn auch zur Hauptsache darum, ob die auch außerhalb der Gravidität bei der tuberkulostatischen Behandlung vorkommenden und für jedes Mittel spezifischen Nebenerscheinungen auch beim Kind infolge Behandlung der Mutter während der Gravidität zu befürchten sind. Diese Frage ist um so mehr berechtigt, als die verschiedenen Tuberkulostatika relativ leicht in das Fetalblut und in die Amnionflüssigkeit diffundieren.

Streptomycin (SM)

Beim SM beträgt nach tierexperimentellen und klinischen Untersuchungen der Spiegel des Antibiotikum im Fetalblut und in der Amnionflüssigkeit etwa 20 bis 50% der gleichzeitig im Mutterblut festgestellten Konzentration [*1, 6, 8, 14, 15, 29*], wobei die Werte für das wesentlich besser lösliche Dihydrostreptomycin (DHSM) deutlich höher als beim SM liegen [*14*].

Am allerwichtigsten ist nun die Frage, ob die bei der SM-Behandlung auch heute noch trotz aller Vorsicht, wenn auch nur selten vorkommenden neurotoxischen Komplikationen mit Schädigung des Vestibularis- und des Gehörapparates auch beim Kinde als Folge der tuberkulostatischen Behandlung der Mutter während der Schwangerschaft zu beobachten sind. Von den beiden Komplikationen ist die beim SM selber seltene, beim DHSM jedoch relativ häufige Gehörschädigung, die bis zur völligen Taubheit gehen kann und somit deletäre Folgen für das Erlernen der Sprache und die gesamte geistige Entwicklung des Kindes haben könnte, von weitaus größerer Bedeutung, da sie irreversibel ist und nicht, wie die Vestibularisstörungen, durch ein anderes Sinnessystem kompensiert werden kann.

Tierexperimentelle Hinweise dafür, daß es bei der SM-Behandlung des Muttertieres während der Gravidität zu einer Gehörschädigung beim Fetus kommen kann, liegen nicht vor.

In der einschlägigen Literatur über die klinischen Erfahrungen finden sich vier Fälle, bei denen die Autoren die Möglichkeit einer Gehörschädigung beim Kinde als Folge der tuberkulostatischen Behandlung der Mutter während der Schwangerschaft vermuten. Im ersten Fall [*17*] handelt es sich um einen 2½monatigen Säugling, dessen Mutter im letzten Schwangerschaftsmonat wegen Tuberkulose 30 g SM bekommen hatte. Eine Stellungnahme zu diesem Fall ist mangels genauerer Angaben, speziell in bezug auf die Dosierung und die Nierenfunktion bei der Mutter in den letzten Schwangerschaftswochen nicht möglich. Diese Feststellung gilt ganz besonders für einen, ohne nähere Angaben angeführten Fall [*19*], bei dem das Neugeborene, dessen Mutter während der Gravidität mit SM behandelt worden war, bei der Geburt eine völlige Taubheit aufwies. Beim 3. Fall [*2*] handelte es sich um ein bei der Feststellung der Taubheit bereits 5jähriges Mädchen, dessen Mutter in der 2. Hälfte der Gravidität 85 g SM erhalten hatte und selbst schwerhörig geworden war. Ein kausaler Zusammenhang zwischen dem schwerwiegenden Befund und der SM-Behandlung der Mutter erscheint in diesem Falle möglich, ist aber durch nichts zu beweisen. Eine Taubheit sonstiger Genese ist beim Alter des Kindes ebenso gut möglich. Ähnlich sind die Verhältnisse beim letzten Fall [*10*], bei dem die Taubheit erst im Alter von 6 Jahren festgestellt wurde und bei dem eine SM-Schädigung um so unwahrscheinlicher erscheint, als die Mutter im ganzen nur 20 g SM im Laufe der ersten 4 Schwangerschaftsmonate (also offenbar bei diskontinuierlicher Verabreichung und niedriger Dosierung) bekommen hatte.

Im Gegensatz zu diesen 4 isolierten Publikationen stehen die Mitteilungen zahlreicher anderer Autoren [*7, 9, 12, 13, 16, 21, 23, 24, 27*], nach welchen Gehörschädigungen beim Kinde als Folge der tuberkulostatischen Behandlung der Mutter während der Schwangerschaft nicht zu befürchten sind. Dem entsprechen unsere eigenen Erfahrungen bei 19 normal geborenen Kindern, deren Mütter wegen Tuberkulose im Laufe der Schwangerschaft insgesamt zwischen 30 und 82 g SM bekommen hatten. Bei keinem von ihnen konnte irgendeine Schädigung oder ein sonstiger Nachteil, speziell auch neurotoxischer Art, nachgewiesen werden. Dabei beträgt die Beobachtungszeit, außer bei 4 Kindern, bei denen sie zwischen 2 Monaten und 3 Jahren liegt, 6—15 Jahre.

Vestibularisschädigungen bei Kindern als Folge einer SM-Behandlung der Mutter während der Schwangerschaft sind bis heute nicht beschrieben worden und sind auch nicht zu befürchten. So konnten beispielsweise im Tierversuch nur bei starker Überdosierung und sehr lang dauernder Verabreichung Störungen nachgewiesen werden [*25*], während bei einer der üblichen beim Menschen entsprechenden Dosierung Schädigungen selbst dann nicht auftraten, wenn solche beim Muttertier vorhanden waren [*28*].

Gestützt auf diese Ausführungen erscheint der Schluß durchaus berechtigt, *daß Schädigungen speziell auch neurotoxischer Art beim Kind als Folge einer auch lang dauernden SM-Behandlung der Mutter während der Schwangerschaft nicht zu befürchten sind. Von größter Bedeutung ist aber dabei die Forderung, sich bei der SM-Behandlung einer schwangeren Patientin stets an gewisse grundlegende Richtlinien zu halten,* die wie folgt zusammengefaßt werden können:

1. Die tägliche Dosierung des SM ist, außer während einiger Tage bei Notfällen, auf ca. 13—16 mg pro kg Körpergewicht zu beschränken, was für eine Patientin von 55—65 kg einer täglichen Verabreichung von 1 g entspricht.

2. Bei einer länger als 10—14 Tage dauernden Behandlung ist das SM selber und nicht das für das Gehör wesentlich toxischere DHSM zu verwenden. Diese Forderung ist um so wichtiger als im fetalen Liquor beim DHSM etwa die gleichen Werte wie im Liquor der Mutter nachgewiesen werden konnten, während die Werte für SM deutlich tiefer lagen [*14*].

3. Die schwangere Patientin muß im Hinblick auf die Nierenfunktion stets, besonders aber in den letzten Schwangerschaftswochen, einer strengen Überwachung unterzogen werden. Bei Zeichen, die auf eine Nierenfunktionsstörung mit der Möglichkeit einer SM-Retention und Erhöhung des Spiegels desselben auch im Fetalblut hinweisen könnten, ist wegen der in solchen Fällen zweifellos bestehenden Gefahr einer neurotoxischen Schädigung nicht nur bei der Mutter, sondern auch beim Kind, die SM-Verabreichung abzusetzen.

Paraminosalicylsäure (PAS)

Bei der PAS erfolgt der Übergang des Tuberkulostatikum von der Mutter auf das Kind leichter als beim SM, wobei der Spiegel im Fetalblut etwa 50—60% des gleichzeitig im Mutterblut gemessenen Wertes beträgt [*3, 4, 22*].

Tierexperimentelle Feststellungen, die auf eine Schädigung der Frucht als Folge der Behandlung des Muttertieres während der Gravidität mit PAS hinweisen, liegen nicht vor. Eine Publikation [*5*], wonach die PAS schon bei Dosen, die den therapeutischen beim Menschen entsprechen, zu Schädigung der Jungtiere führen kann, fand u. W. keine Bestätigung.

Beim Menschen sind trotz der breitesten Anwendung der PAS in der Schwangerschaft und besonders auch bei der hochdosierten intravenösen Behandlung keine Fälle von Fruchtschädigungen bekannt geworden.

Isoniazid (INH)

Diese Feststellung gilt in ganz besonderem Maße für das INH, das etwa die gleichen Diffusionsverhältnisse in die fetalen Flüssigkeiten, wie die PAS zeigt, dabei aber den großen Vorteil einer viel größeren Wirksamkeit bei geringer Dosierung besitzt.

Die PAS und das INH können somit ohne Bedenken in der Schwangerschaft verabreicht werden.

Zweitrangige Tuberkulostatika

Bei der Anwendung der sog. zweitrangigen Tuberkulostatika in der Schwangerschaft sind bis heute Schädigungen des Kindes u. W. nicht beschrieben worden. Es liegen aber, wie oben bereits festgestellt, auch bei den wirksamsten unter ihnen (Cycloserin, Viomycin usw.) noch zu wenig einschlägige Erfahrungen vor, die ein einwandfreies, definitives Urteil über ihre Verwendbarkeit in der Schwangerschaft erlauben würden.

Eine Ausnahme stellen die *Thiosemikarbazone* dar, die in der Form des Conteben und verschiedener Kombinationspräparate bis vor kurzem in Deutschland eine größere Rolle in der Tuberkulosetherapie gespielt haben. Die tierexperimentellen Ergebnisse der Verabreichung dieser Mittel in der Gravidität sind z. T. widersprechend [*24*]. Beim Menschen werden schon bei sehr vorsichtiger Dosierung Fruchtschädigungen wie vorübergehende Veränderungen der Erythrozyten- und Hämoglobinwerte beobachtet [*18, 25*], und es besteht kein Zweifel darüber, daß bei höherer Dosierung beim Kind wie bei der Mutter Schädigungen schwerwiegender Art (Leber-, Knochenmarkschädigungen, gastrointestinale Störungen) auftreten können. Aus diesem Grunde und im Hinblick auf ihren nur sehr geringen therapeutischen Wert, sollten *diese heute überholten und nicht ungefährlichen Medikamente in der Schwangerschaft nicht zur Anwendung kommen.*

Zur Frage des Stillens

Der Übertritt der meisten Tuberkulostatika in die Milch in einer z. T. relativ großen Konzentration ist vielfach nachgewiesen worden. Schädigungen des Kindes, die auf ein beim Stillen aufgenommenes Tuberkulostatikum zurückzuführen sind, sind bisher nicht beschrieben worden und sind im übrigen schon wegen der jeweiligen vom Kind relativ geringen aufgenommenen Gesamtmenge desselben nicht zu erwarten.

Schlußfolgerungen

Aus den vorangehenden Ausführungen ergibt sich, daß *bei der tuberkulostatischen Behandlung gravider Frauen irgendwelche Störungen der Schwangerschaft, der Geburt oder des Wochenbettes und irgendwelche Schädigungen oder Nachteile seitens des Kindes nicht zu befürchten sind.* Die Schwangerschaft stellt somit keine Kontraindikation zur tuberkulostatischen Behandlung der Tuberkulose dar, wie sie im übrigen auch keine Kontraindikation zur chirurgischen Therapie derselben darstellt.

Andererseits ist die Prognose der Tuberkulose unter der tuberkulostatischen Behandlung und somit auch der Therapieerfolg während der Gravidität, außer in Ausnahmefällen, nicht anders zu werten als außerhalb derselben. Es ist daher einleuchtend, daß *die Interruptio einer bestehenden Gravidität bei Tuberkulose auf Grund der Annahme, daß die Prognose der spezifischen Erkrankung deshalb besonders ungünstig sei, weil die Tuberkulostatika nicht angewandt werden dürfen, in keiner Weise berechtigt ist.*

Es ergibt sich aus diesen Feststellungen, daß *die Behandlung einer aktiven Tuberkulose bei der graviden Frau nach den gleichen Grundsätzen durchzuführen ist wie außerhalb der Gravidität.* Diese Folgerung bezieht sich einerseits auf die chirurgische, andererseits auf die medikamentöse Therapie, die sich *vorläufig auf die 3 erstrangigen Tuberkulostatika, das SM, die PAS und das INH beschränken* sollte. Dabei haben sich Dosierung und Dauer der Behandlung in allererster Linie nach dem klinischen und röntgenologischen Krankheitsbefund zu richten. Besondere Vorsicht ist allerdings bei der SM-Therapie angezeigt, bei der die Patientin speziell in den letzten Schwangerschaftsmonaten im Hinblick auf Störungen der Nierenfunktion streng zu überwachen ist. Die im Bestreben nach einer möglichst weitgehenden Ausschaltung jeder Komplikationsgefahr der tuberkulostatischen Behandlung in der Schwangerschaft von anderer Seite [*24*] vorgeschlagene Kombinationsbehandlung mit sehr kleinen Dosen der einzelnen Tuberkulostatika ist m. E. als ungeeignet und nicht ungefährlich anzusehen. Das Risiko einer nutzlosen Verschwendung der wertvollen Mittel, speziell bei schweren aktiven Tuberkulosefällen und die Gefahr der Resistenzentwicklung gegen das eine oder das andere oder sogar gegen alle angewandten Mittel dürfen m. E. im Hinblick auf einen fraglichen Vorteil nicht eingegangen werden.

Literaturverzeichnis

[*1*] Bernard, E., E. Kreis, A. Lotte et F. Palex: Bull. Acad. nat. Méd. (Paris) **134**, 41 (1950).

[*2*] Boletti, M., und L. Croato: Ref. Zbl. Tuberk.-Forsch. **80**, 346 (1959).

[*3*] Bünger, P., und A. Lass: Dtsch. med. Wschr. **68**, 1193 (1953); Z. Tuberk. **103**, 202 (1953); Klin. Wschr. **31**, 606 (1953).

[*4*] Föllmer, W., und I. Mayer: Ärztl. Forsch. **7**, 274 (1953).

[*5*] Fouquet, J., L. Teyssier et V. Heimann: Bull. Soc. méd. Hôp. (Paris) 17 juin 1955.

[*6*] Grasset, E., H. de Watteville und P. Dossena: Presse méd. **59**, 1265 (1951).

[*7*] Hartl, H.: Med. Klin. **56**, 1208 (1961).

[*8*] Heilmann, D. H., F. R. Heilmann, H. C. Hinshaw, D. R. Nicols, and W. E. Herrel: Amer. J. med. Sci. **210**, 576 (1945).

[*9*] Jentgens, H.: Dtsch. med. Wschr. **85**, 25 (1960).

[*10*] Kern, G.: Schweiz. med. Wschr. **77**, 3 (1962).

[*11*] Kimmig, G.: Geburtsh. u. Frauenheilk. **13**, 673 u. 805 (1953).

[*12*] Kistner, R. W.: Amer. J. Obstet. Gynec. **60**, 422/6 (1950).

[*13*] Kraubig, H.: Geburtsh. u. Frauenheilk. **14**, 220 (1954).

[*14*] Kreibisch, H.: Dtsch. Gesundh.-Wes. **9**, 177 (1945).

[*15*] Leiniger, J.: Thèse (Paris) 1952.

[*16*] Lenzi, E.: Minerva med. (Torino) **39**, 1394 (1954).

[*17*] Leroux, L.: Ann. Oto-Laryng. (Paris) **67**, 194 (1950).

[*18*] Malluche, H.: in Fortschr. Tuberk.-Forsch. **5**, 152. Basel: Karger 1952.

[*19*] Moulonguet, zit. von Kreibisch.

[*20*] Neuweiler, W.: Persönliche Mitteilung.

[*21*] Ouvrier, S. L.: Thèse (Marseille) 1950.

[*22*] Renovanz, H. D., und K. Schattmann: Ärztl. Wschr. **8**, 354 (1935).

[*23*] Sala, S. L.: Sem. méd. (Paris) **14**, 534 (1950).

[*24*] Schaick, W.: Ergebn. ges. Tuberk.-Forsch. **221**, 13 (1962).

[*25*] Schnurbusch, F., M. Hofmeister und A. Illge: HNO-Wegweiser **6** (1954).

[*26*] Seegers, J.: Z. Tuberk. **95**, 81 (1949); Geburtsh. u. Frauenheilk. **14**, 197 (1954).

[27] SWIFT, P. N.: Brit. med. J. 1950 I, 787.
[28] WEICKSEL, P.: Tuberk.-Arzt 4, 253 (1954).
[29] WOLTZ, J. H. E., and M. M. WILEY: Proc. Soc. exp. Biol. (N. Y.) 60, 106 (1945).

Antikoagulantien

H. STAMM

Das Indikationsgebiet für Antikoagulantien umfaßt während der Gravidität fast ausschließlich die Thrombosen der tiefen Beinvenen und des Beckens. Im Vergleich zu den Thrombosen im Wochenbett oder nach Operationen sind sie in graviditate relativ selten. Sie neigen aber zu einem ganz ungewöhnlich langwierigen Verlauf, mit häufigen Rezidiven, mit Übergang von einem Bein aufs andere und mit wiederholten embolischen Schüben. MANSELL beobachtete bei 80 Schwangerschaftsthrombosen 15 Lungenembolien, wovon 12 letal endeten. Wir haben 100 Patientinnen mit Schwangerschaftsthrombosen nachkontrolliert. Alle waren mit schwerem postthrombotischem Syndrom teilinvalid.

Zur Vermeidung der tödlichen Lungenembolie gibt es nur zwei Mittel:

1. Die absolute Immobilisation mit Verbot des Zehenbewegens während mehrerer Wochen, d. h. bis die Gefahr der Thrombusmobilisation vorüber ist. Diese Behandlung ist anspruchsvoll, benötigt ein besonderes Venenbett zur Pflege ohne Lagewechsel und geschultes Personal.

2. Die Antikoagulantientherapie über 3—5 Wochen, d. h. so lange Rezidivgefahr besteht. Diese Therapie bedingt sorgfältigste Überwachung, weil Überdosierung die Frucht schädigt und Unterdosierung zur meist tödlichen Lungenembolie führt.

Zur Antikoagulantientherapie stehen heute Heparin und Heparinoide sowie Cumarin- und Indandionderivate zur Verfügung. Alle anderen Antikoagulantien sind zu toxisch. Heparin ist den zur Zeit erhältlichen Heparinoiden therapeutisch weit überlegen. Cumarinderivate sind besser erprobt als Indandione; beide kommen in ihrer antithrombotischen Wirkung bei weitem nicht an das Heparin heran. Infolgedessen ist — wenigstens heute noch — Heparin (Liquemin Roche) das Mittel der Wahl zur Antikoagulantientherapie in graviditate.

Heparin hat ein Molekulargewicht von ca. 14 000. Es passiert die Plazentarschranke nicht (SNOECK). RUNGE und HARTERT verabreichten während 7 Tagen Heparindosen von 70—80 000 IE, unterbrachen dann die Schwangerschaft durch Sectio parva und untersuchten den Feten. Weder klinisch noch histologisch konnten Heparineinwirkungen bei der Frucht gefunden werden. Hingegen ist es denkbar, daß unter Heparin retroplazentare Hämatome entstehen. Bei therapeutischer Dosierung (40 000 IE/24 Std intravenös injiziert in 4 Teildosen zu 10 000 IE) ist dieses Ereignis jedoch außerordentlich selten. Wir überblicken mehrere hundert Behandlungen, bei denen Heparin während vieler Wochen gegeben wurde, ohne daß Retroplanzentarblutungen entstanden. Lange vorher treten andere Hämorrhagien auf (Hämaturie, Subkutanhämatome, Epistaxis etc.), worauf die Heparinbehandlung durch die konservative Therapie ersetzt werden muß.

Heparinoide haben ein kleineres Molekulargewicht als Heparin (8000, PULVER). Zudem sind sie toxischer. Es ist unsicher, ob sie die Plazenta durchqueren. Jedenfalls scheint es nach dem heutigen Stand unserer Kenntnis ratsam, während der Schwangerschaft Heparin und nicht Heparinoide zu geben, wenn man sich zur Antikoagulantientherapie entschließt.

Cumarinderivate (Molekulargewicht ca. 300) passieren die Plazenta sicher. Im Tierexperiment schädigen hohe Dicumaroldosen den Fetus (BREITNER; ESSER; VON KAULLA; KNAKE und VILMAR; KRAUS, PERLOW und SINGER; QUICK; PANELLÀ). MERZ und Breitner haben 10 schwangere Frauen mehrere Tage lang mit hohen Dicumaroldosen behandelt (Quickwert 3—10%), dann die Schwangerschaft durch Sectio parva unterbrochen und den Fetus klinisch und histologisch untersucht. Es fanden sich Blutungen in Gehirn, Thymus, Perikard, Extremitäten und Plazenta. Merz und Breitner weisen jedoch gemeinsam mit anderen Autoren darauf hin, daß therapeutische Cumarindosen (Quickwert 20%) in der Regel keine Fruchtschäden setzen (Alvarez; Arsen und Kooy; Mansell; Reist; Runge und Hartert; Schiavina). Von den vielen Cumarinbehandlungen in graviditate sind die meisten ohne Einfluß auf den Fetus geblieben. Es sind aber schwer hirngeschädigte Kinder bekannt geworden, die in graviditate unter der Wirkung eines Cumarinpräparates standen und bei denen die Hirnblutungen mit großer Wahrscheinlichkeit nicht als Folge der Geburt, sondern als Folge der Cumarinmedikation entstanden. Deshalb werden Cumarinderivate in graviditate von vielen Autoren abgelehnt (Digonnet et al.; Dumoulin; Jorpes; Kaeser; Knake und Vilmar; König et al.; Maurizio; Payling-Wright; Sachs und Labate; Schedel und Skibbe; Schubert und Uhlmann).

Ich bin der Meinung, daß bei der Schwangerschaftsthrombose wegen ihres malignen Verlaufes die Antikoagulantientherapie versucht werden soll, und zwar mit Heparin, nicht mit Cumarinderivaten. Sobald Antikoagulantienblutungen auftreten, ist Heparin kontraindiziert und es muß die konservative Behandlung eingeschlagen werden. Cumarine sind nur in außergewöhnlichen Situationen zu verwenden.

Die mögliche Fruchtschädigung durch Cumarinderivate ist in weiten Kreisen der Bevölkerung bekannt. Ich habe erlebt, daß sich Frauen nach Antikoagulantienbehandlung in eine solche Angst vor eventueller Fruchtschädigung hineingesteigert haben, daß die Schwangerschaft auf Grund psychiatrischer Indikationen unterbrochen werden mußte.

Literaturverzeichnis

Alvarez, J.: J. Amer. med. Ass. **153**, 1142 (1953).

Arsen, K., und G. Kooy: Ned. T. Geneesk. **99**, 107 (1955).

Breitner, J.: Gefahren der Dicumarolbehandlung in der Schwangerschaft. Geburtsh. u. Frauenheilk. **12**, 845 (1952).

Digonnet, L., J. Royet et J. Cahn: Bull. Féd. Soc. Gynéc. Obstét. franç. **4**, 55 (1952).

Dumoulin, J. G.: J. Obstet. Gynaec. Brit. Emp. **57**, 552 (1950).

Esser, A.: Erfahrungen mit Dicumarol in der Schwangerschaft und in der Laktationsperiode. Arch. Gynäk. **179**, 87 (1950).

Jorpes, E.: Bull. schweiz. Akad. med. Wiss. **3**, 320 (1948).

Kaeser, O.: Persönliche Mitteilung 1954.

Kaulla, K. N. von: Dtsch. med. Wschr. **75**, 1259 (1950).

Knake, H.-J., und E. Vilmar: Zur Frage der Dicumarolbehandlung in der Schwangerschaft. Geburtsh. u. Frauenheilk. **13**, 421 (1953).

König, F. E.: Behandlung der Thrombosen und Embolien in der Gynaekologie und Geburtshilfe mit Liquemin-Dépot „Roche“ und Tromexan. Schweiz. med. Wschr. **83**, 40 (1953).

—, Th. Reich und M. Steinbüchel: Thromboseprophylaxe mit Marcoumar im Wochenbett und Zustand des Kindes. Schweiz. med. Wschr. **84**, 440 (1954).

Kraus, A., S. Perlow, and K. Singer: Danger of dicoumarol treatment in pregnancy. J. Amer. med. Ass. **139**, 758 (1949).

Mansell, R. V.: Antepartum dicumarol treatment. Amer. J. Obstet. Gynec. **64**, 155 (1952).

Maurizio, E.: Atti del secondo Simposio Firenze 1956, 137 (1957).

Merz, W. R., und J. Breitner: Wirkung der Dicumarine auf den Fetus und auf das Neugeborene. Geburtsh. u. Frauenheilk. **16**, 426 (1956).

Panella, J.: Atti Soc. Ostet. Ginec. **39**, 159 u. 374 (1949).

Payling-Wright, H.: Venous thrombosis during pregnancy treated with dicoumarin. J. Obstet. Gynaec. Brit. Emp. **58**, 272 (1951).

Pulver, R., C. Montigel und B. Exer: Über den Stoffwechsel von 4-Oxycumarin-Derivaten. Thrombose und Embolie. Referatband der 1. Internat. Tagung über Thrombose und Embolie, Basel 1954. Basel: Benno Schwabe 1955, S. 232.

Quick, A. J.: J. biol. Chem. **164**, 371 (1946).

REIST, A.: Selektive Prophylaxe der thromboembolischen Erkrankungen im Wochenbett mit Tromexan. Gynaecologia **137**, 214 (1954).
RUNGE, H., und I. HARTERT: Methodische und klinische Erfahrungen bei der Therapie mit Antikoagulantien. Gynaecologia **138**, 110 (1954).
SACHS, J. J., and J. S. LABATE: Dicumarol in the treatment of antenatal thrombo-embolic disease. Amer. J. Obstet. Gynec. **57**, 965 (1949).
SCHEDEL, F., und E. SKIBBE: Med. Klin. **37**, 1173 (1949).
SCHIAVINA, G. P.: Probl. coag. sangue (Suppl.) **1954**, 129.
SCHUBERT, G., und G. UHLMANN: Thromboseprophylaxe und Therapie in der Frauenheilkunde. Thrombose und Embolie. Hamburger Symposion 2./3. April 1954. Stuttgart 1954.
SNOECK, J.: Le placenta humain. Paris: Masson et Cie. 1958.

Zusammenfassung

C. MÜLLER

Rückblickend auf dieses Kapitel über die Gefahr medikamentöser Fruchtschäden in der Schwangerschaft läßt sich feststellen, daß alle differenten Medikamente in der Schwangerschaft nur sehr vorsichtig und *nur bei zwingender Indikation* eingesetzt werden sollen. Primum nil nocere! Manche Fruchtschädigung, die früher vom Arzt als „endogen", „idiopathisch" oder „hereditär" betrachtet und als vermeintliches Schicksal hingenommen wurde, kann heute durch exogene Faktoren, wie z. B. durch Medikamente, erklärt werden. Die Dosierung scheint auch hier die entscheidende Rolle zu spielen. In den meisten Tierversuchen zur Erzeugung von Fruchtschäden kamen ganz unphysiologische und untherapeutische Dosen zur Anwendung. Bemerkenswert scheint uns auch die Feststellung, daß es sich bei den experimentell erzeugten Anormogenesen in sehr vielen Fällen offenbar um die Folgen eines Sauerstoffmangels handelt.

Aber es ist nicht zu übersehen, daß auf dem Gebiete der Teratogenese die wesentlichsten Probleme noch ungeklärt sind. Zunächst die schwerwiegende Frage: Was ist eine Mißbildung? Die Grenzen sind nicht klar gezogen. Die einen halten z. B. eine angeborene Hernie für eine Mißbildung, die anderen zählen sie nicht dazu. Es ist Aufgabe der Genetiker, den Begriff „Mißbildung" einheitlicher verwendbar zu machen. Eine vergleichende Statistik über das Vorkommen von Mißbildungen hat nur geringen Wert, solange diesbezüglich keine Einigkeit herrscht.

Was bedingt Mißbildungen? Über die Ursachen von Mißbildungen und über den Wirkungsmechanismus teratogener Faktoren gibt es noch kaum Klarheit. Wir wissen heute nur, daß Mißbildungen weniger ganz oder überwiegend genetisch als ganz oder überwiegend exogen bedingt sind. Reine Exogenesen sind allerdings sehr selten. Der Rest sind Anlage plus auslösende Ursache oder wissenschaftlich ausgedrückt: teratogene Noxen verschieben den Schwellenwert für das Auftreten genetisch bedingter Anomalien.

Voraussetzung für eine Mißbildung ist nicht nur die Wirkung eines bestimmten teratogenen Agens, sondern eine bestimmte, von Art zu Art und innerhalb derselben Art von Stamm zu Stamm und individuell sehr verschiedene Rezeptivität dem Agens gegenüber.

Entscheidend für den Zeitpunkt des Einwirkens teratogener Noxen sind die ersten drei Monate der Fruchtentwicklung. RUGH (1955) nimmt an, gestützt auf Experiment und klinische Beobachtung, daß die Gefahr von Mißbildungen der Augen durch Röntgenstrahlen beim menschlichen Embryo zwischen dem 18. und 38. Tag der Entwicklung am größten ist, d. h. also in der Periode intensivster Differenzierung.

Als empfindlichste Periode der menschlichen Schwangerschaft werden allgemein die ersten zehn Wochen bezeichnet. Mißbildungen des Nervensystems, dessen Differenzierung langsamer erfolgt, können aber auch später noch induziert werden. Nach dem 4. Monat scheinen Fehlbildungen nicht mehr zu entstehen.

Folgende Noxen sind im Tierversuch sichergestellt worden: In der Nahrung ein Mangel bzw. Überangebot an Eiweiß, Vitaminen und Spurenelementen, Sauerstoffmangel, ionisierende Strahlen, künstliche Virusinfektion, Hormone, Zell- und Stoffwechselgifte, Hypo- und Hyperthermie, Ultraschall usw.

Die chemische Struktur der Substanz, etwa eines Medikaments, läßt keine Rückschlüsse zu auf den Grad teratogener Wirkung, denn Stoffe der verschiedensten Struktur können Mißbildungen auslösen. Es wurde bisher kein Strukturmerkmal gefunden, das für Teratogenese spezifisch wäre. Zwischen teratogener Wirkung und pharmakologischer Eigenschaften einer Substanz besteht keinerlei Beziehung.

Über die Art der Störung weiß man: die schädigenden Agenzien können die Zellversorgung stören, hemmend in den Zellstoffwechsel eingreifen. Genauer: sie können den Energieträger beeinträchtigen, durch Enzymblockade den Aufbau der Zellbaustoffe stören oder die Nukleinsäure angreifen.

Für die teratogene Wirkung zahlreicher Stoffe wie Kortikoide, Vitamin A, Deserpidin u. a. fehlt jede Erklärung; dies gilt auch für Thalidomid.

Die teratogenen Faktoren zeigen an der Mutter selbst, weder im Experiment, noch in der Klinik, irgendeine sichtbare Wirkung; sie sind demnach von geringer Intensität; entscheidend für die Wirkung am Fetus ist dessen besondere Empfindlichkeit bei noch ungenügender Ausbildung seiner Entgiftungsfunktionen.

Die Störanfälligkeit der Organe bzw. der Systeme schwankt innerhalb der Art und innerhalb der einzelnen Phasen der Entwicklung. Es gibt keine Noxen-Spezifität, wohl aber eine Phasen-Spezifität.

Die Ergebnisse der tierexperimentellen Forschung sind für den Menschen nicht verbindlich. Die Empfindlichkeit teratogenetischer Wirkung der verschiedensten Substanzen gegenüber zeigt eine hohe Artspezifität. Resultate bei einer Tierart sind völlig unverbindlich für eine andere Spezies bzw. den Menschen. Selbst innerhalb derselben Spezies können verschiedene Stämme unterschiedlich reagieren.

Die Pharmakologie kann auf die Frage nach der teratogenen Wirkung eines bestimmten Heilmittels keine sichere Antwort geben. So ruft z. B. Thalidomid beim menschlichen Embryo Mißbildungen hervor, wenn der Mutter eine tägliche Dosis von 1 mg pro kg Körpergewicht verabfolgt wird, während bei der Ratte selbst bei einer tausendfach höheren Dosierung keine Teratogenese beobachtet wurde.

Erforscht man die Anamnese der Schwangeren, so ergeben sich kaum übersehbare Möglichkeiten und Verdachtsmomente für etwaige exogene Noxen, wie Mangel- bzw. Überernährung, Virusinfektionen, Strahlen, Medikamente, Stoffwechselstörungen, Abusus von Nikotin, Kaffee oder anderen Genußmitteln usw.

Andererseits finden wir in der Anamnese von Frauen, die Mißbildungen zur Welt bringen, oft keine einzige dieser Noxen. In den letzten drei Jahren haben wir zwei Fälle von Phokomelie beobachtet. In beiden Fällen handelte es sich um junge, gesunde Eltern — die einen Berufssportler, die andern Bauern. In keinem Fall bestand der geringste Verdacht auf Exogenese. Und keinerlei Medikamente wurden eingenommen.

Wir alle, nicht nur die pharmazeutische Industrie, haben aus all dem zu lernen.

Für unser Problem der medizinisch indizierten Schwangerschaftsunterbrechung ergibt sich als Konsequenz, daß wir in jenen Fällen, in denen sich die komplizierende Krankheit (etwa eine Tuberkulose) durch Medikation in adäquaten therapeutischen Dosen nicht beherrschen läßt, eher zur Unterbrechung schreiten, als durch Überdosierung, z. B. von Streptomycin, eine Fruchtschädigung zu riskieren. Die induktiv vermittelte Determination bei der Entwicklung des Keimes ist ein chemischer Vorgang, so ist es wohl denkbar, daß ein Pharmakon als Noxe wirkt. Es drängt sich daher die Forderung auf, möglichst auf jegliche Medikation während der Frühschwangerschaft zu verzichten, bis unser therapeutisches Arsenal auf teratogene Wirkung besser untersucht ist.

Die Entdeckung verschiedener Faktoren, wie Viren, Avitaminosen, Hypervitaminosen und bestimmte Medikamente, erlauben aber schon heute sichere präventive Maßnahmen gegen Mißbildungen. Mit fortschreitender Erkenntnis dieser Faktoren verbessert sich auch die Möglichkeit einer wirksamen Prophylaxe. Aber bevor eine solche Prophylaxe in größerem Umfange realisiert und die Entwicklung abnormaler Kinder zum mindesten eingeschränkt und vielleicht einmal sogar verhindert werden kann, muß alles getan werden, diesen benachteiligten menschlichen Wesen die Eingliederung in die Gesellschaft zu ermöglichen.

Beträchtliche Fortschritte in der chirurgischen Behandlung der Mißbildungen sind erzielt worden. Besonders die Herzchirurgie hat hier spektakuläre Erfolge zu verzeichnen. Durch medikamentöse Behandlung, Hormon- und Enzymsubstitution konnte die Prognose mancher angeborenen Stoffwechsel- und Drüsenstörung verbessert werden.

Beschreitet die abendländische Zivilisation aber den Weg der Ausmerzung des gebrechlichen und mit Geburtsfehlern behafteten und auf die Hilfe seines Nächsten angewiesenen Menschen, dann gibt sie sich selbst auf.

XVI. Gefahr der Strahlenschädigung

J. H. Müller

Im Rahmen dieser „Richtlinien zur medizinischen Indikation der Schwangerschaftsunterbrechung“ erscheint eine kurze Besprechung der Schädigungen durch Einwirkung energiereicher, ionisierender Strahlungen gewiß angebracht. Die neuen Entwicklungen unseres Atomzeitalters haben bekanntlich Fragen der *Strahlenschädigung* und somit auch des *Strahlenschutzes* weit über den Kreis der Fachleute hinaus ins allgemeine Bewußtsein gehoben; sie sind heute ja weltweit zum Gegenstand gesetzgeberischer Regelungen gemacht worden.

Es ist nun zu beachten, daß bei Strahlenschädigungen, im Gegensatz zu Schädigungen durch die meisten anderen Noxen, neben den eventuell direkt manifest werdenden *somatischen* Schäden auch *genetische Belastungen* auftreten können, die für die menschliche Gesamtpopulation von überragender Bedeutung sind. Bei den somatischen Effekten muß man weiter zwischen zwei verschiedenen Schädigungsarten unterscheiden. Auf der einen Seite stehen die akuten Strahlenschädigungen, die zum bekannten klinischen Syndrom der Strahlenkrankheit und, beim Vorliegen einer Schwangerschaft, zu Mißbildungen des Kindes führen können, — auf der anderen Seite bleiben aber auch Strahlenbelastungen, die zu keinerlei akuten Manifestation führen, nicht wirkungslos, denn sie erhöhen namentlich die Bereitschaft der Körperzellen zu maligner Entartung. Dieser Schädigungstyp ist seiner Natur nach nur statistisch erfaßbar, ein Schwellenwert scheint für ihn nicht zu existieren und kleinste Dosen summieren sich über sehr lange Zeiträume, wohl über die gesamte Lebensdauer des Individuums. Für unsere Frage können diese latenten Schädigungen naturgemäß nicht ins Gewicht fallen. Für den Strahlenschutz aber spielen sie zusammen mit den genetischen Schädigungen die Hauptrolle. Alle gesetzlich verankerten „zulässigen Dosen“ sind vornehmlich im Hinblick auf diese beiden Komponenten festgelegt worden.

Genetische Strahlenschädigungen

Die überwiegende Mehrheit der genetischen Strahlenschädigungen, soweit sie nicht als dominante Letalfaktoren in Erscheinung treten, stellen rezessive Mutationen dar, werden also in der ersten Generation (F_1) nicht manifest und in späteren nur unter unwahrscheinlichen genetischen Konstellationen. Tatsächlich hat sich auch nach maximalen, mit Erhaltung der Fertilität noch kompatiblen Strahleninsulten der Eltern bisher bei deren Nachkommen keine gesteigerte Mißbildungsfrequenz mit Sicherheit ermitteln lassen.

Aus eigener Erfahrung sind mir beispielsweise mehrere gesunde Kinder bekannt von Eltern, die ich erfolgreich mit hohen Dosen radioaktiven Jods behandelt hatte und bei denen somit genetische Schädigungen durchaus nicht unwahrscheinlich sind. Dennoch hatten wir unseren medizinischen Consensus zur sehnlichst gewünschten Nachkommenschaft gegeben, allerdings erst nach Ablauf einer Karenzzeit von ca. 3 Jahren. Diese Vorsichtsmaßnahme erfolgte einerseits zur Sicherung des bei diesen Patienten mit metastasierten Schilddrüsenkarzinomen durch die selektive Radiojodtherapie erzielten Heilungsresultats, andererseits auch mit Rücksicht auf die im Tierversuch erwiesene Tatsache, daß bei der Frühbefruchtung eine höhere Mutationsrate zu erwarten ist, als nach einer Spätbefruchtung, da grundsätzlich die Urkeimzellen nach Bestrahlung weniger Mutationen liefern, wobei besonders die dominanten groben Chromosomenänderungen ausgeschaltet werden, was auch beim Menschen zutreffen dürfte.

Es ist auch bekannt, daß Frauen, bei welchen es nach therapeutischen — ausnahmsweise sogar nach exzessiven diagnostischen! — Strahlenanwendungen zu einer temporären Amenorrhoe gekommen war, dennoch später gesunden Kindern das Leben schenken konnten.

Die zwar in bevölkerungshygienischer Hinsicht als Kollektivproblem äußerst relevanten strahlenbedingten rezessiven Genomschädigungen spielen somit im individuellen Einzelfall keine eindeutig nachweisbare Rolle für das Schicksal des Schwangerschaftsproduktes. — *Es scheiden deshalb strahlengenetische Belastungsmomente als Indikation zur Schwangerschaftsunterbrechung in der Regel aus.* — Mit Rücksicht auf die extremen Begriffsverwirrungen, welche in diesen Fragen beim Publikum und auch in ärztlichen Kreisen anzutreffen sind, erscheint dieser Grundsatz von erheblicher praktischer Bedeutung.

Selbstverständlich ist es dennoch vornehmste Pflicht und nun auch gesetzlich geforderte Verpflichtung aller Beteiligten, insbesondere auch der medizinischen Instanzen, für eine sorgfältige Respektierung der offiziell anerkannten *Strahlenschutznormen* besorgt zu sein. Das steht einer sinnvollen Ausnutzung der diagnostischen und therapeutischen Strahlenanwendung in der Medizin nicht im Wege, insofern die notwendigen Spezialkenntnisse und technischen Einrichtungen vorliegen. Es müssen somit stets u. a. die minimal möglichen Belastungen der Gonaden (zumindest bis zum Abschluß des zeugungsfähigen Alters) angestrebt werden.

Sinngemäß müssen auch die Gonaden des noch ungeborenen Kindes geschont werden. Schon deshalb sind röntgendiagnostische Untersuchungen bei Schwangeren auf das unumgängliche Minimum zu reduzieren. Gewisse Spezialaufnahmen für die röntgenologische Beckenmessung, so insbesondere die *axiale* Projektion des Beckeneinganges — die zwar geburtshilflich wertvoll ist, aber eine Gonadenbelastung beim Kinde von bis zu 10 *r* mit sich bringt — können im Rahmen unserer strahlenschutztechnischen Verpflichtungen nicht mehr verantwortet werden, übrigens auch nicht wegen der Gefahr einer *somatischen* Schädigung des Kindes, worauf wir gleich zu sprechen kommen *.

* Der Verfasser hat sich deshalb dafür eingesetzt, daß derartige axiale Beckenaufnahmen an der Universitäts-Frauenklinik Zürich in der Schwangerschaft und unter der Geburt (von seltenen notfallmäßigen Situationen abgesehen) nicht mehr gemacht werden. Seit längerer Zeit wird vorzugsweise die relativ einfache, strahlenökonomische pelvimetrische Methode von Colcher und Sussman [Penn. med. J. **48**, 1156 (1945) und Amer. J. Roentgenol **51**, 207 (1944)] verwendet. Das einfache Gerät hierzu wird von der amerikanischen Firma Picker vertrieben, woran sich Herr Prof. E. Held aus seiner St. Galler Zeit erinnerte. Dieses Verfahren zeitigt praktisch brauchbare Resultate. — Wenn nötig kann die Aufnahme mit axialer Beckeneingangsprojektion *post partum* nachgeholt werden.

Somatische Strahlenschädigungen

Ein weiterer Grundsatz ist ferner, daß bei fertilen Frauen *Röntgenuntersuchungen,* die den Beckenbereich einschließen, *möglichst unmittelbar nach der Menstruation,* d. h. *vor* dem Ovulationstermin vorgenommen werden. Dadurch sollen Fruchtschädigungen durch Strahleneinwirkung auch bei noch nicht bekannten Schwangerschaften ausgeschlossen werden. Wir sind damit bereits bei der Diskussion der *somatischen Strahlenschädigungen.*

Bedenken bezüglich einer potentiellen Schädigung des zu erwartenden Kindes werden öfters, besonders auch von Ärzten geäußert, wenn eine Schwangerschaft unmittelbar nach einer den Beckenraum involvierenden Röntgenuntersuchung (Untersuchungen des Magen-Darmtrakts, der Nierenabflußwege usw.) festgestellt wurde. Auch hier manifestiert sich oft eine Begriffsunsicherheit, die gelegentlich zu einer nicht unbedeutenden Aufregung der Schwangeren und der sie betreuenden Ärzte führt. Der Verfasser wurde in derartigen Situationen schon des öfteren um seinen Rat angegangen.

Aus Tierversuchen ist bekannt, daß die einzelnen Stadien der embryonalen und fetalen Entwicklung eine sehr unterschiedliche Strahlenempfindlichkeit aufweisen. Auch das Verhältnis zwischen intrauterinen Todesfällen und lebensfähigen Mißbildungen ist stark vom genauen Moment des Strahleninsults abhängig. Zu beachten ist, daß die meisten dieser Tierversuche mit Strahlenexpositionen von etwa 200 *r* durchgeführt wurden. Freilich sind bei Rattenversuchen Mißbildungen bereits nach Dosen von 12,5 *r* beobachtet worden. Ein Schwellenwert läßt sich nicht eindeutig bestimmen.

Im Prinzip sollten die Verhältnisse beim Menschen ähnlich liegen. Tatsächlich sind vereinzelte Fälle von Mißbildungen bekannt geworden, die mit großer Wahrscheinlichkeit auf therapeutische Bestrahlungen, ja sogar auf übertriebene diagnostische Röntgenexpositionen zurückgeführt werden können. Auch unter den japanischen Opfern der Atombombenabwürfe von Hiroshima und Nagasaki sind bei in utero bestrahlten Kindern Fälle von geistigen Defekten teils mit Microcephalie bekannt geworden; aber hier handelt es sich auch um primär stark strahlengeschädigte Mütter, die hohe Bestrahlungsdosen erhalten haben, wie sie nur in derartigen Katastrophenfällen zu erwarten sind.

Eine Schwangerschaftsunterbrechung wegen Strahlenschädigung wird demnach erwogen werden müssen, wenn eine evident hochgradige Strahlenbelastung der Leibesfrucht vorliegt. Als Maßstab hat dabei im allgemeinen zu gelten, daß die Bestrahlungsdosis 25 *r* erreicht hat, was übrigens nach den Strahlenschutzbestimmungen auch sonst stets zu einer ärztlichen Sonderbeurteilung zwingt. Es erscheint allerdings nach unseren heutigen Erfahrungen angezeigt, eine Schwangerschaftsunterbrechung schon in Betracht zu ziehen, wenn die Leibesfrucht *innerhalb der ersten zwei Schwangerschaftsmonate* einer Dosis von etwa der Hälfte dieses Wertes ausgesetzt wurde *. Gerade die Abgrenzung dieser Ausnahmefälle bereitet einige Schwierigkeiten. Es wäre von großer praktischer Bedeutung, wenn das einschlägige klinische Beobachtungsmaterial, das verstreut in der Literatur vorliegt, systematisch und quantitativ möglichst exakt und kritisch ausgewertet würde. Derartige Belastungen sollten heute nur noch durch unfallmäßige Strahlenexpositionen, etwa in der Industrie, auftreten. Das gleiche gilt, wenn eine derartige Strahlenbelastung als unvermeidlich betrachtet werden muß. Eine solche Situation entsteht unter Umständen im Zusammenhang mit einer für die Lebensrettung der Mutter erforderlichen Therapie mit energiereichen Strahlungen (Röntgen-

* Man muß vor allem an die Möglichkeit des Entstehens von Embryopathien in der Phase der Organogenese des besonders gefährdeten Nervensystems denken. Dieser Grenzwert von 10 r in der Periode der Organogenese ist kürzlich auch von dem bekannten amerikanischen Radiobiologen R. Rugh (Military Medicine **127**, 883, 1962) auf Grund sorgfältiger Tierexperimente als zutreffend bezeichnet worden.

tiefentherapie, Telekobalt- und Betatrontherapie, ferner Inkorporation oder temporäre Einlagen von Radionukliden, wie Radium, Radiojod, Radiophosphor, Radiogold usw.).

In der Praxis wird aber in derartigen Fällen die Indikation zur Schwangerschaftsunterbrechung meist bereits wegen des Grundleidens gestellt werden müssen. — In allen Fällen, in denen es gelingt, die Leibesfrucht wirksam abzuschirmen und in denen die Gravidität eine wirksame, lebenswichtige Behandlung der Schwangeren nicht beeinträchtigt, besteht wegen der Bestrahlung an sich naturgemäß keinerlei Indikation zur Interruptio.

Nur erwähnt sei noch der äußerst unwahrscheinliche Zustand, daß eine bereits bestehende somatische Strahlenschädigung der Mutter das Austragen eines Kindes lebensgefährlich gestalten würde.

Abschließend sei noch auf die potentiellen Möglichkeiten von atomaren Katastrophen (Reaktorunfälle eines unwahrscheinlich hohen Schweregrades, Atomkrieg) hingewiesen. Die Frage einer Unterbrechung wird sich bei bestehenden Schwangerschaften nur stellen, wenn eine massive Bestrahlung im oben erörterten Sinn unzweifelhaft ist und insofern es nicht bereits zu einer Fehlgeburt (im Sinn des „Röntgenabortes") gekommen ist.

Der Verfasser ist Frau Prof. Dr. H. Fritz-Niggli, Direktor des Strahlenbiologischen Instituts der Universität Zürich sowie Herrn Prof. Dr. G. Töndury, Direktor des Anatomischen Instituts der Universität Zürich, für wertvolle Hinweise zu Dank verpflichtet.

Es sei ferner dem Schweizerischen Nationalfonds zur Förderung der wissenschaftlichen Forschung, der uns die ständige Mitarbeit von Herrn Dr. F. Levi, Physiker, ermöglicht, auch an dieser Stelle gedankt.

Literaturverzeichnis

Fritz-Niggli, H.: Allgemeine Strahlenbiologie. In Handbuch der Allgemeinen Pathologie, Bd. 10, 1. Teil. Berlin-Göttingen-Heidelberg: Springer 1960; Literatur daselbst.

Kepp, R.: Strahlentherapie **119**, 187—193 (1962); Literatur daselbst.

Muller, J. H.: Radioactive isotope therapy. Review Nr. 27. International Atomic Energy Agency (Wien 1962); Literatur daselbst.

Siehe auch die in Fußnoten enthaltenen Literaturangaben.

XVII. Nichtmedizinische Indikationen

C. Müller

Die nichtmedizinischen Indikationen liegen an sich nicht im Rahmen dieses Buches, das sich in erster Linie mit der medizinischen Indikation befaßt. Aber die praktische Erfahrung zeigt, daß der antragstellende Arzt sein Gesuch recht häufig mit nichtmedizinischen Indikationen begründet. Die Auffassung, ob und inwieweit dies berechtigt ist, wechselt von Land zu Land, je nach politischer und weltanschaulicher Einstellung.

Bei den nichtmedizinischen Indikationen heißt die Alternative nicht mehr, wie bei der rein medizinischen: Mutter oder Kind. Die Gesundheit oder gar das Leben der Mutter sind durch die Schwangerschaft nicht in Frage gestellt.

Soziale Indikation

Die soziale Indikation beschäftigt begreiflicherweise Ärzteschaft und Öffentlichkeit in starkem Maße. Kinderreichtum, ungünstige soziale Verhältnisse und Not sind die Hauptbegründungen der sozialen Indikation.

Zunächst wird jedem, der über diese Fragen nachdenkt, einleuchten, daß soziale Not nicht durch Massenmord am ungeborenen Leben eingeschränkt oder aufgehoben werden kann. Der Staat errichtet und gewährleistet den Rechtsschutz für ungeborenes Leben. Daraus erwächst ihm die Verpflichtung, für Mutter und Kind zu sorgen, wenn dies auf andere Weise nicht möglich ist. Wenn der Staat die soziale Indikation gesetzlich anerkennt, entzieht er sich dieser Pflicht und es bedeutet nichts anderes, als die Bankerotterklärung seiner sozialen Gesetzgebung und Fürsorge.

Es gibt noch viel zu viele Unterbrechungen aus „sozialen" Gründen; sie bedeuten nicht nur keinen Ausweg, sondern sie sind unzweckmäßig und sinnlos. Es wird niemanden überzeugen, daß sozialer Notstand durch Tötung der Leibesfrucht gelindert wird. Zudem sind Begründungen solcher Art gefährlich und kommen einer Freigabe des Abortus gleich. Nicht Abtreibung, sondern Aufklärung, Geburtenkontrolle und Schaffung besserer sozialer Verhältnisse sind hier am Platze.

Die Frage, ob eine Mutter unter schwierigen Verhältnissen fähig ist, ein weiteres Kind aufzuziehen, kann nicht aus der medizinischen Sicht heraus beurteilt werden. Es ist vielmehr eine Frage der persönlichen Eignung und Haltung und des Charakters der Mutter, als eine Frage der Situation. Außerdem lehrt uns die Erfahrung und die Statistik, daß es weniger die Mütter zahlreicher Kinder sind, die eine Unterbrechung begehen, als Mütter einzelner Kinder und kinderlose Frauen. Aufschlußreich ist es auch, daß gerade Staaten mit hohem Lebensstandard, wie z. B. Schweden, eine weitherzige Auslegung der sozialen Indikation befürworten und tolerieren.

Wo immer öffentliche Verhandlungen über die soziale Indikation stattfinden, wird erregt, tendenziös und unsachlich diskutiert. Die Diskussion gerät unfehlbar auf die politische Ebene. Doch steht der Aufwand an Schlagwörtern und die Flut von Veröffentlichungen in keinem Verhältnis zum Ergebnis: wir sind heute von einer sachlichen und würdigen Lösung des Problems ebenso weit entfernt wie je.

Es ist nicht die Aufgabe des Arztes, sich in diesen vehementen Streit auf politischer Ebene zu stürzen. Für ihn bleibt eindeutige Haltung für das Recht und den Schutz des Lebens und die Ehrfurcht vor dem Leben verbindlich. Für ihn darf es nicht zur Diskussion stehen, einen sozialen Notstand durch die Curette lösen zu wollen.

Eine andere Frage ist, ob bei der *medizinischen Indikation* die sozialen Verhältnisse berücksichtigt werden sollen. Dies steht m. E. außer Diskussion. Manch schweres Leiden wird prognostisch sehr unterschiedlich beurteilt werden müssen, je nachdem die äußeren Lebensbedingungen gut sind oder ob wirtschaftliches Elend, Hunger, Arbeitslosigkeit und andere soziale Not als erschwerendes und verschlimmerndes Motiv hinzukommen. Wir beurteilen ja nicht nur das erkrankte Organ, sondern den Menschen als ganzes in seiner Umwelt. Es liegt auf der Hand, daß es hier ganz besonders auf das Verantwortungsbewußtsein, die Ehrlichkeit und den guten Willen des Arztes ankommt.

Eugenische Indikation

Über die Vererbung von Krankheiten wissen wir heute noch sehr wenig. Gesetze lassen sich in der Erbpathologie, mit wenigen Ausnahmen, noch kaum aufstellen. Aus diesem Grunde hat die eugenische Indikation in Rechtsstaaten keine gesetzliche Verankerung. In ganz seltenen Fällen wird der Neurologe oder Psychiater, gemeinsam mit dem Genetiker, entscheiden, ob die Vererbungsgefahr einer schweren Krankheit eindeutig genug ist, um eine medizinische Indikation verantworten zu können. Es steht außer Diskussion, daß in solchen Fällen eine Sterilisation dringend empfohlen werden muß.

Das Problem schädlicher Erbeinflüsse besteht heute mehr denn je. Denken wir nur an den Einfluß der Radioaktivität auf die Mutationsrate. Doch auch hier wäre Vorbeugen und Ausmerzen der Gefahrenherde klüger und besser als Abtreiben. Der Arzt hat ja leider keinen großen Einfluß, er kann nur unermüdlich warnen. Auch hier ist der Mensch sich selber das größte Hindernis.

Unglücklicherweise ist mit „Eugenik" im Dritten Reich auf unmenschliche und abscheuliche Weise Schindluder getrieben worden und dadurch wurde der Begriff hoffnungslos kompromittiert. „Die Verhütung erbkranken Nachwuchses" hat uns deutlich gezeigt, wohin selbstherrlich interpretierte Eugenik führen kann. Der totalitäre Staat argumentiert utilitaristisch und will sich von Wesen befreien, deren Existenz und Betreuung unbequem und kostspielig ist. Der Arzt wird zum Handlanger des Staates und als Abtreiber und Mörder mißbraucht. Es kann nicht ernst genug vor solchen Theorien gewarnt werden.

Wie zweifelhaft eine zu large Praxis auch im Einzelfall ist, hat uns kürzlich der Thalidomidprozeß in Lüttich deutlich gezeigt. Wohl handelte es sich hier nicht um ein erbkrankes, sondern um ein exogen geschädigtes Kind, es handelt sich nicht um Abtreibung, sondern um Euthanasie. Und doch läßt sich eine gewisse Analogie aufstellen, denn in beiden Fällen geht es um ein geschädigtes Kind. Euthanasie und Abtreibung aus gleichen Gründen trennt nur die verstrichene Zeit. Dazu schreibt Prof. J. H. Müller, Zürich: „Als Arzt, der auch an wissenschaftlicher Forschung beteiligt ist, möchte ich aber noch ein gewichtiges Argument dieser Begriffsverwirrung entgegenstellen, das ganz abgesehen von allen religiösen, ethischen und rechtlichen Überlegungen unbedingt zu berücksichtigen ist. Angesichts der stürmischen Entwicklung der Naturwissenschaft im allgemeinen und der Medizin im besonderen stellt nämlich heutzutage die Euthanasie auch in wissenschaftlicher Hinsicht eine *gedankenlose Absurdität* dar. Fehlt es doch in den letzten 40 Jahren nicht an Beispielen, daß bis dahin als unheilbar und hoffnungslos angesehene krankhafte Erscheinungen dank einer neuen Einsicht plötzlich, zuweilen ganz unerwartet, gemeistert werden konnten. ... Mag ... (zuweilen) eine Hoffnung auch schwach sein, sie besteht und ist nicht zu übersehen, besonders wenn man bedenkt, wieviele Menschen mit sehr schwerer Invalidität sich dennoch ihres Lebens freuen, Menschen, die keineswegs nach ‚Euthanasie' verlangen und deren Dasein ihnen selber und ihren Mitmenschen höchst wertvoll ist. Auch derart Benachteiligten konnte häufig, dank neuen medizinischen Methoden, maßgeblich geholfen werden. Wo Leben ist, da gibt es eben immer noch Hoffnung, heute vor allem auch Hoffnung auf Fortschritte. Bei all dem bleibt zu bedenken, daß der Mensch ja auch in der wissenschaftlichen Sicht des Arztes alles andere als ein rein körperliches Wesen ist und daß der Besitz einer perfekten ‚Standard-Anatomie' ja keineswegs eine conditio sine qua non für ein glückliches und sinnerfülltes Leben darstellt."

Lebensbejahung und Sinnerfüllung wachsen aus dem Seelischen und Geistigen und sind keineswegs von Gesundheit und Schäden aller Art abhängig. Zudem ist das Leben nicht ein Privileg der Gesunden und Starken; Genius ist nicht an körperliche Vollendung gebunden.

Trotzdem gibt es krasse Fälle, in denen der Arzt — wenn eine Schwangerschaft nicht verhindert werden konnte — die Indikation zur Interruptio stellen und eine Sterilisation empfehlen muß.

Eng zusammenhängend mit der eugenischen Indikation sind auch die Unterbrechungen aus „rassehygienischen" Gründen. Was heißt Rasseverbesserung, was Rasse? Wer kann sich anmaßen, die Qualität einer Rasse zu beurteilen und zu werten? Rasse und damit Rasseverbesserung sind eine Utopie, an der bereits Sparta gescheitert ist. Solange ein großer Teil der lebenden Menschheit unterernährt ist oder gar hungert und in unzulänglichen hygienischen und sozialen Verhältnissen lebt, gibt es wohl dringendere Aufgaben als die Züchtung von „Rassemenschen".

Notzuchts- oder Schändungsindikation

Auch diese Indikation ist gesetzlich nicht verankert. Doch wo es in und nach den beiden letzten Weltkriegen zur Besetzung eines Landes durch fremde Heere kam, erzwang die Zahl der nachgewiesenen Vergewaltigungen vermehrte Aufmerksamkeit. Weder Frauen und Mädchen mit ihren Angehörigen, noch die Ärzte, Seelsorger und Gerichte waren auf die sich aus den Vergewaltigungen ergebenden Probleme vorbereitet. NAUJOKS, beeindruckt von den Ereignissen während der Besetzung Deutschlands, schreibt 1949: „In ruhigen, normalen Zeiten hat dieser Fragenkomplex keine nennenswerte Bedeutung. Stets kann und wird eine genaue polizeilich-gerichtliche Untersuchung die Angelegenheit verfolgen, von deren Ausgang die eventuell notwendig werdenden Maßnahmen abhängen. Anders liegen die Dinge in unruhigen Zeitläufen, im Kriege, im Frontbezirk, bei feindlicher Besetzung eines Landes, wie es uns die letzten Jahre wieder gezeigt haben. Sicher hat eine große Zahl von Notzuchtsdelikten stattgefunden, wenn ihr Ausmaß auch vielfach übertrieben worden ist. Kann man den oft unter entsetzlichen Umständen vergewaltigten Frauen, die dazu noch entwurzelt oder heimatlos auf der Flucht oder sonst in größter Not sind, zumuten, ihre unerwünschte, gewaltsam erzwungene Schwangerschaft auszutragen? Das menschliche Mitgefühl spricht unbedingt in dem Sinne, daß man einer Frau oder einem jungen Mädchen, das von einem solchen furchtbaren Schicksal betroffen wurde, helfen muß ...“

Es sei hier auf die Auffassung von STRATENWERTH verwiesen (S. 187).

Kompromißlos ist auch hier der Standpunkt der katholischen Kirche. Die im letzten Krieg vergewaltigten Klosterfrauen, die ja das Gelübde lebenslänglicher Keuschheit abgelegt hatten, wurden von ihrer Leibesfrucht nicht befreit. Die Kirche gründete eigene Heime und sorgte für Mütter und Kinder.

Die katholische Kirche verlangt aber auch allgemein, diese Last zu tragen und das unerwünschte Kind „in der Verantwortung Gottes“ aufzuziehen. Wo dies für die einzelne Mutter nicht möglich sei, solle die Allgemeinheit, in erster Linie aber die Kirche selbst, für die Kinder sorgen und sie mit besonderer Liebe und Selbstverleugnung aufziehen. Denn das Kind ist schuldlos an seiner Entstehung und hat das Recht zu leben.

In die Reihe der Ausnahmesituationen gehört auch die Blutschande, ein — glücklicherweise — seltenes Delikt.

Was Vergewaltigungen in normalen Zeiten anbelangt, wird die Hauptschwierigkeit immer die einwandfreie Abklärung des Tatbestandes sein. Generell müssen wir die Schwangerschaftsunterbrechung ablehnen. Grundsätzlich sei wiederholt, daß das Kind an seiner Zeugung unschuldig ist und daß kein Grund zu seiner Tötung besteht. Es sei den juristischen Behörden überlassen, das Notzuchtsdelikt sicher abzuklären. Ist dies geschehen, so tut der Arzt trotzdem gut daran, mit Umsicht und Behutsamkeit der Frage gegenüber zu treten. Ausschließlich der Psychiater kann entscheiden. Seine Indikation wird davon abhängen, inwieweit die solcher Art Geschwängerte das Erlebnis in ihrer Umwelt verarbeiten und bewältigen kann. Bestehen bei der Schwangeren nicht ernste psychische Störungen, so ist die Situation für den Arzt, bei allem menschlichen Verständnis, sehr heikel und riskant. Hat er das Recht, ein gesundes Kind bei einer gesunden Mutter zu vernichten? Wird nämlich in solchen Fällen bedenkenlos und gedankenlos nachgegeben, so stehen wir einer chaotischen, schon rein äußerlich nicht mehr zu meisternden Situation gegenüber. Der Freibrief für das „Vergewaltigtwerden“ wäre gegeben und kein Halten mehr möglich gegen die Abtreibungsseuche.

Bevölkerungspolitische Indikation

Stellen wir bei den medizinischen Indikationen einen erfreulichen Rückgang fest, so sehen wir in ihren vagen Grenzbezirken, den nichtmedizinischen Indikationen, heute wieder ein altbekanntes Gespenst auftauchen: die bevölkerungspolitische Anzeige zur Schwangerschaftsunterbrechung.

Das Problem ist uralt. Schon im alten Griechenland forderten Plato und Aristoteles eine optimale Bevölkerungszahl, die mit allen Mitteln konstant erhalten werden müsse. Aussetzung und Beseitigung unerwünschter Kinder waren erlaubt und wurden zuweilen sogar vorgeschrieben.

Seither schwankten die Ansichten und Forderungen in Europa zwischen Alarmrufen wegen drohender Überbevölkerung und dem Schrei nach Volksvermehrung. Die jeweilige Ansicht wird immer leidenschaftlich erörtert und begründet und sie findet Propheten und Anhänger.

Heute sind wir wieder in Sorge über das schnelle Anwachsen der Menschheit. Alarmierende Berechnungen und Prognosen werden veröffentlicht; das Schrifttum ist längst unübersehbar geworden. Der jährliche Zuwachs wird auf rund 50—60 Millionen Menschen geschätzt, wobei der weitaus größte Teil auf die Entwicklungsländer entfällt. Die Weltbevölkerung, heute ca. 2,5 Milliarden, werde, so rechnen scharfsichtige Prognostiker aus, im Jahre 2000 schon 5 Milliarden, im Jahre 2500 über 8 Billionen betragen. Ein anderer Rechenkünstler hat herausgefunden, daß die Menschheit in 1700 Jahren dasselbe Gewicht erreichen werde, wie der von ihr bevölkerte Planet. Dergleichen Ziffern machen, wie jede Sensation, rasch die Runde. Vergleicht man aber einige dieser Zahlenutopien, so sieht man, daß die Zahlen, selbst für die nächste Zukunft, stark voneinander abweichen.

Vor nicht allzu langer Zeit, um 1930 herum, kamen auch in der Schweiz alarmierende Statistiken über den Geburtenrückgang heraus. So schrieb C. BRÜSCHWEILER, Direktor des Eidg. Statistischen Amtes in Bern, 1932 folgendes: „Wir sind ein lebensmüdes Volk geworden, bald werden wir ein sterbendes Volk sein.“ Und: „Nicht auf die weitere Vermehrung, sondern nur auf die Erhaltung unseres Volksbestandes kann es heute noch ankommen. Und auch diese ist bereits ganz ernstlich in Frage gestellt.“ Und weiter die Prognose: „Im Jahre 1960 wird unser Land weniger Einwohner zählen als heute.“ (Im Jahre 1930 zählte man in der Schweiz 4 066 400, 1960: 5 429 061 Einwohner.) „Die Schulhäuser werden leer, jeder 4. bis 5. Volksschullehrer wird entbehrlich sein, Bauämter werden die Pläne für große Stadterweiterungen beiseite legen und dafür Projekte für umfassende Altstadtsanierungen hervorholen müssen, wenn die Bautätigkeit aufrecht erhalten werden soll. Das Baugewerbe wird von Neuem nach Arbeitsbeschaffung rufen müssen.“ Heute basieren die Planungen unserer Orts-, Regional- und Landesplaner auf einer Einwohnerzahl von 7—10 Millionen. Lehrer sind zur kostbarsten Mangelware geworden. Die Bautätigkeit, obwohl hektisch wie nie zuvor, bleibt immer noch weit hinter dem Bedarf an Wohnungen, Schulen etc. zurück.

Mutmaßungen über künftige Bevölkerungsentwicklung sind geäußert worden, seitdem es eine Bevölkerungsstatistik gibt. Doch ist die Geschichte der Bevölkerungsprognosen eine Geschichte der Irrtümer. So finden wir zum Beispiel schon in PETTYS „Essays in political arithmetic“ (1682) die Voraussage, daß die Bevölkerung Englands nur noch bis zum Beginn des 19. Jahrhunderts wachsen werde, da dann bei der schnellen Ausbreitung der Städte diese einen ebenso großen Sterbeüberschuß, wie das platte Land einen Geburtenüberschuß haben würden.

Noch pessimistischer heißt es bei MONTESQUIEU: „Das Erstaunliche ist, daß sich die Erde tagtäglich mehr entvölkert und wenn das so weiter geht, so wird sie in zwei Jahrhunderten nur noch eine öde Wüste sein und das wird sich als die schrecklichste

Katastrophe erweisen, die je auf unserer Erde geschah." (Lettres persanes, 112. und folgende Briefe.)

Als dann im 19. Jahrhundert unter dem Eindrucke der raschen Bevölkerungszunahme und der Malthusschen Lehre die allgemeine Überbevölkerungsfurcht entstand, wurde es Mode, die Gefahr der Überbevölkerung in der Weise anschaulich zu machen, daß man das Bevölkerungswachstum irgendeiner bestimmten, oft recht kurzen Periode für ein- bis zweihundert Jahre im gleichen Tempo weitergehen ließ; bei der Eigenart der geometrischen Progression mußten schließlich mit Notwendigkeit phantastische Zahlen herauskommen. Naive Gemüter nehmen Vorausberechnungen dieser Art für bare Münze. Es zeigt sich immer wieder, daß wir uns zu leicht festlegen. Wir suchen immer nur Bestätigung für Dinge, die wir bereits erfahren haben und verlieren allzu leicht die Fähigkeit, Ungewohntes für möglich zu halten.

Der Hauptgrund für das rapide Wachstum der Erdbevölkerung in den vergangenen Jahrzehnten liegt, nach der allgemeinen Ansicht, weniger in der Steigerung der Geburtenzahlen, als in dem erheblichen Rückgang der Sterblichkeit, dank der modernen Hygiene und Heilkunde. Massensterben durch Hungersnöte und Seuchen, wie man sie mit vielen Millionen Todesopfern noch Anfang der 40er Jahre erlebte, haben sich bis heute nicht wieder ereignet.

Aus der heutigen Zukunftspanik heraus entstand eine ansehnliche Reihe von Kundgebungen und Vorschlägen zu Gegenmaßnahmen. So wurde zum Beispiel im April 1960 in Vevey an einem internationalen Symposium über „Menschheit und Ernährungsgrundlage" über die Bekämpfung der Überbevölkerung folgendes erklärt: „Es ist bedauerlich, daß sowohl unsere moralischen und religiösen Überlieferungen, wie auch die moderne Medizin diesem Ziele (der Bekämpfung der Überbevölkerung) entgegenstehen, denn so wertvoll letztere auch für den einzelnen Menschen ist, so trägt sie dennoch dazu bei, das Mißverhältnis zwischen der Erdbevölkerung und ihren Lebensgrundlagen zu verschärfen, wobei sie zugleich noch die Zuchtwahl der minderwertigen Individuen unterstützt."

Von anderer Seite wird der Medizin der Vorwurf gemacht, sie leiste durch die Verlängerung des menschlichen Lebens der allgemeinen Verelendung Vorschub; es bleibe nur die radikale und konsequente Geburtenbeschränkung und sei es durch Schwangerschaftsunterbrechung.

Ein anderer Autor erklärt kurzerhand, die ärztliche Ethik baue sich „noch immer auf die zweifelhaften Darlegungen" jenes „unwissenden Mannes aus Nazareth" auf, der vor 2000 Jahren gelebt und von der modernen Welt nichts gewußt habe.

Weiter ist die Ansicht geäußert worden, die Notwendigkeiten des wirtschaftlichen Existenzkampfes seien mit der christlichen Moral nicht mehr in Einklang zu bringen. Den Verteidigern der „Heiligkeit" des Lebens und der antiquierten ärztlichen Ethik müßten endlich „Staatsanwälte" entgegengesetzt werden, welche den biologischen Wert des Menschen beurteilen; der „eugenische Glaube" sei überdies nur die Ausdehnung der Nächstenliebe auf die kommenden Geschlechter.

Diese rührende Sorge für die kommenden anonymen Geschlechter, gepaart mit der Agression gegen den Nächsten, ist aufschlußreich. Viele dieser „Sozialanthropologen" arbeiten heute mit den gleichen Argumenten wie die Sterilisatoren des Hitlerregimes. Hatten es diese darauf abgesehen, den „nutzlosen Esser" zu beseitigen, so heißt es heute, die Zahl der Esser schlechthin einzuschränken. Mit dieser Entwicklung hat der Angriff auf das Fundament jeglicher Ethik, die Ehrfurcht vor dem Leben, bereits eingesetzt. In den meisten dieser Diskussionen kommt eine maßlose Überschätzung materieller Werte und des Quantitativen zum Ausdruck. Daß die Selbstbehauptung von Völkern, wie die Geschichte zeigt, oft vor allem auch moralischen und geistigen Werten und Kräften zu verdanken war, findet kaum mehr Beachtung.

Es bleibt die Hoffnung, daß sich die Prognosen und Prophezeiungen, wie schon so oft, als falsch oder doch als übertrieben erweisen werden. Es ist noch immer dafür gesorgt worden, daß die Bäume nicht in den Himmel wachsen.

Die Bevölkerungszunahme läßt sich nicht im voraus berechnen. Sie wird ebenso wenig geradlinig ansteigend sein, wie die geschichtliche und soziale Entwicklung der Völker. Überall und zu allen Zeiten haben Gefahren, deren Ursache der Mensch selber ist, die spezifischen Gegenkräfte hervorgerufen.

Es ist selbstverständlich, daß die Verantwortung für die „Explosion" der Erdbevölkerung nicht der modernen Medizin und Hygiene zur Last gelegt werden kann. Man sollte sich vielmehr Rechenschaft geben, daß wir in den Entwicklungsländern offenbar nicht genügend getan haben, den hygienischen Verbesserungen vergleichbare Bemühungen auf andern Gebieten gegenüberzustellen.

Vorläufig stehen noch gewaltige Reserven an ungenütztem oder mißbrauchtem Land zur Verfügung und viele natürliche Quellen sind für die Ernährung noch nicht ausgeschöpft. Es bedürfte allerdings der vorurteilslosen Zusammenarbeit der Völker, die sich, angesichts der gemeinsamen Bedrohung, eines Tages vielleicht auch zu gemeinsamen Lösungen bereitfinden werden. Die Hauptsorge ist und bleibt die Ernährungsfrage. Internationale Organisationen, führende Leute der Wirtschaft und der Wissenschaft beschäftigen sich mit der rationellen Ausnützung und Verteilung der Rohstoffe und Güter. Das Problem ist in seiner Ganzheit wohl durchdacht und die Voraussetzungen zu einer Lösung bestehen. Desgleichen ist die Möglichkeit, die Geburtenziffern herabzusetzen, durchaus gegeben. Doch die praktische Durchführung der Geburtenregelung stößt auf religiöse, politische und technische Schwierigkeiten. Die Auswertung bestimmter Mittel wird durch gesellschaftliche Tabus, durch soziale Vorurteile, durch den Widerstand jener Klassen, die Macht und Besitz für sich allein beanspruchen, und durch die Unkenntnis in der Anwendung fortschrittlicher und erfolgreicher Methoden vereitelt. Eine der größten Hemmungen ist auch der übersteigerte Nationalismus der autonom gewordenen jungen Staaten, die ihre Situation mit Ungeduld und überstürzt zu verbessern suchen. Der Mensch ist sich selbst stets das größte Hindernis.

Den Ärzten, also den Menschen, die sich den Heilberuf erwählt haben und denen nach hippokratischem Eid die Erhaltung des Lebens und der Gesundheit höchstes Ziel ist, kann nicht zugemutet werden, daß sie Vollstrecker von Todesurteilen werden, nur weil sie dazu über die besten technischen Voraussetzungen verfügen. Die Mitarbeit der Medizin wird vor allem in der Ausarbeitung und weltweiten Propagierung wirksamer und unschädlicher antikonzeptioneller Mittel und Methoden bestehen. Hier sind wir noch am Anfang.

Literaturverzeichnis

Bickel, W.: Bevölkerungsgeschichte der Schweiz. Zürich: Büchergilde Gutenberg 1947.

Burgdörfer, F.: Die neue deutsche Bevölkerungsentwicklung im gesamteuropäischen Rahmen, mit besonderer Berücksichtigung der zahlenmäßig erfaßbaren Auswirkungen bevölkerungspolitischer Maßnahmen. Congrès Internat. de la Population, Paris 1937, Tome VII.

— Aufbau und Bewegung der Bevölkerung. Führer durch deutsche Bevölkerungsstatistik und Bevölkerungspolitik. Leipzig: A. Barth 1935.

Brüschweiler, C.: Wir als Viermillionen-Volk. 4. Aufl. Bern: Eidgen. Statistisches Amt 1939.

— Bevölkerungsprobleme und Familienschutz in der Schweiz. Bern: Eidgen. Statistisches Amt 1941.

— Die schweizerische Bevölkerungskrise. Bern: Eidgen. Statistisches Amt 1939.

Harzendorf, F.: Übervölkerung Deutschlands, eine schwindende Gefahr. „Die Tat", Nr. 28 (1948).

Kurzweil, H.: Ergebnisse einer Bevölkerungsvorausberechnung für das Land Österreich. Arch. f. Bevölkerungswissensch. u. Bevölkerungspolitik (Leipzig) **8**, 399 (1938).

Medavar, P. B.: The future of man. The Reith Lectures. London: Methuen Ed. 1960.

Menschheit und Ernährungsgrundlage. Internat. Symposium, Vevey, 21.—23. 4. 1960. Lausanne: Edition Payot.

Statistisches Jahrbuch der Schweiz 1962. Basel: Birkhäuser Verlag.

XVIII. Antikonzeption und Sterilisation

Marianne Mall-Haefeli

Die Bevölkerungsstatistiken lassen in den nächsten Jahrzehnten eine starke Zunahme der Menschheit erwarten. Gleiche Zuwachsrate vorausgesetzt, würden im Jahre 2350 3000 Milliarden Menschen auf der Erde leben. Das Anwachsen der Menschheit ist das Resultat einer Vermehrung der Geburtenzahl und einer stark herabgesetzten Sterblichkeitsziffer, wobei besonders das Sinken der perinatalen Mortalität auf Werte von 2—3% und eine zunehmende Überalterung der Bevölkerung in den einzelnen Ländern eine ausschlaggebende Rolle spielen. In den westlichen Ländern wurde die Beschränkung der Geburtenzahl durch die Emanzipation der Frau stark gefördert. Im Osten und in den meisten Entwicklungsländern ist die Bevölkerungszahl ein politisches Machtmittel. Mit der zunehmenden Industrialisierung und dem höheren Lebensstandard ist jedoch auch in diesen Ländern mit einer individuellen Einschränkung der Geburtenzahl zu rechnen.

Eine Geburtenkontrolle kann auf 2 Arten durchgeführt werden:

1. Durch die Freigabe und die Legalisierung des provozierten Abortes (Oststaaten).
2. Durch Einführung in die Methoden der Geburtenkontrolle (Indien, China).

Wissenschaftlicher Stand der Forschung über die Kontrolle der Fruchtbarkeit

Die Befruchtung kann sowohl bei der Frau als auch beim Manne in verschiedene Phasen eingeteilt werden (Nelson). Es besteht die Möglichkeit, jede dieser Phasen durch Eingriffe zu beeinflussen. Damit wird der Ausgangspunkt zu einer neuen Antikonzeptionstherapie gegeben.

Schema nach Nelson

Bei der Frau kann folgendermaßen eingeteilt werden:

1. Bildung und Abgabe von hypophysären Gonadotropinen;
2. stimulativer Effekt von Gonadotropinen auf die Geschlechtsdrüsen;
3. Ovulation und Eintritt eines Eies in die Tube;
4. Befruchtung;
5. Entwicklung der Zygote während der Wanderung durch die Tube;
6. Austritt der Zygote aus der Tube und Blastulabildung;
7. Nidation der Blastula im Endometrium;
8. Erhaltung der Plazentarbildung und Embryonalenentwicklung.

Möglichkeiten der Beeinflussung dieser Phasen

Unterdrückung der Ovulation

Sie erfolgt mit progesteronähnlichen, synthetischen Präparaten, die jedoch auch Östrogeneigenschaften besitzen.

Verhinderung des Gonadotropineffektes auf die Gonaden

a) Extrakte aus Lithospermum ruderale inaktivieren die von der Hypophyse sezernierten Gonadotropine (Brenemann und Carmack; Gormann).

b) Die Gonadotropinwirkung kann durch Antigonadotropinbildung verhindert werden. Nach Injektion von heterologen Gonadotropinen = artfremde Hypophysenextrakte, kommt es zur Agglutination, welche die Gonadotropinfunktion verhindert (Maddock).

Immunologische Mechanismen, welche die Fortpflanzung verhindern

Bei der Gametenverschmelzung des Säugetieres spielen agglutinierende Substanzen (Fertilisine + Antifertilisine), welche bei ihrer Gegenwart auf der Oberfläche der betreffenden Gameten die Befruchtung erleichtern, eine große Rolle (Bishop und Tyler). Sind diese Fertilisine und Antifertilisine jedoch in der Lösung der Gameten vorhanden, so blockieren sie die Befruchtung.

Durch Freund und Mitarb. ist die Bildung von Antikörpern gegen die Keimzellen selbst nachgewiesen worden. Es wurde auch ein Versuch unternommen, Antikörperbildung gegen die Hormone des Fortpflanzungstraktes zu erzeugen (Liebermann und Mitarb.). Es handelt sich hier um Antikörperbildung gegen die Protein-Steroid-Verbindungen.

Störung der Zygote im frühen Entwicklungsstadium im Eileiter

a) Ein Analogon des synthetischen Östrogens, Tace, das 1-(p-diäthylamino-äthoxyphenyl)-1-phenyl-2-p-anisyläthanol = MER 25, ist antiöstrogen wirksam. Vor allem aber hat es eine antifertile Wirkung auf die Zygote, solange sie sich auf der Wanderung durch die Tube befindet. Die Verbindung verhindert die Entwicklung des Eies.

b) Das m-Xylohydrochinon verhindert eine Nidation des Eies im Endometrium, wo es offenbar eine Antiplazentawirkung ausübt (Sanyal).

Entwicklungsstörungen des Eies nach der Nidation

Bekannt sind Stoffe, die den Entwicklungsvorgang nach der Nidation stören. Es sind dies eine Gruppe von Folsäureinhibitoren (Aminopterin), welche im Tierversuch als Fertilitätsinhibitoren wirken, z. B. sind Diazo-azethyl-serin und Diazo-oxonorleucin embryovernichtende Stoffe bei der Ratte. Es besteht ein biologischer Antagonismus, wobei das Analogon den normalen Aminosäureeinbau bei der Proteinsynthese stört.

Beim Mann werden ähnliche Phasenstörungen der Spermatogenese und der Passage der reifen Spermien beschrieben (Nelson und Bunge).

Zur Zeit gebräuchliche Methoden und Mittel der Antikonzeption

Wir unterscheiden zwischen der physiologischen Wirksamkeit einer Antikonzeptionsmethode, welche der Wirksamkeit unter idealen Bedingungen entspricht; und die klinische Wirksamkeit, welche die tatsächliche Schwangerschaftsverhütung in der Bevölkerung angibt sowie die demographische Wirksamkeit, die die Fertilität aller Paare eines Volkes mit und ohne Antikonzeptionstherapie erfaßt.

Die Anwendung einer Antikonzeptionsmethode ist abhängig von der Weltanschauung, der Konfession und dem Bildungsgrad eines Paares. Die früher einsetzende und länger andauernde Geschlechtsreife der Frau, die verminderte Kindersterblichkeit, die verbesserten Behandlungsmöglichkeiten der früher gefürchteten Geschlechtskrankheiten, sowie sozial-medizinische Faktoren (Berufstätigkeit der Frau) drängen zur Anwendung einer Antikonzeptionsmethode.

Eine Antikonzeptionstherapie sollte sicher, einfach, ästhetisch nicht abstoßend und nicht gesundheitsschädigend sein. Sie sollte sich mit dem Gewissen des die Methode Anwendenden vereinbaren lassen. Die finanziellen Aufwendungen sind im Volk oft nicht nebensächlich.

Natürliche Methoden

Die sogenannten natürlichen Methoden, welche von der katholischen Kirche z. T. toleriert werden, sind:

Totale Enthaltsamkeit

Sie führt in den meisten Fällen zu nervösen Störungen beider Ehegatten und zur Ehezerrüttung.

Methode Knaus-Ogino

Sie setzt eine regelmäßige Ovulation und eine beschränkte Befruchtungsfähigkeit der Spermien (48 Std) voraus. Zyklische Störungen durch Krankheiten, Reisen, Medikamente, sowie falsche Berechnung der Ovulation führen zu häufigen Versagern der Methode.

Kombination der Knaus-Ogino-Methode mit der Basaltemperaturmessung

Sie leistet als Antikonzeptionsmethode bedeutend bessere Dienste. Morgendliche Temperaturmessungen nüchtern, unter der Zunge oder im Mastdarm gestatten, den Ovulationstermin besser zu bestimmen. Voraussetzung: biphasische Temperaturkurve. Nach dem 40. Altersjahr treten häufig anovulatorische Zyklen auf, weshalb in diesem Lebensabschnitt die Methode versagt.

Coitus interruptus

Er ist wohl die am häufigsten im Volk angewendete Methode, weil sie sehr einfach und ohne Behelfsmittel durchzuführen ist. Viele Paare üben den Coitus interruptus während Jahren zu ihrer Zufriedenheit aus. Andererseits kann jedoch auch ein Coitus ante portas zur Befruchtung führen. Die Versagerquote ist dadurch erhöht.

Mechanische Schutzmittel

Präservativ

Es ist auch heute noch eines der meistverwendeten Schutzmittel. Trotz einfachster Anwendungsweise bietet diese Methode großen Schutz gegen Gravidität und Geschlechtskrankheiten. Zu den Nachteilen gehören die relativ hohen Kosten. In Kombination mit einem spermatoziden Gelée ist die Anwendung für die Frau angenehmer und der Schutz größer.

Scheiden-Okklussiv-Pessar kombiniert mit spermatoziden Pasten

Der Pessar muß vom Gynäkologen angepaßt werden und ist nach jeder Fehlgeburt oder Geburt in der Größe zu korrigieren. Die Größenanordnung schwankt zwischen 65 und 80 mm Durchmesser bei Primi- und Multiparae. Die vaginale Einführung vor dem Sexualverkehr erfolgt durch die Frau selbst mit zwei Fingern oder einem Introducer, nachdem 4—5 cm^3 Salbe auf die Innen- und Außenseite des Gummipessars gestrichen wurden. Die wichtigsten Herstellerfirmen sind: Ortho, Ramses und Ceyloc.

Lokale Anwendung chemischer Antikonzeptionsmittel

Sie sind in Form von Tabletten, Crèmen und Pasten erhältlich. Die wichtigsten spermatoziden Agentien dieser Antikonzeptionsmittel sind: Schwache Säuren wie Borsäure, Milchsäure, Quecksilber, Oxycholinsäure. Die Medikamente müssen möglichst hoch in die Vagina eingeführt werden und es braucht eine relativ lange Wartefrist, bis diese Mittel aufgelöst sind. Die Versagerzahl ist auch bei regelrechter Ausführung relativ hoch.

Ein neues Prinzip enthält das Mittel *Syn-A-Gen.* Die im Sperma enthaltene Fructose liefert die Energiequelle für die Eigenbewegung der Spermatozoen. Der hyaluronsäurehaltige Cervixpfropf wird durch ein Fermentsystem des Spermas aufgelöst. Ebenso verhält es sich mit der Schutzhülle des Eies (Corona radiata), die ebenfalls Hyaluronsäure enthält. Ein Cellulose-Schwefelsäure-Ester entfaltet intensivste Hemmung der Hyaluronidase-Aktivität und beeinflußt zudem die Fructolyse.

Zweifellos empfiehlt sich bei den lokal angewendeten chemischen Schutzmitteln eine Kombination mit dem Scheiden-Okklusiv-Pessar oder der Methode Knaus-Ogino.

Hormonale Unterdrückung der Ovulation

Die Ovulation läßt sich durch synthetische, progesteronähnliche Substanzen unterdrücken. Große Versuchsreihen in Los Angeles, Mexiko, Puerto Rico und Haiti bewiesen die große Wirksamkeit und Zuverlässigkeit dieser neuen Methode.

Die Verabreichung erfolgt in Form von Progesteronderivaten in Form von Tabl. à 10 mg vom 5.—25. Zyklustag, welche eine Pseudogravidität erzeugen. Nach Absetzen der Medikation kommt es zu einer Entzugsblutung. Als Nebenwirkungen werden außer Zwischenblutungen, Kopfschmerzen und Nausea eine erhöhte Anfälligkeit für Thrombose und eine fragliche cancerogene Wirkung diskutiert. Auch die Frage der Häufung von Mißbildungen bei Zufuhr von Gestagenen wurde aufgeworfen.

Schädliche und deshalb nicht empfehlenswerte Methoden

Der *Cervixokklusionspessar:* Portio-Kappe, Kafka-Pessar muß monatlich vom Arzt angepaßt werden. Häufig kommt es zu Schädigungen des Portioepithels und entzündlichen Veränderungen.

Die *Intrauterinpessare* oder *Sterilette* = Metallfedern mit 2 Blättern werden ins Cavum uteri hineingeschoben, wo sie eine chron. Endometritis erzeugen.

Der *Gräfenbergring* und die *Silkwormfäden* gehören ebenfalls zu den gesundheitsschädigenden Intrauterinpessaren. Sie erzeugen nicht selten dauernde Sterilität.

1935 wurden von GESENIUS 41 Todesfälle nach Intrauterinpessaren beschrieben. Andererseits sah man Fälle, wo es trotz eingelegten Ringen zu Schwangerschaften mit ungestörtem Verlauf kam.

Die Gebrauchswirksamkeit der angegebenen zur Zeit gebräuchlichen Mittel wurde von TIETZE 1961 an Hand großer statistischer Untersuchungen in Tabellen dargestellt, wobei die einzelnen Methoden an Hand der sog. Schwangerschaftszahlen nach RAYMOND PEARL verglichen werden.

$$\text{Schwangerschaftszahl} = \frac{\text{Zahl der Graviditäten} \times 1200}{\text{Zahl der Risikomonate}}\,*$$

Tabelle 1: (nach TIETZE, 1961)

Gelée oder Cremen (FINKELSTEIN, 1954; TIETZE, 1960)	11—36
Hormonale Unterdrückung der Ovulation (PINCUS, 1959; TYLER u. OLSON, 1959)	3— 9
Kondom (TIETZE, 1960)	28

* Zahl 1200 = Zahl der Monate in 100 Jahren. — Risikomonate = Zahl der Monate ehelichen Lebens weniger Zahl der Monate, in denen eine Gravidität wegen Schwangerschaft oder aus anderen Gründen nicht eintreten konnte.

Tabelle 1 (Fortsetzung)

Methode Knaus-Ogino (TIETZE, 1951)	14
Okklusivpessar, kombiniert mit Gelée oder Creme (TIETZE, 1960)	34
Portiokappe (TIETZE, 1953)	8
Schaumtabletten (TIETZE, 1960; FINKELSTEIN, 1958)	38—49
Scheidenzäpfchen (Suppositoria) (TIETZE, 1960)	42

Irreversible antikonzeptionelle Methoden

Ein gutes antikonzeptionelles Mittel muß reversibel sein. Aus diesem Grund sind die Kastration und die Sterilisation nicht mehr zu den eigentlichen Antikonzeptionsmethoden zu zählen.

1. a) Die *chirurgische Kastration* ist eine Methode, die heute nur noch therapeutische Verwendung bei Karzinompatientinnen findet.

b) Die *Röntgenkastration* wird als Verhütungsmittel abgelehnt. Die Methode ist in Form der sog. „Röntgenmenolyse" gebräuchlich, wo sie bei operationsunfähigen Patientinnen mit klimakterischen Blutungen Anwendung finden kann. Die temporäre Röntgenkastration war die Therapie der Wahl bei Genitaltuberkulose. Heute wird sie wegen der evtl. möglichen Genschädigung nicht mehr durchgeführt.

2. Die *Sterilisation* ist im Gegensatz dazu bei der sog. absoluten Indikation, wo eine Gravidität nicht mehr ausgetragen werden darf, als eine der sichersten Verhütungsmethoden zu empfehlen. Es können dabei die Frau als auch der Ehemann für die Sterilisation in Frage kommen.

Die Versagerquote dieser chirurgischen Methoden der Tubensterilisation ergab nach ALLEN E. GROB an 29 500 Fällen nachuntersucht:

nach MADLENER	1,44%
nach POMEROY	0,40%
nach LABHARDT	0,10%

Eine Umfrage in der Schweiz zeigte eine etwas höhere Versagerzahl, nämlich 0,2—0,7%. Praktisch werden heute nur noch die chirurgischen Eingriffe zur Sterilisation verwendet. Jede Methode will das Zusammentreffen der Spermatozoen mit der befruchtungsfähigen Eizelle verhindern. Fast in allen Fällen wird die Sterilisation der Ehe erstrebt. Es stellt sich die Frage, welcher von beiden Ehepartnern unterbunden werden soll. Lange Zeit wurde die Vasektomie stark befürwortet (REIMANN, MÜLLER und REIMANN): sie sei der kleinere Eingriff, die ambulant durchzuführende Operation etc. Die Auflockerung der sozialen Struktur der Gesellschaft führt heute vermehrt zur Schwängerung nach der Vasektomie (MALL und STRÄSSLE).

Nach dem Grundsatz „primum nil nocere" ist derjenige Ehepartner zu sterilisieren, der den Eingriff an sich durchführen lassen will, außer es handelt sich ausgerechnet um den gesunden Ehepartner eines chronisch Erkrankten. Bei diesem Vorgehen ist eine neurotische Entwicklung weniger häufig, die nach BINDER doch in 10% aller Fälle auftritt. Nach HOPPELER und HOLENSTEIN ist diese Zahl bedeutend niedriger. Bei HOPPELER haben vor allem diejenigen Fälle eine gute Prognose, bei denen keine Schwangerschaft vorausgegangen ist.

Eine Täuschung in der Wahl des zu sterilisierenden Ehegatten ist immer möglich, um so mehr als bei der Entscheidung oft Gründe eine Rolle spielen, die von den Ehepartnern wissentlich nicht erwähnt werden.

Die *rechtliche Grundlage der Sterilisation in der Schweiz* gibt jedem Individuum das Recht, über seine potentielle Fortpflanzungsfähigkeit zu bestimmen, sofern der Eingriff nicht den „guten Sitten" widerspricht. Es versteht sich, daß dies ein relativer Begriff ist, der beispielsweise in einem katholischen Kanton anders umschrieben werden wird, als in einem protestantischen.

Den „guten Sitten" könnte es gegebenenfalls widersprechen und der Arzt sich infolgedessen strafbar machen, wenn bei einem *Verheirateten* eine Sterilisation ohne Zustimmung des Ehepartners vorgenommen würde. (Zugleich könnte eine solche Sterilisation naturgemäß dem Ehepartner ein Recht auf Scheidungsklage geben.) Indessen ist die Zustimmungsbefugnis des Ehepartners nicht unbeschränkt; seine Weigerung, dem Eingriff zuzustimmen, wäre rechtlich unbeachtlich, wenn sie als schlechthin „unvernünftig" erscheint. (Insbesondere wenn die Sterilisation aus einer zwingenden medizinischen Indikation ausgeführt werden soll, z. B. wegen schwerer chronischer Nephritis. Aber auch soziale Indikationen wurden in der juristischen Literatur in diesem Zusammenhang erwähnt.) (Noll.)

Soll die Sterilisation bei einem *Bevormundeten* vorgenommen werden und ist dieser für diese Frage *urteilsfähig*, so ist — gleichgültig ob der Eingriff aus medizinischer, eugenischer oder sozialer Indikation vorgenommen werden soll — die Meinung des Vormundes in der Sache *unbeachtlich*. Es handelt sich hier um ein „höchstpersönliches Recht", das, wenn er urteilsfähig ist, nur von dem Sterilisanden selbst und nicht von einer Drittperson, also auch nicht vom Vormund, ausgeübt werden kann.

Ist der Sterilisand urteils*un*fähig, so stellt sich die Frage, ob bzw. inwieweit dann die Zustimmung seines gesetzlichen Vertreters seine eigene ersetzen kann.

Soll der Eingriff aus *medizinischer Indikation* durchgeführt werden, so gelten die gleichen Gesichtspunkte wie bei jeder anderen Operation. Es wäre ja schlechthin unsinnig, wenn man sich auf den Standpunkt stellen wollte, daß in diesem Falle niemand vorhanden sei, der seine Zustimmung geben könne, und man den Patienten einfach seinem Schicksal überlassen müßte. Vielmehr darf der Arzt eine Sterilisation aus zwingender medizinischer Indikation auch bei einem Urteilsunfähigen vornehmen, ohne sich strafbar zu machen, auch wenn der Vormund seine Zustimmung verweigert. Eine Sterilisation aus rein medizinischen Gründen stellt nach moderner juristischer Auffassung unter keinen Umständen einen Straftatbestand dar.

Ist der Sterilisand urteils*un*fähig und soll der Eingriff aus *eugenischer oder sozialer Indikation* vorgenommen werden, so ergibt sich ein neues Problem. Ohne Zustimmung des gesetzlichen Vertreters wird der Arzt hier jedenfalls nicht handeln dürfen. Es ist sogar fraglich, ob die Sterilisation in einem solchen Falle auch *mit* Einwilligung des Vormundes vorgenommen werden darf und ob man sich in diesem Falle nicht auf den Standpunkt stellen muß: Es ist niemand da, der das „höchstpersönliche Recht" des Sterilisanden vertreten darf und die Zustimmung zu einem Eingriff geben kann. So ist der Eingriff eben zu unterlassen. Bei den Juristen ist diese Frage umstritten.

Bei dieser Sachlage wird das persönliche Verantwortungsgefühl des Arztes und seine Weltanschauung den Ausschlag geben. Soziologisch gesehen wäre es jedenfalls bedauerlich, wenn gerade diejenigen, bei denen eine Sterilisation wünschenswert erscheint, aus der nicht völlig abgeklärten Rechtslage nicht sterilisiert werden könnten.

Nicht zuletzt bedeutet die Sterilisation als Mittel zur Verhütung von wiederholten, insbesondere illegalen Interruptionen eine wichtige, beinahe unersetzliche Korrekturmöglichkeit im sozialmedizinischen Gebiet.

Tabelle 2: In den letzten 20 Jahren hat sich die Abortziffer (Verhältnis Aborte : Geburten) an unserer Klinik von 6,5% auf 13% verdoppelt. Mit Hilfe der steigenden Anzahl Sterilisationen hoffen wir, die Zahl der Interruptionen konstant halten zu können und die Abortziffer zu senken.

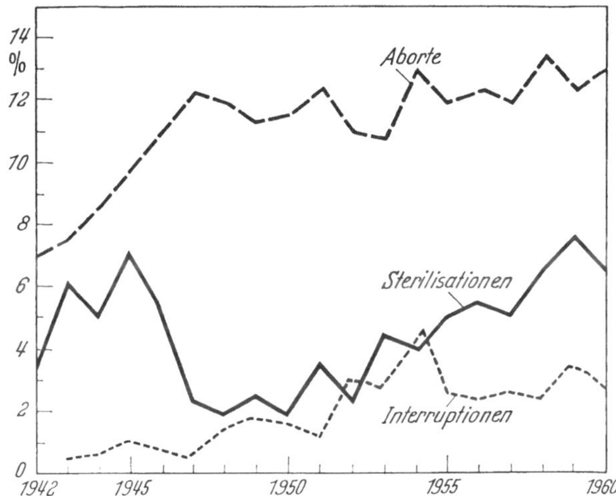

Interruptionen, Aborte, Sterilisationen in % zu den Geburten. (Univ.-Frauenklinik Basel, Direktor: Prof. Dr. Th. Koller.)

——— Sterilisationen — — — Aborte ..... Interruptionen

Die Verfasserin ist den Herren Professoren Dr. med. B. Dukor, Basel, Dr. jur. E. Frey, Zürich, und Dr. jur. O. A. Germann, Basel, für wertvolle Informationen zu großem Dank verpflichtet.

Literaturverzeichnis

Aresin, N.: Indikationen zur Antikonzeption. Internationale Abortsituation, Abortbekämpfung und Antikonzeption. Herausgegeben von K. Mehlan. Leipzig: Georg Thieme 1961.

Binder, H.: Psychiatrische Untersuchungen über die Folgen der operativen Sterilisierung der Frau durch partielle Tubenresektion. Schweiz. Arch. Neur. **40**, 249 (1937).

Böckli, H. R.: Gesetzliche Grundlagen, rechtspolitische und gesetzgeberische Probleme der Sterilisation von Geisteskranken, insbesondere nach schweizerischem Recht. Diss. Zürich 1953.

Boehminghaus, H.: Z. Urol. **31**, 84 (1937).

Breneman, W. R., and M. Carmack: Inhibition of glucagon after in vitro mixture with lithosperm. Endocrinology **62**, 627 (1958).

Craig, R.: Sexual sterilization. Amer. J. Obstet. Gynec. **74**, 328 (1957).

Da Rugna, D.: Zur Frage der Zeugungsfähigkeit des Mannes nach Sterilisation. Praxis **48**, 400 (1959).

Döring, G. K.: Praktische Erfahrungen mit einem neuartigen vaginalen Antikonzipiens. Int. J. Sexol. **8**, 93 (1954).

Dubrow, H., and A. F. Guttmacher: The present status of contraception. J. Mt Sinai Hosp. **26**, 118 (1959).

Dukinson, R. L.: Techniques of conception control. Baltimore: Williams and Wilkins Co. 1950.

Dukor, B.: Das schweizerische Eheverbot für Urteilsunfähige und Geisteskranke. Zürich: Polygraph-Verlag 1939.

Glatthaar, E.: Die antikonzeptionelle Beratung in der ärztlichen Praxis. Schweiz. med. Jahrbuch 1956. Basel: Benno Schwabe.

Glaus, A.: Geplante Elternschaft als sozial-psychiatrisches Problem. Praxis **42**, 201 (1955).

Graven, J.: L'„avortement licite“ ou la réglementation de l'„interruption non punissable de la grossesse“ en droit pénal suisse. Schweiz. Z. Strafrecht **67**, 165 (1952).

— Les droits de l'accusé dans le procès pénal. Schweiz. Z. Strafrecht **71**, 113 (1956).

Gschwind, M.: Die Sterilisation von Menschen nach schweizerischem Recht. Diss. Basel 1950.

GUTTMACHER, A. F.: The complete book of birth control. New York: Ballantine Books 1961.
—, G. PINCUS, C. GARCIA, R. GREENBLATT, E. TYLER, A. PENDLETON, and J. MORRIS: Clinical experience with and practical techniques for the use of Enovid in ovulation control. Symposium by G. D. Searle & Co., January 18, 1961, New York City.
HANACK, E.: Die strafrechtliche Zulässigkeit künstlicher Unfruchtbarmachungen. Diss. Marburg 1958.
HAUSER, G. A.: Die medizinischen Aspekte der Konzeptionsverhütung in der gesunden Ehe. Zeitschrift für Volkswohl **43**, 3—14 (1958).
HERBRAND, W.: Über eine neue contraceptionelle Methode auf biologischer Grundlage. Ber. ges. Physiol. **162**, 376 (1954).
HINDERER, M.: Über die Sterilisation des Mannes und ihre Auswirkung. Diss. Zürich 1947.
HOPPELER, P. A.: Nachuntersuchungen von 100 auf Grund psychiatrischen Indikationen ohne vorherige Interruptio graviditatis sterilisierten Frauen. Praxis **43**, 24 u. 26 (1955).
JADASSOHN, J.: Handbuch der Haut- und Geschlechtskrankheiten. 6. Band, 3. Teil. Berlin-Göttingen-Heidelberg: Springer 1960.
KISTNER, R. W.: Conservative treatment of endometriosis. Postgrad. med. J. **24**, 505 (1958).
KOHLRAUSCH, E.: Sterilisation und Strafrecht. Z. ges. Strafrechtswissenschaft **52**, 383 (1932).
KOLLER, TH.: Tubensterilisation nach Madlener. Schweiz. med. Wschr. **9**, 1027 (1928).
LABHARDT, A.: Medizin und Bevölkerungsproblem. Helv. med. Acta **6**, 2 (1939).
LEHFELDT, H.: Die Organisation von Beratungsstellen für Antikonzeption und deren Aufgaben. Internationale Abortsituation, Abortbekämpfung, Antikonzeption. Hrsg. von K. MEHLAN. Leipzig: Georg Thieme 1961.
LINKNER, J.: Empfängnisverhütung einst und jetzt. Praxis **50**, 528 (1961).
MADDOCK, O. W., R. B. LEACH, ICHORO TOKUYAMA, C. A. PAULSEN and W. R. ROY: Effects of hog pituitary folliclestimulating hormone in women: antihormone formation and inhibition of ovarian function. J. clin. Endocr. **16**, 433 (1956).
MALL-HAEFELI, M., und M. STRÄSSLE: Sozial-medizinische Aspekte der Vasektomie. Gynaecologia (Basel) **152**, 287 (1961).
MAYER, A. (Herausgeber): Erfahrungen mit der Freigabe der Schwangerschaftsunterbrechung in der Sowjet-Republik. Stuttgart 1933.
MEHLAN, K.: Internationale Abortsituation, Abortbekämpfung, Antikonzeption. Hrsg. von K. MEHLAN. Leipzig: Georg Thieme 1961.
MÜLLER, P., R. REIMANN und G. HUNZIKER: Erfahrungen mit der operativen Sterilisation des Mannes. Praxis **14**, 352 (1960).
NELSON, W. O.: Der gegenwärtige Stand der Forschung über die physiologische Kontrolle der Fruchtbarkeit. Internationale Abortsituation, Abortbekämpfung, Antikonzeption. Hrsg. von K. MEHLAN. Leipzig: Georg Thieme 1961.
—, and R. G. BUNGE: The effect of therapeutic dosage of nitrofurantonin (furadantin) upon spermatogenesis in man. J. Urol. (Baltimore) **77**, 275 (1957).
NOLL, P.: Übergesetzliche Rechtfertigungsgründe, im besonderen die Einwilligung des Verletzten. Basel: Verlag für Recht und Gesellschaft A.G. 1955.
OLSEN, H. J., E. T. TYLER, and R. N. WOLFE: Cream-alone and Gel-alone Contraception. Curr. med. Dig. **24**, 131 (1957).
PEARL, R.: Contraception and fertility in 2000 women. Human Biol. **4**, 363 (1932).
— The natural history of population. New York: Oxford University Press 1939.
PINCUS, G.: Field trials with Norethynodrel as an oral contraceptive. Shrewsbury, Mass.: Worcester Found. Exp. Biol. 1959.
REIMANN, G., und R. REIMANN: Zur Frage der Sterilisation der Ehe aus sozialer (privatwirtschaftlicher) Indikation. Schweiz. med. Wschr. **32**, 876 (1942).
SOUTHAM, A. L.: The effect of Enovid in patients with amenorrhea and metrorrhagia. Proceedings of a Symposium on Steroid Compounds Exhibiting Progestional Effect. Searle Research Lab., Chicago, January 1957.
STEINWALLNER, B.: Rassenhygienische Gesetzgebung und Maßnahmen im Ausland. Erbpathologie u. Rassenhygiene **1**, 193 (1937/38); **3**, 329 (1939).
THOMMEN, D. H.: Über klinische Versuche mit Syn-A-Gen, einem neuen Antikonzipiens. Praxis **44**, 334 (1955).
TIETZE, CH.: The condom as a contraceptive. New York: National Committee on Maternal Health 1960.
— Die Wirksamkeit der einzelnen Methoden der Antikonzeption. Internationale Abortsituation, Abortbekämpfung, Antikonzeption. Hrsg. von K. MEHLAN. Leipzig: Georg Thieme 1961.
—, C. TIETZE, S. R. POLIAKOFF, and J. ROCK: The clinical effectiveness of the rhythm method of contraception. Fertil. and Steril **2**, 444 (1951).

TIETZE, CH., C. TIETZE, H. LEHFELDT, and H. G. LIEBMANN: The effectiveness of the cervical cap as a contraceptive method. Amer. J. Obstet. Gynec. **66**, 904 (1953).
TYLER, E. T., and H. J. OLSEN: Fertility promoting and inhibiting effects of new steroid hormonal substances. J. Amer. med. Ass. **169**, 1843 (1959).
WEINBERG, C. H.: Clinical response with Enovid in dysmenorrhea and other metropathies. Proceedings of a Symposium on Steroid Compounds Exhibiting Progestational Effects. Chicago, Searle Research Lab., January 1957.
WENNER, R.: Spätresultate nach operativer Sterilisierung der Frau. Helv. med. Acta **6**, 209 (1939).
ZIEGLER, H.: Geburtenkontrolle durch A-Gen 53. Med. Welt **1960**, 2181.

XIX. Standpunkt der christlichen Kirchen

C. MÜLLER

Wenn auch viele der Auffassung sein mögen, die Schwangerschaftsunterbrechung sei ausschließlich Sache der amtlichen Stellen und der ärztlichen Ethik, so können wir nicht übersehen, daß der überwiegende Teil der betroffenen Schwangeren, der Ärzte und amtlichen Repräsentanten einer Religionsgemeinschaft angehören und damit Einflüssen und Bindungen unterstehen, die über die allgemein-menschlichen Bindungen hinausgehen und im Metaphysischen wurzeln. Dabei ist es belanglos, wieweit der einzelne diese Glaubensverpflichtung anerkennt. Sie besteht und soweit wir dem abendländischen Kulturkreis angehören, haben wir ihm Rechnung zu tragen. Dem Arzt erwächst daraus die Verpflichtung, von seiner persönlichen Einstellung abzusehen und die religiöse Bindung der Patientin in die Untersuchung einzubeziehen.

Katholische Kirche

Die katholische Kirche nimmt zur Schwangerschaftsunterbrechung eine kompromißlose Haltung ein. In der *Enzyklika casti connubii 1930* * ist folgendes verbindlich festgelegt:

„Aber noch ein anderes schweres Vergehen ... ist zu erwähnen, das das Leben des Kindes im Mutterschoße bedroht. Es anzutasten soll nach den einen erlaubt sein, wenn es Vater und Mutter so gefällt. Andere halten dies für unerlaubt, falls nicht schwerwiegende Gründe hinzukommen, die sie mit den Namen ‚medizinische', ‚soziale' und ‚eugenische Indikation' bezeichnen. In bezug auf die staatlichen Strafgesetze, wodurch die Tötung des Ungeborenen verboten wird, verlangen alle diese Richtungen, daß die Staatsgesetze die von ihnen vertretene Indikation (nicht alle vertreten die gleiche) anerkennen und für straflos erklären. Einige stellen sogar die Forderung, die öffentlichen Behörden sollten zu diesen tödlichen Operationen ihre hilfreiche Hand bieten, was irgendwo, wie allgemein bekannt, nur zu oft geschieht.

Bezüglich der sogenannten ‚medizinischen und therapeutischen Indikation' haben Wir schon erklärt, ... wie sehr Wir es mitempfinden, daß mancher Mutter aus der Erfüllung ihrer Mutterpflichten große Gefahren für die Gesundheit oder gar das Leben entstehen. Aber was für ein Grund vermöchte jemals auszureichen, um die direkte Tötung eines Unschuldigen zu rechtfertigen? Denn darum handelt es sich hier. Mag man nun die Mutter oder das Kind töten, es ist gegen Gottes Gebot und die Stimme der Natur: ‚Du sollst nicht töten!' Gleich heilig ist beider Leben, das zu vernichten selbst die Staatsgewalt keine Befugnis hat. Ganz zu Unrecht wird diese Befugnis gegen Unschuldige aus dem Recht der Gewalt über Leben und Tod gefolgert, die doch nur Schuldigen gegenüber Geltung hat. Auch das Recht der gewaltsamen Verteidigung gegen einen ungerechten Angreifer kommt hier nicht in Frage. (Wer

* Authentische deutsche Übersetzung aus dem Rex-Verlag, Luzern.

wollte wohl ein unschuldiges Kind einen ungerechten Angreifer nennen?) Und ein ‚Notstandsrecht', das bis zur direkten Tötung eines Schuldlosen reichte, gibt es nicht. Daß sich um beider Leben, das der Mutter wie das des Kindes, gewissenhafte und erfahrene Ärzte bemühen, verdient alles Lob und alle Anerkennung; dagegen würde sich des edlen Namens und Lobes eines Arztes unwürdig erweisen, wer unter dem Vorwand, Heilsmaßnahmen zu treffen, oder aus falsch verstandenem Mitleid auf den Tod des einen von beiden abzielte.

Der ‚sozialen und eugenischen Indikation' sodann kann und soll mit erlaubten, sittlich einwandfreien Mitteln und innerhalb der rechten Grenzen Rechnung getragen werden; aber den Notständen, auf denen diese Indikationen aufbauen, durch Tötung Unschuldiger abhelfen zu wollen, ist töricht und dem Gebot Gottes zuwider, das der Apostel in die Worte kleidet: ‚Man darf nicht Böses tun, um damit Gutes zu stiften'.

Die Staatenlenker und Gesetzgeber endlich dürfen nicht vergessen, daß es die Sache der staatlichen Autorität ist, durch zweckmäßige Gesetze und Strafen das Leben der Unschuldigen zu schützen; und zwar um so mehr, je weniger das gefährdete Leben sich selber schützen kann. Und hier stehen doch an erster Stelle die Kinder, die die Mutter noch unter dem Herzen trägt. Sollte jedoch die öffentliche Gewalt diesen Kleinen nicht allein Schutz versagen, sie vielmehr durch ihre Gesetze und Verordnungen den Händen der Ärzte und anderer zur Tötung überlassen oder ausliefern, dann möge sie sich erinnern, daß Gott der Richter und Rächer unschuldigen Blutes ist, das von der Erde zum Himmel schreit."

Papst Pius XII. äußert sich 1951 in einer Ansprache* folgendermaßen zur Schwangerschaftsunterbrechung: „Nun aber ist das Kind ein ‚Mensch', selbst schon vor seiner Geburt, und zwar im selben Grad und ob des gleichen Rechtstitels wie die Mutter. Und ferner: jedes Menschenwesen, auch das Kind im Mutterschoß, hat sein Lebensrecht unmittelbar von Gott, nicht von den Eltern, nicht von irgendeiner Gemeinschaft oder menschlichen Autorität. Darum gibt es keinen Menschen, keine menschliche Autorität, keine Wissenschaft, keine medizinische, eugenische, soziale, wirtschaftliche oder ethische ‚Indikation', die einen Rechtstitel darstellen oder geben könnte zu einer direkten, überlegten Verfügung über schuldloses Menschenleben, das heißt eine Verfügung, die auf Vernichtung abzielt, sei sie Selbstzweck, sei sie Mittel für einen anderen Zweck, der an sich vielleicht nicht unerlaubt ist. So ist zum Beispiel die Rettung des Lebens der Mutter ein sehr edles Ziel; aber die direkte Tötung des Kindes als Mittel zu diesem Ziel ist nicht erlaubt. Die direkte Zerstörung des sogenannten ‚lebensunwerten Lebens', ob geboren oder noch nicht geboren, wie sie vor einigen Jahren in größtem Ausmaß geübt wurde, läßt sich in keiner Weise rechtfertigen. Als darum diese Praxis begann, hat die Kirche in aller Form als dem natürlichen und positiv göttlichen Recht entgegen und darum als unerlaubt erklärt, selbst wenn es auf Anordnung der öffentlichen Autorität geschieht, diejenigen zu töten, die zwar schuldlos, aber wegen physischer und psychischer Mängel für die Nation keinen Nutzen, sondern vielmehr eine Belastung darstellen. Schuldloses Menschenleben ist unantastbar, und jeder direkte Eingriff in dasselbe ist Verletzung eines der Grundgesetze, ohne die ein sicheres menschliches Zusammenleben unmöglich ist. Wir brauchen Euch nicht im einzelnen über den Sinn und die Tragweite dieses Grundgesetzes in Eurem Beruf zu belehren. Aber vergeßt nicht: über jedes menschliche Gesetz, auch über jede ‚Indikation' erhebt sich unantastbar das Gesetz Gottes."

Und: [26. Nov. 1951. Ansprache am Kongreß der „Front der Familie" und des Verbandes der kinderreichen Familien; „Fragen der Ehemoral" (II). AAS XLIII (1951), 885—860. U-G, I. S. 536 f., Nr. 1111—1118.]

* Ansprache am 29. Okt. 1951 auf dem italienischen Hebammenkongreß; „Fragen der Ehemoral" (I). AAS XLIII (1951), 835—854 U-G, I. S. 511 f., Nr. 1053—1055, S. 518, Nr. 1063, S. 523, Nr. 1075.

„... Dieser Grundsatz gilt ebenso für das Leben des Kindes wie für das Leben der Mutter. Niemals und in keinem Fall hat die Kirche gelehrt, daß das Leben des Kindes jenem der Mutter vorzuziehen sei. Es ist irrig, die Frage mit dieser Alternative zu stellen: entweder das Leben des Kindes, oder das Leben der Mutter. Nein! Weder das Leben der Mutter noch das Leben des Kindes dürfen einem Akt direkter Vernichtung unterzogen werden. Für den einen wie für den anderen Teil kann nur die eine Forderung bestehen: alles aufzubieten, um das Leben beider zu retten, das der Mutter und das des Kindes.

Es ist eine der schönsten und edelsten Bestrebungen der Medizin, immer neue Wege zu suchen, um das Leben beider sicherzustellen. Bleiben aber trotz aller Fortschritte der Wissenschaft jetzt und auch in Zukunft Fälle übrig, in denen man mit dem Tod der Mutter rechnen muß, wenn diese die Geburt des Lebens, das sie in sich trägt, zu Ende führen und es nicht unter Verletzung des Gebotes Gottes ‚Du sollst nicht töten' zerstören will, so bleibt dem Menschen, der sich bis zum letzten Augenblick mühen wird, zu helfen und zu retten, nichts übrig, als sich in Ehrfurcht vor den Gesetzen der Natur und dem Walten der göttlichen Vorsehung zu beugen.

Aber — so wendet man ein — das Leben der Mutter, und insbesondere der Mutter einer kinderreichen Familie, ist ein unvergleichlich höherer Wert als das eines noch nicht geborenen Kindes. Die Anwendung der Güterabwägungstheorie auf den Fall, der uns gegenwärtig beschäftigt, hat schon in juristische Erörterungen Aufnahme gefunden. Die Antwort auf diesen viele bedrückenden Einwand ist nicht schwer. Die Unverletzlichkeit des keimenden Lebens eines Schuldlosen hängt nicht von seinem größeren oder geringeren Wert ab. Bereits vor mehr als zehn Jahren hat die Kirche die Tötung des als ‚wertlos' erachteten Lebens in aller Form verurteilt. Wer die traurigen Ereignisse kennt, die diese Verurteilung hervorriefen, wer die verhängnisschweren Folgen zu erwägen weiß, zu denen man gelangen würde, wollte man die Unantastbarkeit schuldlosen Lebens nach seinem Wert bemessen, der weiß sehr wohl die Beweggründe zu schätzen, die zu jenem Entscheid geführt haben.

Wer kann übrigens beurteilen, welches von den beiden Leben das kostbarere ist? Wer kann wissen, welchen Weg jenes Kind gehen wird, zu welcher Höhe der Leistung und der Vollkommenheit es gelangen wird? Hier werden zwei Größen miteinander verglichen, von denen man die eine gar nicht kennt.

... Wir haben absichtlich immer den Ausdruck gebraucht ‚*direkter* Angriff auf das Leben eines Schuldlosen', ‚*direkte* Tötung'. Denn wenn z. B. die Rettung des Lebens der zukünftigen Mutter, unabhängig von ihrem Zustand der Schwangerschaft, dringend einen chirurgischen Eingriff oder eine andere therapeutische Behandlung erfordern würde, die als keineswegs gewollte oder beabsichtigte, aber unvermeidliche Nebenfolge den Tod des keimenden Lebens zur Folge hätte, könnte man einen solchen Eingriff nicht als einen *direkten* Angriff auf schuldloses Leben bezeichnen. Unter solchen Bedingungen kann die Operation erlaubt sein wie andere vergleichbare ärztliche Eingriffe, immer vorausgesetzt, daß ein hohes Gut, wie es das Leben ist, auf dem Spiele steht, daß der Eingriff nicht bis nach der Geburt des Kindes verschoben werden kann und kein anderer wirksamer Ausweg gangbar ist."

Erlaubt sind medikamentöse und operative Maßnahmen zur Bekämpfung einer bestehenden schweren Krankheit der Schwangeren. Zum Beispiel die Chininbehandlung einer Malariaerkrankten, selbst wenn sie eine Fehlgeburt nach sich zieht, da ja nicht die direkte Tötung des ungeborenen Kindes beabsichtigt ist, sondern die Heilung einer schweren Erkrankung. Desgleichen wird die Exstirpation des krebsbefallenen schwangeren Uterus toleriert und selbstverständlich darf eine extrauterine Schwangerschaft beseitigt werden. Ist das Leben der Mutter durch die Schwangerschaft in Frage gestellt, so darf im 7. Monat, das heißt also, sobald das ungeborene Kind lebensfähig ist, eine Frühgeburt eingeleitet werden.

Protestantische Kirche

Der evangelische Arzt ist an keine bestimmten Forderungen oberster kirchlicher Behörden gebunden. Die Stellungnahme der protestantischen Kirchen ist nicht einheitlich. Doch lehnen die meisten Moraltheologen die Schwangerschaftsunterbrechung ebenso ab, wie die der katholischen Kirche.

Hören wir, was zwei bedeutende evangelische Ethiker zu unserem Problem zu sagen haben:

Karl Barth stellt in seiner Abhandlung über die absichtliche Schwangerschaftsunterbrechung * zunächst fest, „daß es sich einwandfrei und im Vollsinn des Wortes um *Tötung menschlichen Lebens* handelt. Das *ungeborene Kind* nämlich ist vom ersten Stadium an ein Kind, ein noch keimender, noch unselbständig lebender *Mensch;* aber ein Mensch, kein Etwas, nicht nur ein Teil des Mutterleibes".

Die Eigengesetzlichkeit des Embryos und des Feten sei eine biologische Tatsache. Er besitzt ein eigenes Nervensystem und eigenen Kreislauf. Sein Leben wirkt auf das der Mutter ein, wie das ihrige auf das seine. Er kann seine eigenen Krankheiten haben, an denen die Mutter keinen Anteil hat. Umgekehrt kann er bei Krankheiten der Mutter völlig gesund sein. Er kann sterben, während die Mutter weiterlebt. Er kann auch seinerseits nach dem Tode der Mutter eine Weile weiterleben und unter Umständen durch einen rechtzeitigen Eingriff in deren Leiche gerettet werden. Kurz: er ist ein menschliches Lebewesen für sich. Wir haben uns also zu allererst einzuschärfen: Wer keimendes Leben vernichtet, tötet einen Menschen, der „wagt also jenes wahrhaft Ungeheuerliche, über Leben und Tod fremden, mitmenschlichen Lebens zu verfügen, das Gott gegeben hat".

Den Standpunkt der römisch-katholischen Kirche kann Barth aber durchaus nicht teilen: „Und nun hat es freilich etwas fast schauerlich Respektables, wie die römische Kirche — in extremen Forderungen gerade gegenüber der Frau nie sparsam! — sich in dieser Sache bis heute kein Jota hat abdingen lassen, wie sie in der Enzyklika Casti connubii von 1930 den absichtlichen Abortus, wie er auch begründet werde, noch einmal unter ein absolutes Nein gestellt und es folgerichtig auch den Ordensschwestern, die in Deutschland beim Russeneinbruch 1945 Vergewaltigungen erlitten hatten, durchaus verboten hat, sich auf diesem Weg von deren Folgen zu befreien.

Diese Haltung der römischen Kirche ist zweifellos eindrucksvoll im Kontrast zu der furchtbaren Verlotterung — man könnte wohl sagen: zu dem heimlichen und offenen Massenmord, der in der Neuzeit auf diesem Gebiet gerade inmitten der sog. Kulturvölker in Schwung gekommen und zur Gewohnheit geworden ist. Man kann aus sozialen und aus der psychologischen Verfassung, in der sich der moderne Mensch befindet, man kann auch aus der Entkirchlichung, aus der greifbaren Paganisierung der modernen Massen — die Zeiten des corpus christianum dürften endgültig vorbei sein — Einiges erklären, aber nicht Alles: Die Sache geht nicht nur die Unbegüterten, sondern auch die Begüterten an, nicht nur psychisch Leidende und Bedrohte, sondern auch Unzählige, die im vollen oder doch zureichenden Besitz ihres seelischen Gleichgewichtes sind, und sie geht nicht nur die sogenannte Welt an, sondern sie greift auch immer wieder tief in die christliche Gemeinde hinein. Es ist einfach Tatsache: gerade die gewissermaßen automatisch hemmende Einsicht, daß es sich bei der absichtlichen Schwangerschaftsunterbrechung unter allen Umständen, und wie man diese auch deute, um eine zuvorkommende Tötung von *Menschen*leben handelt, scheint sich (an der inzwischen sich vertiefenden biologisch-wissenschaftlichen Erkenntnis des Sachverhaltes vorbei!) in weitesten Kreisen ganz eigentümlich verflüchtigt zu haben. Oder es wird

* Karl Barth: Dogmatik (Evangelischer Verlag, Zollikon-Zürich, 1951). Bd. III/4: Die Schöpfung § 55 Freiheit zum Leben, 2. Abschnitt „Der Schutz des Lebens", S. 473—482: „Die absichtliche Schwangerschaftsunterbrechung".

eben weiterhin auch mit der Möglichkeit bewußter Tötung umgegangen, als wäre sie irgendein anderes zur Hand liegendes Auskunfts- oder Hilfsmittel in irgendeiner Verlegenheit, als ob es sich um nichts mehr als um eine etwas peinliche Operation wie andere handle ... Es bleibt abzuwarten, wie eine gewisse gesetzliche Regulierung, da, wo sie eingeführt wurde, sich auf die Länge auswirken wird: Ihre nächste Folge scheint jeweilen vorläufig die zu sein, daß sie alsbald einen stürmischen Drang nach möglichst extensiver Interpretation auszuhalten hat.

Wer will sagen, wo der Irrtum und die Bosheit, die in dieser Sache bestimmt wirksam sind, ihren Sitz oder doch ihren dichtesten Sitz haben: In der Moral oder Unmoral der durch ihre Lage auf alle Fälle so oder so tief bedrängten und verängstigten Frauen und Mädchen? oder in der Brutalität oder Gedankenlosigkeit der beteiligten Männer? oder in dem Angebot der dunklen Ehrenleute, die sich beides zunutze zu machen wissen? oder in der leider ernstlich mit in Frage kommenden mangelnden Gewissenhaftigkeit mancher ärztlichen Kreise? oder in einer allgemeinen Zunahme einer gewissen Wehleidigkeit den Unbillen des Lebens gegenüber, die ja früher an sich nicht geringer waren als heute? oder in einem allgemeinen Absinken des individuellen und kollektiven Verantwortlichkeitsbewußtseins?

Das ist sicher, daß eigentlich niemand vor diesem Geschehen die Augen verschließen kann. Das ist auch sicher, daß ein Ja zu dieser Entwicklung im Ganzen unmöglich ist. Das ist aber auch sicher, daß das abstrakte Nein, das frühere Zeiten hier ausgesprochen haben, und das heute noch der einzige Beitrag der römischen Kirche zu dieser Sache ist, nun doch zu finster und zu steril ist, um wirksame Hilfe zu versprechen. Die Verkündigung des Gesetzes wird nämlich auch hier nichts ausrichten!

Daß allerdings auch hier als Voraussetzung alles Weiteren ein bestimmtes *Nein* zu sprechen ist, das kann auch heute und gerade heute keine Frage sein. Wohl aber erhebt sich die Frage, *wie* dieses Nein nun eigentlich begründet sein, zum Klingen und Tragen kommen, als ein wirksames Nein gesprochen werden soll? Gegenüber der frevelhaften Verfehlung am Heiligtum des menschlichen Lebens, die in der Übung der Schwangerschaftsunterbrechung jedenfalls allen Ernstes in Frage kommt und die in dem leichtsinnigen Überhandnehmen dieser Übung sicher schon Ereignis ist, könnte offenbar nur eines helfen: die Kraft einer ganz neu und mit dem Anfang einsetzenden Scheu vor dem Geheimnis allen menschlichen Lebens, wie sie dem Menschen von Gott als dessen Schöpfer, Geber und Herrn geboten ist".

Wenn überhaupt — so meint BARTH — könne erst von da aus legitim nach dem *Grenzfall* gefragt werden. Gesetzliche Verbote und Einschränkungen bürgerlicher, moralischer und geistlicher Art genügten nicht, um den Menschen zu dieser Scheu zu erziehen. Und Kirchlichkeit — katholische oder protestantische — sei als solche auch nicht der Nährboden, auf dem diese Ehrfurcht vor dem Leben wirklich gedeihe. Diese Ehrfurcht erwachse nur aus dem Erkennen allen Lebens als göttliche Gnade und Freiheit. „Das Gebot *Gottes* kommt aus seiner *Gnade*. Es ruft den Menschen in die Freiheit, in der er leben *darf*, statt leben zu *müssen*. Der Mensch, der leben zu *müssen* meint, kann und wird das Leben im Grund nicht respektieren: weder das eigene noch das Anderer und das Leben eines ungeborenen Kindes schon gar nicht."

„Im Verständnis dessen, was menschliches Leben ist, von daher dann in der ernstlichen Scheu vor seiner Tötung werden Mütter und Väter, Ratgeber und Ärzte, Gesetzgeber, Richter und andere Beteiligte, die bei dem Begehren danach, bei der Zulassung, Vollbringung und Gutheißung dieses Aktes in Frage kommen könnten, *dann* denken und handeln, wenn sie selbst Menschen sind, denen es vor Augen steht: menschliches Leben ist kein gemußtes, sondern ein gedurftes; es ist *Freiheit*, es ist *Gnade*. Dann werden sie es sich ihm gegenüber nicht vor allem möglichst bequem machen wollen, dann werden sie ihm gegenüber nicht auf der Linie des geringsten Widerstandes denken und handeln. Wer selbst von Barmherzigkeit lebt, der wird bestimmt auch dazu verhalten sein, Barmherzigkeit zu üben: auch und zuerst einem menschlichen Wesen gegenüber, das ja so ganz und gar auf die Barmherzigkeit der Anderen angewiesen ist wie das noch ungeborene."

Doch: „Von woher sollte die absolute These begründet werden, daß Gott niemals und unter keinen Umständen etwas Anderes als die Erhaltung eines keimenden Menschenlebens wollen und von Mutter, Vater, Arzt und den anderen Beteiligten *fordern* könnte? Könnte er, dessen Wille es ja sein kann, dieses keimende Menschenleben auch auf andere Weise sterben zu lassen, es nicht einmal auch in der Weise sterben lassen wollen, daß diese anderen Menschen ihm nun eben dabei mit ihrem Tun dienen müßten? Von woher wollte man schlechthin leugnen, daß tatsächlich Er ihnen dazu den Auftrag gegeben haben könnte, und daß ihr Tun dann in seinem Auftrag geschehen würde und also geschehen *müßte.* Und von woher würde man sie dann eigentlich anklagen dürfen?

Das ist der in dieser Sache zu bedenkende Grenzfall. Wir öffnen, indem wir in aller Form mit ihm rechnen, keine Hintertür, durch die all der Frevel, der sich in diesem Bereich breitmacht, nun doch wieder eindringen dürfte. Wir reden von der Möglichkeit Gottes und seines besonderen Gebietens. Sagen wir es also offen heraus: es *gibt* Situationen, in denen die Tötung keimenden Lebens nicht Mord, sondern *geboten* ist.

. . . Sie werden *seltene* Situationen sein: je mehr sie sich häufen, je mehr sie zu einer Art zweiter Regel werden, desto dringender ist zu vermuten, daß kollektive und individuelle Übertretungen und Schuld im Spiel sind. Sie werden Situationen sein, in denen eigentlich alle Beteiligten in großer Einsamkeit und Verborgenheit *vor Gott* sich verantworten und von daher ihre Entscheidung vollziehen müßten: kommt sie nicht von daher, ist sie nur das Ergebnis ihrer subjektiven Reflexion und ihrer Verständigung untereinander, dann dürfte es schon daraus klar sein, daß es sich um den echten Grenzfall, in welchem jenes Tun erlaubt und geboten ist, nicht handelt." Nur wenn Leben gegen Leben auf dem Spiel steht, das Leben des Ungeborenen und das der Mutter: „Das ist nämlich unerfindlich, daß dann das Leben des *Kindes* (so behauptet es die römisch-katholische Ethik) unbedingt und in allen Fällen den Vorzug haben müsse. Man kann und darf vom Gebot Gottes her natürlich auch nicht das Gegenteil behaupten: daß dann das Leben oder die Gesundheit der *Mutter* durchaus und jedesmal zuungunsten desjenigen des Kindes gerettet werden müsse; es dürfte ja immer auch Mütter geben, die lieber zugunsten des Kindes ihrerseits alle Risiken auf sich nehmen wollen, und wie sollte man ihnen das verbieten dürfen? Man muß aber von Gottes Gebot her sagen: wo zwischen dem Leben bzw. dem gesunden Leben der Mutter und dem des Kindes zu *wählen* ist, da *kann* die Tötung des Kindes im Mutterleib erlaubt und geboten sein, da *kann* die menschliche Entscheidung in diesem Sinne vollzogen werden."

Zur sozialen Indikation meint BARTH: „Daraus folgt aber doch nicht, daß z. B. ein Arzt grundsätzlich und allgemein der Übertretung des Gebotes Gottes schuldig sein müsse, der (auf die Gefahr hin, sich juristisch strafbar zu machen) so etwas wie eine sozial-medizinische Indikation — d. h. im Zusammenhang mit der vorliegenden Bedrohung des physischen und geistigen Lebens der Mutter eine Berücksichtigung der wirtschaftlichen und Umweltverhältnisse — meint geltend machen zu können. Als ob Gottes Gebot nicht auch einmal ein über das Gesetz hinausgehendes Urteil und Handeln nötig machen könnte, unter Umständen nur schon als Aufruf an Jedermann: zu bedenken, daß eine gesunde Sozialpolitik jedenfalls *ein* kräftiges menschliches Mittel der Bekämpfung der verbrecherischen Abtreibungspraxis sein dürfte! Mögen also jene gesetzlichen Bestimmungen als allgemeine Wegweisung für alle Beteiligten und besonders für Ärzte und Richter ihren guten — indirekt auch ethisch wirksamen — Sinn haben, so sind sie doch zu ethischen Kriterien *nicht* geeignet. . . ."

Und nun, am Schluß seiner Darlegungen, faßt BARTH noch einmal zusammen: „Das gebotene Wägen und Wagen in der Entscheidung zwischen Leben und Leben kann offenbar keinem menschlichen Gesetz unterliegen, weil kein solches die Fülle der gesunden und kranken, glücklichen und unglücklichen, gehaltenen und verwahrlosten Menschenleben erfassen kann und noch weniger die Freiheit des göttlichen Gebietens und des Gehorsams, den der Mensch ihm schuldig ist. Man kann nur sagen:

1. Um *diese* Sache — *Leben gegen Leben* — nicht um etwas Anderes, um nichts Geringeres als um dieses Letzte muß es allen Beteiligten gehen, wenn die Entscheidung keine Fehlentscheidung, das beschlossene Tun nicht dennoch Mord (am Kind oder an der Mutter!) sein soll.

Dann 2. Ein *gewissenhaftes* Wägen, aber auch ein *entschlossenes* Wagen in einem gebundenen und gerade so freien Gewissen wird dabei auf alle Fälle stattfinden müssen. Wo hier unsorgfältig und in irgend einer Richtung unsauber reflektiert und unter innerem Schwanken entschieden wird, da dürfte die Sünde vor der Türe stehen.

Dann noch einmal 3. Wo dieses Wägen und Wagen nicht vor dem Angesichte *Gottes* und in der Verantwortung ihm gegenüber stattfände, wie sollte es da Gehorsam, wie sollte da sein Inhalt gut und recht sein, auch wenn es nach der einen oder anderen Seite menschlich noch so begründet und gerechtfertigt erschiene?

Und endlich 4. Weil dieses Wägen und Wagen, das Rechnen mit dem Gegebensein des Grenzfalles unter allen Umständen so gefährlich ist, darum wird es anders als im Glauben, daß Gott *vergeben* möchte, was jetzt menschlich gesündigt werden könnte, in der nötigen Gewißheit und Freudigkeit vor ihm nicht vollzogen werden können."

GERHARD STRATENWERTH schreibt im Evangelischen Soziallexikon *:

„Schwangerschaftsunterbrechung, Tötung des keimenden Lebens. Sie wird heute in einem Umfang geübt, der sich einigermaßen zutreffend statistisch nicht erfassen läßt. 1950 rechneten unabhängig voneinander angestellte Schätzungen mit weit über einer Million. Die Schwangerschaftsunterbrechung ist seit Jahrtausenden bekannt. Der berühmte Eid des Hippokrates (460—356 v. Chr.) erwähnt und verwirft sie, die Rabbinen haben sie gekannt und verworfen, und christliche Synoden haben sich mit der Frage schon seit den frühen Jahrhunderten der Kirche beschäftigt — stets im gleichen verwerfenden Sinne. Denn bei der Schwangerschaftsunterbrechung wird die Tötung eines Menschen vollzogen. Während in der alten Kirche und der Scholastik noch die Frage erörtert wurde, wann das Kind im Mutterleib mit der Seele ausgestattet und damit Mensch würde, hat die moderne Biologie den Zeitpunkt, von dem ab das entstehende neue Wesen als Mensch angesprochen werden müsse, immer weiter zurückgeschoben.

I. Für *Christen* muß folgendes gelten:

1. Das Leben jedes Menschen ist heilig, denn es ist von Gott geschaffen und für ihn bestimmt. Seinen Wert oder Unwert hat es in seiner Bezogenheit auf Gott.

2. Schon im Werden des kommenden Lebens offenbart sich Gottes schöpferisches Tun: sein Wille, schaffend und erhaltend, aber ebenso vorausbestimmend, ruft das neue Wesen zum Leben.

3. Die biblischen Aussagen unterwerfen bereits das Kind im Mutterleib Gottes vorherbestimmendem Willen, z. B. 1. Mose 16, 10—12; 17, 19; 25, 22 f.; Lk. 1, 13 f. Solche Stellen, die sich um viele vermehren ließen, bestätigen die heutige biologische Forschung, die in der Mehrzahl ihrer Vertreter die Auffassung vertritt, daß vom Augenblick der Empfängnis ab das im Mutterleib Werdende biologisch als ein Mensch in vollem Sinne anzusprechen sei. Die Mutter trägt von diesem Augenblick an in ihrem Schoß *fremdes* Leben, das nicht ein Organ ihres Körpers ist, wie etwa Niere

* Schwangerschaftsunterbrechung. In Evangelisches Soziallexikon. Stuttgart: Kreuz-Verlag.

oder Milz. Jeder Eingriff richtet sich infolgedessen gegen ein Menschenleben. Das Kind im Mutterleib ist nur stufenmäßig von dem geborenen Kind unterschieden. Der Unterschied besteht darin, daß es, um leben zu können, noch völlig auf den mütterlichen Leib angewiesen ist, während es nach der Geburt auch leben kann, wenn es von fremden Menschen gepflegt und gehütet wird. Aber das Ungeborene ist das gleiche Wesen wie das Geborene. Über alle Stufen der Entwicklung ist es Mensch vom Mutterleib an, in seiner Einmaligkeit unterschieden von allen anderen Menschen vor ihm, mit ihm und nach ihm, ein eigenes Ich, auch wenn das Bewußtsein dieser Ichhaftigkeit noch nicht erwacht ist.

4. Vielfältig sind heute die Versuche, für die Tötung des keimenden Lebens ein *Recht* zu begründen ...

II. Die medizinische Indikation wird heute auch ärztlicherseits stark eingeschränkt... Gleichwohl kann der Arzt vor die Tatsache gestellt werden, daß nach seinem gewissenhaften ärztlichen Urteil das Leben der Mutter — weil ärztliche Hilfe zu spät in Anspruch genommen wurde — unmittelbar durch ein Austragen des Kindes bedroht wird. In diesem Falle wird argumentiert, der Eingriff sei „berechtigt" oder gar sei er „sittlich erforderlich". Hierfür werden im allgemeinen sechs Begründungen gegeben:

a) Es liege ein *Akt der Notwehr* vor. Das werdende Kind erhalte und begründe sein Leben, indem es Kraft und Leben der Mutter aufsauge und zerstöre. Notwehr aber sieht das Verhältnis zwischen einem Angreifer und einem Angegriffenen vor, wobei der Angreifer das Ziel hat, den Angegriffenen zu vernichten. Dieser Wille, geschweige denn diese Absicht aber kann dem Ungeborenen schlechterdings nicht unterstellt werden. Es handelt sich vielmehr um ein Geschehen im biologischen Bereich, auf das der Begriff Notwehr nicht angewandt werden kann. Auch die abgewandelte Theorie, es handele sich um eine Notwehr, wie sie etwa dann erforderlich ist, wenn ein Geisteskranker, etwa ein Amokläufer, angreift, kann nicht als tragbar angesehen werden, da auch hier der Wille zum Töten vorliegen müßte.

b) Es wird argumentiert, der Arzt handele in *obrigkeitlicher Funktion* ähnlich wie ein Richter. Das Amt des Arztes aber ist anderen Ursprungs und unterliegt anderen Gesetzen als das Amt des Richters, das aus dem von Gott gesetzten Amt der Obrigkeit herzuleiten ist. Der Richter ist ein Rächer zur Strafe über den, der Böses tut (Rö. 13,4); aber die Kategorie von gut und böse ist im Verhältnis zwischen der Mutter und dem Kind in ihrem Schoße schlechthin unzulässig. Darum ist die Begründung der Vollmacht des Arztes aus seinem obrigkeitlichen Amt abwegig.

c) Die Reichsgerichtsentscheidung vom 11. 11. 1927 begründet die Zulässigkeit des Eingriffs aus medizinischer Indikation mit der *Güterabwägung*. Wenn von zwei gefährdeten Gütern nur eines erhalten werden kann, bestehe Recht und Pflicht abzuwägen, welches Gut höher stehe, damit das mindere dem Untergang preisgegeben wird. Aber die Wahl zwischen verschiedenen Gütern ist etwas grundsätzlich anderes als die Wahl zwischen zwei Menschenleben, die beide von Gott geschaffen und für ihn bestimmt sind. Auch der augenblicklich größere Wert, den die Mutter für den Vater und ihre bereits geborenen Kinder hat, gibt kein Recht, eine Entscheidung zu treffen, die unwiderruflich ist.

d) Die juristische Theorie der Güterabwägung hat noch eine *Abwandlung ins Tragische* erhalten. Wenn von zwei Leben nur eines bestehen könne, müsse — so wird argumentiert — das andere geopfert werden. Hier wird entweder der religiöse Sinn des Wortes Opfer mißbraucht, oder es wird mit unklaren Vorstellungen gearbeitet. Innerhalb des Bereichs der christlichen Kirchen gibt es nur eine Möglichkeit zum Menschenopfer, nämlich die freie Selbsthingabe des eigenen Lebens. Das geschieht entweder im Zeugendienst des Märtyrers oder aus der Liebe, um fremdes Menschenleben zu retten. Wenn man in diesem Zusammenhang von Opfer reden will, könnte nur die Mutter ihr Leben opfern, denn sie allein ist in der Lage zum freien Entschluß, der die Voraussetzung für die Selbsthingabe ist.

e) Gerade von christlichen Ärzten, die für sich und ihre Kollegen einen Weg aus der manchmal furchtbaren Lage, in die sie als Arzt hineingestellt sind, suchen, ist gesagt worden, die Liebe — gemeint ist das *Erbarmen* — treibe den Arzt zum Eingriff, weil er nicht mehr ansehen könne, wie die Mutter samt ihrem Kinde zugrunde gehe. Das gebe ihm nicht nur das Recht, sondern lege ihm die Pflicht zum Eingriff auf. Aber wo gibt es außer beim richterlichen Handeln der Obrigkeit, der nach reformatorischer Lehre auch das Kriegführen zugehört, ein Recht oder gar eine Pflicht, fremdes Menschenleben zu töten? Der Kampf um die Todesstrafe und die schweren Gewissensnöte, in die heute jeder Christ durch einen Krieg gebracht wird, lassen uns selbst dieses obrigkeitliche Handeln nicht mehr mit der Unbefangenheit ansehen, wie das unsere Väter noch vermochten. Wie in aller Welt kann daher Liebe berechtigen zu töten?

f) Schließlich wird noch eingewandt, der Arzt vollziehe mit der Tötung des Ungeborenen keine eigene Entscheidung, sondern er vollziehe nur *eine bereits von Gott gesetzte Entscheidung*, insofern führe er nur Gottes Willen aus. Wir stehen hier in jenem Bereich von Fragen, vor denen der Arzt sich auch verantworten muß, wenn er zur Spritze greift, um ein Leben zu enden, dessen, selbst begrenzte Fortsetzung nur unter Qualen möglich wäre.

Es geht nicht darum, die Freiheit der ärztlichen Gewissensentscheidung einzuschränken. Aber wir müssen diese Entscheidung als eine Entscheidung *seines* Gewissens, die er vor Gott verantworten muß, stehen lassen. In vielen Fällen wird es möglich sein, dem Arzt zu sagen: Was du tun willst oder getan hast, ist oder war nicht erlaubt. Das Urteil: „du darfst oder du hast recht gehandelt" aber ist Gott vorbehalten. Es gibt Stadien, in denen ein Arzt vom Boden seiner ärztlichen Berufsauffassung aus keine andere Möglichkeit sieht als einen Eingriff vorzunehmen oder zuzusehen, wie Mutter und Kind zugrunde gehen. Er steht in solchen Fällen in der Gefahr, durch Unterlassen genau so einer Tötung schuldig zu werden wie durch Handeln. Hier gewinn Rö. 28 „So halten wir nun dafür, daß der Mensch gerecht werde nicht durch des Gesetzes Werke, sondern allein durch den Glauben" seinen tiefen und befreienden Sinn. Weil der Mensch so oder so als Sünder (schuldig entweder vor dem Gebot oder an einem oder zwei Menschenleben) vor Gott steht, gibt es entweder die Haltung des Trotzes, in der pharisäisch das Maß des Guten und Richtigen vor Gott aufgerechnet wird, oder jenen anderen Weg, bei dem der Mensch sich in die Hand seines Richters und Gottes gibt und sich seiner Gnade getröstet: „Gott sei mir Sünder gnädig." Vor Gottes Wort kann auch dem Arzt in seiner Berufsnot nicht das *Recht* zur Tötung verkündet werden; denn mit jedem Eingriff in das werdende Leben wird ein Weg Gottes abgeschnitten, dessen Ziel kein Mensch kennt. Die Entscheidung, in die der Arzt gestellt ist, vermag ihm niemand abzunehmen, er muß sie vor Gott verantworten. Aber diese Entscheidung ist im Grunde nicht anders und nicht verzweifelter als die Entscheidung des Staatsmannes, der zwischen Krieg und Frieden zu wählen gezwungen wird. Weder durch Untätigkeit noch durch Handeln können wir uns unserer Rechtfertigung vergewissern. In solcher Lage erst wird deutlich, was uns geschenkt wird, weil wir uns der *Gnade* Gottes getrösten dürfen. Wir können einander nicht rechtfertigen, aber wir dürfen und sollen einander die Vergebung Gottes verkündigen. Können wir grundsätzlich also nicht sagen, daß die Schwangerschaftsunterbrechung bei medizinischer Indikation *erlaubt* sei, so wird der Arzt, der das anerkennt, mit aller Leidenschaft seine Kraft darauf verwenden, auf *therapeutischem Wege* die Zahl derjenigen Fälle immer mehr einzuschränken, die ihn in die furchtbare Entscheidung hineinstellen, ob er seine Aufgabe, Leben zu erhalten, dadurch meint erfüllen zu müssen, daß er Leben vernichtet.

III. *Die soziale Indikation* läßt die Schwangerschaftsunterbrechung zu, wenn die wirtschaftlichen Verhältnisse der Eltern oder der Mutter das Aufziehen eines weiteren Kindes zu verbieten scheinen. Dieses ist seit der Mitte des vergangenen Jahrhunderts — insbesondere in den ersten Jahrzehnten dieses Jahrhunderts — vor allem von sozialistischer Seite oft leidenschaftlich gefordert worden. Die Forderung nach Schwangerschaftsunterbrechung aus sozialer Indikation geschah bei vielen aus tiefem *Mitleid* mit den in Not befindlichen Müttern. „Aber", so erklärte die Evangelische Kirche von Westfalen in einem „Wort zur Tötung des keimenden Lebens" *, dem sich die meisten Kirchen Westdeutschlands entweder formell angeschlossen oder dem sie in eigenen Formulierungen zugestimmt haben, „die Tötung eines Menschen aus solchen Gründen ist Mord. Daran würde auch ein Gesetz, das solche Tötung ausdrücklich erlaubt, nichts ändern; denn das Gesetz entscheidet nur darüber, was strafbar ist für Menschen, aber nicht darüber, was gut oder böse ist vor Gott." Nicht die Tötung der Ungeborenen ist der Ausweg aus der sozialen Not, sondern die Bekämpfung dieser Not. Darum haben die Kirchen, voran die Kirche von Berlin-Brandenburg mit ihrer Erklärung vom 5. 10. 1947 sich an alle jungen Mütter in Berlin-Brandenburg gewandt und sich bereiterklärt, „jedes neugeborene Kind, für das die Eltern aus Gründen äußerer Not nicht glauben sorgen zu können, zu sich zu nehmen. Sie wird ein solches Kind liebevoll pflegen und es gewissenhaft aufziehen. Sie wird es aber auch der Mutter zurückgeben, wenn sie glaubt, nunmehr selbst für das Kind sorgen zu können." Die Westfälische Kirche erklärte, sie werde „Neugeborene, die bei dem Gesundheitszustand der Mutter und bei den sozialen Verhältnissen, in die sie hineingeboren sind, nach menschlicher Voraussicht sterben müßten, in die Heime ihrer Inneren Mission aufnehmen und erziehen." Im Anschluß an diese beiden Erklärungen begann der Zentralausschuß für Innere Mission eine große Aktion durch den Aufruf zur *Mütterhilfe* vom November 1947. Gleichzeitig wurde in Eingaben an die Regierung Verstärkung und Ausbau des *Mütterschutzes* gefordert. Es ist bezeichnend, daß auf diese Aktionen hin nicht eine Flut von Aufnahmeanträgen eingegangen ist. Eine stärkere Widerlegung der Verfechter der sozialen Indikation ist undenkbar. Wohl aber gingen zahlreiche Anträge ein, in denen es sich um die Aufnahme *unehelicher Kinder* handelte, deren Geburt die Mütter als Schande empfanden. Auch diese Anträge konnten nicht erfüllt werden. Mit diesem Schritt der Kirchen, der zunächst als ein großes Wagnis erschien, ist praktisch die Forderung nach der sozialen Indikation erstickt worden. Im Grunde ist sie auch nicht ein Problem der „armen Leute". In diesen Kreisen wird die Abtreibung, wie jeder Arzt bezeugt, viel weniger geübt als in bestimmten bürgerlichen oder bäuerlichen Kreisen. Nicht aus Not, sondern aus offen ausgesprochenen Gründen der *wirtschaftlichen Bequemlichkeit* wird hier „Geburtenregelung" mit Hilfe der Schwangerschaftsunterbrechung betrieben! Um so größer aber bleibt die Aufgabe der Kirche, unablässig mahnend Obrigkeit und Gesellschaft daran zu erinnern, daß sie nicht müde werden darf, die wirtschaftlich Schwachen so in das Leben des Volkes einzuordnen, daß sie der Geburt ihrer Kinder mit Freuden und nicht mit Sorge entgegensehen können.

IV. *Eugenische Indikation.* Um „erbkranken" Nachwuchs zu verhindern, gab das Dritte Reich die Möglichkeit der Schwangerschaftsunterbrechung bei vorliegender *erblicher Belastung* eines Elternteils. Wer das fordert, glaubt, er könne an Gottes Stelle und wie Gott selbst richten und entscheiden. Aber Wert oder Unwert des Menschenlebens können nicht von Menschen gemessen werden. Sie können auch nicht bestimmt werden nach der Ausstattung mit Verstand oder körperlicher Gesundheit und Schönheit. Über den *Wert eines Menschen* entscheiden seine sittlichen Eigenschaften.

* Kirchliches Amtsblatt Nr. 12 vom 15. Oktober 1947.

Sie sind nicht vorher zu berechnen. Wer das schwankende Urteil der Weltgeschichte über die „Großen“ der Menschheit sich vor Augen hält, der wird vorsichtig. Wer gar die Schnelligkeit ins Auge faßt, mit der im Laufe der letzten zehn Jahre die Urteile sich wandelten, dürfte das letzte Zutrauen dazu verloren haben, daß Menschen in der Lage sind, den Wert eines Menschen zutreffend zu messen. Gerade die Kirche aber weiß aus ihrer Geschichte von manchem Menschenleben, das vor Menschen unwert erschien, von dem Ströme des Segens ausgegangen sind für alle, die mit diesem Leben in Berührung kamen. Jes. 53 beendet für den Christen ein und für allemal die Versuchung, die eugenische Indikation überhaupt in den Bereich seiner Erwägungen zu ziehen! Aber auch hier bedeutet die Tatsache, daß Verwerfliches gefordert wird, die Offenlegung einer Not, der wir uns stellen müssen. Der mit 1. Mose 1,28 geschenkte Segen „Seid fruchtbar und mehret euch und füllet die Erde und machet sie euch untertan“ gibt dem Menschen die Möglichkeit, im Zeugungsakt mitwirkend zu werden bei Gottes schöpferischem Tun. Das fordert von uns, daß wir nach Einsicht und Erfahrung handeln und uns der Frage stellen, ob aus der Vereinigung zwischen Mann und Frau gesunde oder kranke Kinder zu erwarten sind. Die Eugenik als die Sorge um gesunden Nachwuchs ist darum ein rechtes Anliegen nicht nur des einzelnen, sondern auch des Gesetzgebers. Mit Recht sind darum im Laufe der Generationen die Verbindungen zwischen den *nächsten Blutsverwandten* verboten worden. Solange unsere Gesellschaft gesund war, wurden auch bestimmte Krankheiten eines der beiden Partner als solche Schranke empfunden. In vergangenen Zeiten bis in unser Jahrhundert hinein hat es ein deutliches allgemeines Bewußtsein gegeben, daß Menschen, die an bestimmten Krankheiten leiden oder auch nur die Disposition dazu in sich tragen, auf die Ehe verzichten müssen. Wo das im Gehorsam geschah, empfing das Leben einen neuen und vertieften Inhalt; vor allem bei Frauen, die diesen Verzicht geübt haben, sind daraus Lebensleistungen von hohem Rang erwachsen. Der Staat darf seine Aufgabe nicht darin sehen, in einem von ihm zu bestimmenden Sinn Ehen zur Erzielung einer bestimmten Art von Nachwuchs herbeizuführen. Aber er hat von Römer 13 und 1. Petrus 2, 13—14 aus die Aufgabe, seine innere Ordnung dahin zu gestalten, daß Ehen, die kranken Nachwuchs erwarten lassen, durch das sittliche *Bewußtsein* des Volkes verhindert werden. Der Gesetzgeber kann nur behutsam ordnen. Die Kirchen in ihrer *Eheberatung* haben eine große Aufgabe auf diesem Gebiet. Wo aber eine falsche Verbindung zwischen zwei Menschen geschehen *ist,* hat kein Mensch mehr das Recht, die aus solcher Verbindung erwachsenen Kinder zu töten; denn das so entstehende Menschenleben ist der selbstherrlichen Verfügungsgewalt des Menschen entzogen. Was Gott aus solchem Leben macht, ob es ein Leben zu seiner Ehre oder zu seiner Unehre wird, ist menschlicher Vorhersage nicht zugänglich.

V. *Die Vergewaltigungs-Indikation* wird fälschlich auch „ethische Indikation“ genannt. Mit diesem Ausdruck wird versucht, ein „Ja“ zu erschleichen. Die Frage der Vergewaltigungs- oder Notzuchtsindikation hat in den furchbaren Monaten nach der Besetzung unseres Landes — nicht nur in der Ostzone! — Frauen und Mädchen samt ihren Angehörigen oft in entsetzliche Not gebracht. Niemand darf hier vom sicheren Port aus richten. Ob ein aus Vergewaltigung empfangenes Kind gute oder schlechte Eigenschaften hat, ist nicht vorauszusagen. Auch die statistische Erfahrung gibt hier keinen sicheren Anhalt. Es ist erwiesen, daß Mütter, die ein so empfangenes Kind zum Leben brachten, in diesem Kinde gesegnet wurden. Wenn Frauen von sich bekennen, daß die Tatsache der Empfängnis darin begründet gewesen sei, daß sie nach dem Zerbrechen des letzten physischen Widerstandes den seelischen Widerstand nicht bis zum äußersten haben durchhalten können, so offenbaren sich hier Tiefen des Frauenwesens, die der Mann nur ahnen, nicht erfassen, jedenfalls nicht mehr richten kann. Es ist weiter eine Erfahrung, daß viele Frauen, die ihren Zustand zu spät erkannten und darum keinen Arzt mehr fanden, der sie behandelte, bis an die Grenzen des

Wahnsinns getrieben wurden, aber nach der Geburt in dem Kinde und der besonderen Verantwortung, die ihnen für dieses Kind auferlegt wurde, tiefe Beglückung erfuhren. Es gibt auch Väter und Familien, die das Kind, das so in ihren Kreis hineingezwungen wurde, als aus Gottes Hand gegeben aufgenommen haben und deren Leben dadurch reicher geworden ist. Wenn die Kirche nach ihrer Stellungnahme zur Vergewaltigungs-indikation gefragt wird, so kann sie nicht anders als erklären, daß sie einer gesetzlichen Möglichkeit zur Schwangerschaftsunterbrechung aus Vergewaltigungs-Indikation nicht zustimmen kann. Der Richter dagegen, der über eine Mutter zu urteilen hat, wird daran denken, daß neben der Milde, die das Gesetz bereits kennt, auch noch die Möglichkeit der Gnade gegeben ist. Der Gesetzgeber aber steht vor der Tatsache, daß er über einen Tatbestand bestimmen soll, dessen objektive Feststellung nahezu unmöglich ist. Nachdenkliche Ärzte und Richter, wie Sozialpolitiker lehnen auch darum die Freigabe der Vergewaltigungs-Indikation ab, weil sie mit Recht fürchten, daß sie damit einen *Freibrief für das „Vergewaltigtwerden“* ausstellen, das schlechthin verhülltes „Sichausleben“ ist. Wo an einem so empfangenen Kinde eine Ehe oder eine Familie zu zerbrechen droht, sind der soziale Gesetzgeber, vor allem aber die kirchliche und freie Wohlfahrtspflege in die Verantwortung gerufen.“

Damit glauben wir, wesentliche kirchliche Überlegungen vermittelt zu haben. Die Diskussion unter den protestantischen Theologen geht weiter, oft widerspruchsvoll und nicht ohne gegenseitige Angriffe. Wer sich eingehender mit diesen Fragen beschäftigen möchte, sei auf folgende Veröffentlichungen aufmerksam gemacht.

Literaturverzeichnis

Giesen, W.: Diskussionsbeitrag zum Problem: Schwangerschaftsunterbrechung als „Grenzfall in der medizinischen Ethik“ aus der Sicht des Gynäkologen.

Hase, Chr. v.: Diskussionsbeitrag zu dem Aufsatz von K. Janssen.

Janssen, K.: Die Unterbrechung der aufgezwungenen Schwangerschaft als theologisches und rechtliches Problem. Z. Evangelische Ethik 22, 65 (1960).

Muckermann, H.: Die Familie. Amtsblatt der Ev. Kirche von Westfalen, 15. 10. 1946, Nr. 12; Die Kirche. Ev. Wochenztg. 2. Jahrg. Nr. 45. Amtsblatt für die Ev.-luth. Kirche in Bayern, Jahrg. 1, Nr. 34.

Oyen, H. van: Grenzfälle in der medizinischen Ethik. Z. Evangelische Ethik 4, 193 (1960).

Stratenwerth, G.: Kritische Bemerkungen zu dem Beitrag von H. van Oyen über „Grenzfälle in der medizinischen Ethik“. Z. Evangelische Ethik 4, 244 (1960).

XX. Rechtliche Grundlagen der Schwangerschaftsunterbrechung

Deutsche Bundesrepublik

J. W. Bösche

Im deutschen Recht ist durch § 218 StGB die Unterbrechung der Schwangerschaft grundsätzlich als Abtreibung strafbar. Die Verbotsvorschrift lautet:

„§ 218

(1) Eine Frau, die ihre Leibesfrucht abtötet oder die Abtötung durch einen anderen zuläßt, wird mit Gefängnis, in besonders schweren Fällen mit Zuchthaus bestraft.

(2) Der Versuch ist strafbar.

(3) Wer sonst die Leibesfrucht einer Schwangeren abtötet, wird mit Zuchthaus, in minder schweren Fällen mit Gefängnis bestraft.

(4) Wer einer Schwangeren ein Mittel oder einen Gegenstand zur Abtreibung der Leibesfrucht verschafft, wird mit Gefängnis, in besonders schweren Fällen mit Zuchthaus bestraft."

Durch diese Vorschrift ist im positiven Recht die Abtötung der Leibesfrucht sowohl für die Schwangere als auch für jeden anderen, der die Tat an einer Schwangeren begeht, verboten. Dieses grundsätzliche Verbot ist durch die Rechtsprechung in Anwendung der Grundsätze über einen sogenannten übergesetzlichen Notstand aufgelockert worden. Eine Tat, welche den Tatbestand eines Strafgesetzes nach dem beschriebenen Sachverhalt erfüllt, jedoch bei Vorliegen übergesetzlichen Notstandes begangen worden ist, entbehrt der Rechtswidrigkeit und bleibt straffrei. Die Rechtslehre hat bei der Statuierung eines übergesetzlichen Notstandes vier mögliche Indikationen in die Erörterung gebracht. Es sind dies die medizinische Indikation, die eugenische Indikation, die ethische Indikation und die soziale Indikation.

Die medizinische Indikation hat in dem Reichsgesetz zur Verhütung erbkranken Nachwuchses vom 14. 7. 1933 und den dazugehörigen Durchführungsverordnungen eine Kodifizierung im positiven Recht erfahren. Damit wurde der bisher von der Rechtsprechung allein als übergesetzlicher Notstand behandelte Zustand der Schwangeren zum gesetzlichen Rechtfertigungsgrund. Nach § 14 dieses Gesetzes ist die Unterbrechung der Schwangerschaft nur dann zulässig, wenn ein Arzt sie nach den Regeln der ärztlichen Kunst zur Abwendung einer ernsten Gefahr für das Leben oder die Gesundheit desjenigen, an dem er sie vornimmt, und mit dessen Einwilligung vollzieht. Nach den Durchführungsverordnungen zu diesem Gesetz ist die notwendige Einwilligung grundsätzlich von demjenigen zu erklären, an dem der Eingriff vorgenommen werden soll. Ohne diese Einwilligung ist der Eingriff nur zulässig, wenn er wegen unmittelbarer Gefahr für Leben oder Gesundheit nicht aufgeschoben werden kann. Im übrigen darf die Schwangerschaftsunterbrechung erst dann vorgenommen werden, wenn eine Gutachterstelle den Eingriff für erforderlich erklärt hat, es sei denn, daß auch hier wegen unmittelbarer Gefahr für Leben oder Gesundheit der Eingriff nicht aufgeschoben werden kann. Dieses Gesetz und die zu seiner Durchführung erlassenen Verordnungen haben nach Kriegsende in den verschiedenen deutschen Bundesländern ein unterschiedliches rechtliches Schicksal erfahren. So ist z. B. in Bayern und in Hessen das Gesetz ausdrücklich beseitigt worden, in Baden-Württemberg ist § 14 dieses Gesetzes mit der oben beschriebenen Regelung ausdrücklich aufrechterhalten worden. Die Rechtsprechung hat unabhängig davon, ob das Gesetz in den einzelnen Bundesländern formell noch als gültig angesehen wird oder nicht, die Straffreiheit bei der Unterbrechung der Schwangerschaft an die vor Inkraftsetzung des Gesetzes ergangene Rechtsprechung angeknüpft und damit den Begriff des übergesetzlichen Notstandes bei Vorliegen der medizinischen Indikation zur Grundlage genommen. Dabei werden die in dem wiedergegebenen § 14 beschriebenen Voraussetzungen als Mindestvoraussetzungen für das Vorliegen eines übergesetzlichen Notstandes angesehen (BGHSt 1, 329; 2, 111, 242, 381; 3, 7). Die höchstrichterliche Rechtsprechung hat jedoch neben diesen Mindesterfordernissen, nämlich der Abwehr einer ernsten Gefahr für Leben oder Gesundheit der Mutter, für die Vornahme des Eingriffs nach den Regeln der ärztlichen Kunst wesentliche Voraussetzungen aufgestellt. So verlangt der Bundesgerichtshof grundsätzlich, daß die Frucht und die Nachgeburt durch eine tunlichst kurze operative Behandlung in einer Krankenanstalt beseitigt werden. Nur dann bestehe die Gewähr, daß der zur Rettung von Leben oder Gesundheit der Mutter unvermeidliche, in jedem Falle aber schwerwiegende Eingriff in ihren Körper so geschieht, daß die auch dann noch vorhandene Gefährdung der Mutter auf ein für die ärztliche Kunst erreichbares Mindestmaß beschränkt wird. Nur eine unter solchen Sicherungen durchgeführte Schwangerschaftsunterbrechung könne als eine der Rettung von Leben oder Gesundheit dienliche und darum erlaubte Handlung angesehen werden. Eine kunstgerechte Schwangerschaftsunterbrechung sei nicht schon dann ausgeführt, wenn die Frucht selbst, sei es auch durch einen einwandfreien operativen Eingriff, getötet ist, sondern erst dann, wenn die Behandlung der Schwangeren auch nach Entfernung der Frucht kunstgerecht fortgesetzt und beendet werde. In der Regel wird vom Bundesgerichtshof selbst bei medizinisch indizierter Schwangerschaftsunterbrechung der Eingriff dennoch als strafbare Abtreibung angesehen, wenn er nicht in einer Krankenanstalt durchgeführt wird. Nur eine unmittelbar drohende Gefahr kann nach der Betrachtung des Bundesgerichtshofs die unverzügliche Entfernung der Frucht in den Praxisräumen des Arztes, also außerhalb des Krankenhauses, rechtfertigen. Die höchstrichterliche Rechtsprechung hat die Straflosigkeit des Eingriffs auch dann bejaht, wenn der Arzt infolge eines tatsächlichen Irrtums eine Sachlage angenommen hat, die, wenn sie vorhanden gewesen wäre, einen anerkannten Rechtfertigungsgrund gebildet haben würde. Dies gilt selbst dann, wenn der Irrtum verschuldet ist. Beruht allerdings dieser Irrtum auf einer nicht pflichtgemäßen Prüfung der Tatumstände, so kann auch bedingter Vorsatz in Frage kommen und in einem gegebenen Falle trotz des Irrtums eine vorsätzliche Abtreibung strafbar bleiben. Ein Arzt, der es mit der pflichtgemäßen Prüfung der Tatumstände nicht ernst nimmt und etwa die Diagnose für die Notwendigkeit der Schwangerschaftsunterbrechung leichtfertig stellt, macht sich strafbar. Die ernste Gefahr für das Leben der Mutter kann auch darin bestehen, daß ohne die Schwangerschaftsunterbrechung die naheliegende Gefahr besteht, daß sich die Mutter selbst das Leben nimmt. Soll jedoch die Abtötung der Leibesfrucht unter dem Gesichtspunkt der Güter- und Pflichtenabwägung gerechtfertigt sein, so muß sie das einzige Mittel sein, um das bedrohte Leben der Mutter zu erhalten. Je weniger die Zurechnungsfähigkeit dessen, der sich mit Selbstmordgedanken trägt, durch eine geistige Störung beeinträchtigt ist, um so mehr werden Zweifel an der Ernsthaftigkeit des Entschlusses begründet sein und um so eher wird zu erwarten sein, daß schon verständige Gegenvorstellungen oder andere Maßnahmen die Gefahr bannen. Eine Schwangere, die ihre Leibesfrucht nicht ohne ernste Gefährdung ihrer Gesundheit oder ihres Lebens austragen kann, macht sich der Abtreibung schuldig, wenn sie ihre Schwangerschaft nicht durch einen Arzt, sondern durch eine Abtreiberin unterbrechen läßt.

In denjenigen deutschen Bundesländern, in denen das Gesetz zur Verhütung erbkranken Nachwuchses insoweit noch weitergilt, sind die Gutachterstellen, welche über das Vorliegen der medizinisch indizierten Schwangerschaftsunterbrechung zu entscheiden haben, entweder bei Behörden des öffentlichen Gesundheitsdienstes oder bei den Ärztekammern, welche Körperschaften des öffentlichen Rechts sind, eingerichtet.

Die eugenische Indikation, welche in dem Gesetz zur Verhütung erbkranken Nachwuchses in erster Linie geregelt war, ist in keinem Bundesland mehr anerkannt, da diese Teile des Gesetzes zur Verhütung erbkranken Nachwuchses in allen Bundesländern aufgehoben worden sind. Eine Schwangerschaftsunterbrechung aus eugenischer Indikation ist unter keinen Umständen gerechtfertigt und bleibt strafbare Abtreibung.

Die ethische Indikation, also insbesondere die Frage der zulässigen Schwangerschaftsunterbrechung nach einem Notzuchtsverbrechen, auf welches die Schwangerschaft zurückzuführen ist, ist rechtlich umstritten. Sie wird teilweise der medizinischen Indikation zugerechnet, wenn durch die verbrecherische Aufzwingung der Schwangerschaft der körperliche oder seelische Zustand der Schwangeren so beschaffen ist, daß die Voraussetzungen, welche oben für das Vorliegen der medizinischen Indikation beschrieben worden sind, erfüllt sind.

Die soziale Indikation als die Strafbarkeit ausschließender übergesetzlicher Notstand ist ernsthaft bisher weder in der Rechtsprechung noch in der Literatur vertreten worden.

Die so dargestellte Situation im geltenden Recht wird sich nach den Vorstellungen der Bundesregierung, welche den Entwurf eines neuen Strafgesetzbuches verabschiedet und den parlamentarischen Gremien — Bundesrat und Bundestag — vorgelegt hat, verändern. So verbleibt es zwar in § 140 des Entwurfs bei der grundsätzlichen Strafbarkeit der Abtreibung. Die ärztliche Unterbrechung der Schwangerschaft wegen Gefährdung der Schwangeren braucht jedoch in Zukunft nicht auf dem Umweg über den übergesetzlichen Notstand der Straflosigkeit zugeführt zu werden, sondern wird durch § 157 des Entwurfs als besonderer Tatbestand geregelt und aus der Tatbestandsmäßigkeit der Abtreibung herausgenommen. § 157 dieses Entwurfs lautet:

„§ 157

Ärztliche Unterbrechung der Schwangerschaft wegen Gefährdung der Schwangeren.

(1) Die Abtötung einer Leibesfrucht durch einen Arzt ist nicht nach § 140 strafbar, wenn nach den Erkenntnissen und Erfahrungen der Heilkunde nur durch eine Abtötung die Gefahr des Todes oder einer unzumutbaren schweren Schädigung an Körper oder Gesundheit (§ 147, Abs. 2) von der Frau abgewendet werden kann.

(2) Die Tötung eines in der Geburt befindlichen Kindes ist nicht nach § 134 strafbar, wenn ein Arzt sie unter den Voraussetzungen des Absatzes 1 vornimmt."

Bei irrtümlicher Annahme der Voraussetzungen von § 157 durch einen Arzt ist in § 158 des Entwurfs folgende Regelung vorgesehen:

„§ 158

Ärztlich unbegründete Unterbrechung der Schwangerschaft.

(1) Nimmt ein Arzt die Abtötung einer Leibesfrucht oder die Tötung eines in der Geburt befindlichen Kindes in der irrigen Annahme vor, daß die Voraussetzungen des § 157 vorliegen, und ist ihm der Irrtum vorzuwerfen, so wird er mit Gefängnis bis zu drei Jahren oder mit Strafhaft bestraft.

(2) Der Versuch ist strafbar."

Die Unterbrechung der Schwangerschaft nach den Regeln der ärztlichen Kunst, jedoch ohne Einwilligung der Frau oder ohne Bestätigung der ärztlichen Gutachterstelle, daß die Voraussetzungen der medizinischen Indikation vorlagen, beabsichtigt der Entwurf nicht als Abtreibung, sondern in einem besonderen Tatbestand nach § 159 wegen eigenmächtiger Unterbrechung der Schwangerschaft der Bestrafung zuzuführen. Die ursprünglich in dem Entwurf auch enthaltene Regelung der Schwangerschaftsunterbrechung aus ethischer Indikation ist nach dem gegenwärtigen Stand der Beratung wieder entfallen. Die Vorschrift sollte wie folgt lauten:

„§ ●

Unterbrechung einer aufgezwungenen Schwangerschaft.

(1) Die Abtötung einer Leibesfrucht durch einen Arzt ist nicht nach § ● strafbar, wenn

1. das Gericht festgestellt hat, daß jemand, wenn auch ohne Schuld, an der Frau
   a) eine Notzucht (§ ●),
   b) eine schwere Schändung (§ ●), während sie geisteskrank, willenlos, bewußtlos oder zum Widerstand körperlich unfähig war, oder
   c) eine künstliche Übertragung von Samen eines anderen als des Ehemannes (§ ●) ohne ihre Einwilligung

begangen hat und dringende Gründe für die Annahme sprechen, daß die Schwangerschaft auf der Tat beruht,

2. die Schwangere in den Eingriff einwilligt und
3. seit dem Ende des Monats, in den der Beginn der Schwangerschaft fällt, nicht mehr als zwanzig Wochen verstrichen sind.

(2) Die Feststellung nach Absatz 1, Nr. 1 ist nur zulässig, wenn die Schwangere oder ihr gesetzlicher Vertreter sie binnen sechs Wochen nach dem Zeitpunkt beantragt, in dem der Antragsberechtigte von der Tat Kenntnis erlangt hat."

Inwieweit im weiteren Verlauf der parlamentarischen Beratung des Entwurfs eines neuen Strafgesetzbuches die Anträge auf Wiederaufnahme dieser Vorschrift in das neue Strafrecht sich durchzusetzen vermögen, bleibt abzuwarten. Diese Anträge dürften weitere erhebliche, im wesentlichen auf weltanschaulicher Grundlage geführte Debatten auslösen.

Österreich

(Nach einer Mitteilung des Bundesministeriums für soziale Verwaltung)

Nach § 144 des österreichischen Strafgesetzes macht sich eine Frauensperson, welche absichtlich was immer für eine Handlung unternimmt, wodurch die Abtreibung ihrer Leibesfrucht versucht, oder ihre Entbindung auf solche Art, daß das Kind tot zur Welt kommt, bewirkt wird, eines Verbrechens schuldig. Ist die Abtreibung versucht, aber nicht erfolgt, so soll die Strafe auf Kerker zwischen 6 Monaten und einem Jahr ausgemessen, die zustande gebrachte Abtreibung mit schwerem Kerker zwischen einem und fünf Jahren bestraft werden (§ 145 des Strafgesetzes 1945).

Mitschuldiger dieses Verbrechens ist, wer die Schwangere zur Abtreibung ihrer Leibesfrucht verleitet oder ihr dazu Hilfe leistet, mag es auch nur beim Versuche der Mitwirkung geblieben sein. Der Mitschuldige ist mit schwerem Kerker zwischen einem und fünf Jahren, wenn er aber gewerbsmäßig zur Abtreibung mitwirkt, zwischen fünf und zehn Jahren zu bestrafen (§ 146 StG.).

Nach der Rechtsprechung liegt Gewerbsmäßigkeit vor, wenn der Täter auch nur eine Handlung, jedoch in der Absicht setzt, durch wiederholte Begehung einer solchen Tat sich einen wiederkehrenden Erwerb, eine ständige oder doch längere Zeit wirksame Einkommensquelle zu verschaffen. Mit dem Begriff der Gewerbsmäßigkeit ist es demnach vereinbar, daß die einzelnen Handlungen ohne Entgelt begangen werden, wenn nur der Täter sein „Gewerbe" fördern will.

Des Verbrechens der Abtreibung einer fremden Leibesfrucht macht sich auch derjenige schuldig, der in was immer für einer Absicht, wider Wissen und Willen der Mutter die Abtreibung ihrer Leibesfrucht bewirkt oder zu bewirken versucht (§ 147 des Strafgesetzes 1945). Dieses Verbrechen soll mit schwerem Kerker zwischen einem und fünf Jahren, wenn zugleich der Mutter durch das Verbrechen Gefahr an Leben oder Nachteile an der Gesundheit zugezogen worden ist, zwischen fünf und zehn Jahren bestraft werden.

Was die Zulässigkeit der Unterbrechung der Schwangerschaft anlangt, kann diese nur aus der Strafrechtslehre beurteilt werden.

Besondere Rechtsvorschriften darüber, wann und unter welchen Voraussetzungen eine Schwangerschaftsunterbrechung erfolgen darf bzw. Rechtsvorschriften, die eine Pflicht zur Anzeige derartiger Unterbrechungen an die Behörde vorsehen, bestehen derzeit in Österreich nicht.

Zur Erfüllung eines Tatbestandes ist die Tatbestandsmäßigkeit, Rechtswidrigkeit und Schuld erforderlich. Die Rechtswidrigkeit wird nicht allein aus dem gesatzten Recht, sondern vielfach auch nach dem Gewohnheitsrecht beurteilt.

Die Unterbrechung der Schwangerschaft ist nicht rechtswidrig, wenn sie erfolgt, um eine gegenwärtige, nicht anders abwendbare Lebensgefahr oder dauernden schweren gesundheitlichen Schaden von der Schwangeren abzuwenden.

Auch von Nichtärzten kann demnach dieses Notrecht ausgeübt werden, diese sind aber nur dann nicht strafbar, wenn eine unmittelbare Lebensgefahr vorliegt, und ärztliche Hilfe nicht rechtzeitig erlangt werden kann. Andernfalls würde der Tatbestand nach § 343 des Strafgesetzes (Kurpfuscherei) erfüllt.

Ein Recht auf Unterbrechung der Schwangerschaft ohne den Willen der Mutter besteht nicht. Sind jedoch die Voraussetzungen des Notrechtes gegeben, fällt dem Täter nicht Abtreibung, sondern lediglich das Vergehen nach § 499 b des Strafgesetzes (eigenmächtige Heilbehandlung) zur Last. Der Täter bliebe aber auch für dieses Vergehen straffrei, wenn er die Einwilligung der Schwangeren nicht einholen konnte, ohne durch den Aufschub des Eingriffes ihr Leben oder ihre Gesundheit ernstlich zu gefährden.

Außer medizinisch gerechtfertigten Gründen bzw. außer den oben angeführten Rechtfertigungsgründen gibt es keine Gründe, die eine Unterbrechung der Schwangerschaft rechtfertigen.

In Österreich bestehen keine Vorschriften darüber, die eine Vornahme der Unterbrechung der Schwangerschaft an eine kommissionelle Begutachtung des einzelnen Falles binden. Es hat daher im Einzelfall der den Eingriff durchführende Arzt die volle Verantwortung für sein Handeln zu tragen und gegebenenfalls das Fehlen der Rechtswidrigkeit seines Handelns zu beweisen. Was die Frage der Unterbindung, gemeint ist offenbar die Verhinderung der Schwangerschaft, anlangt, darf auf die Verordnung des Bundesministeriums für soziale Verwaltung vom 26. 6. 1953, BGBl. Nr. 120, womit gesundheitsschädliche Schwangerschaftsverhütungsmittel verboten werden, hingewiesen werden. Demnach ist die Herstellung, die Ein- und Ausfuhr, der Vertrieb der nachstehend bezeichneten gesundheitsschädlichen Schwangerschaftsverhütungsmittel verboten:

1. Mutterrohre (für sich allein oder in Verbindung mit Spritzen, Irrigatoren usw.), sofern sie nicht einen Durchmesser von mindestens 10 mm besitzen und mit einem abgerundeten oder olivenartig erweiterten Mundstück mit mindestens sechs Öffnungen versehen sind;

2. Intrauterinpessare jeder Art, auch Steriletts und Silkwormpessare.

Übertretungen dieser Verordnung sind nach den Bestimmungen des Gesundheitsschutzgesetzes, sofern diese Übertretungen nach anderen Gesetzen nicht einer strengeren Strafe unterliegen, von der Bezirksverwaltungsbehörde als Verwaltungsübertretung mit Geld bis zu 3000,— S oder mit Arrest bis zwei Monate zu bestrafen. Die dem Gegenstand der strafbaren Handlung bildenden Mittel und Umstände unterliegen dem Verfall.

Was die Frage der Unterbindung der Schwangerschaft durch medizinische Eingriffe unter den gleichen Gesichtspunkten, unter denen eine zur Abtreibung führende Handlung gerechtfertigt erscheint, als zulässig angesehen werden.

Schweiz

H. Egli

Erster Teil

Das Recht als *Spiegelbild* der politischen und wirtschaftlichen Verhältnisse sowie der religiösen und sittlichen Anschauungen eines Volkes ist Wandlungen unterworfen; das gilt vor allem für das Strafrecht. Als zum Problemkreis der *Abtreibung* gehörend, ist die Rechtsfrage nach der *erlaubten Unterbrechung der Schwangerschaft* eine solche des Strafrechts.

Zutreffend stellt Diem („Die straflose Unterbrechung der Schwangerschaft und ihre Ausgestaltung in der schweizerischen Praxis“, Zürcher Diss. 1952) fest: „Gleiche Handlungen werden zu verschiedenen Zeiten ungleich beurteilt; was in einer bestimmten Volksgemeinschaft als furchtbares Verbrechen angesehen wird, bleibt anderswo ungeahndet oder wird gar als korrektes Verhalten anerkannt. Diese Unbeständigkeit in der strafrechtlichen Bewertung menschlichen Tuns zeigt sich aber besonders ausgeprägt bei den Sittlichkeitsdelikten und der Abtreibung."

Wie eng Weltanschauung, Sitte und Religion einerseits und Strafrecht andererseits miteinander verbunden sind, zeigt die *Strafrechtsvereinheitlichung* in unserer Referendumsdemokratie. Obschon der einzelne Bürger mit den Bestimmungen des Strafrechts kaum in Berührung kommt, da ja das Zivilrecht die täglichen Beziehungen zwischen den Individuen regelt, ereiferte sich unser Volk für oder gegen die Rechtsvereinheitlichung bei der Schaffung des Schweizerischen Zivilgesetzbuches viel weniger, als dies bei der *Einführung des Schweizerischen Strafgesetzbuches* (StGB) der Fall war.

Die Befugnis zur Gesetzgebung im Gebiete des Strafrechts wurde dem Bund durch den Artikel 64bis der Bundesverfassung erteilt, der in der Volksabstimmung vom 30. Juni 1898 mit 266 610 Ja gegen 101 780 Nein sowie mit 15 ganzen und 3 halben gegen 4 ganze und 3 halbe Standesstimmen angenommen wurde. Mit Botschaft vom 23. Juli 1918 legte der Bundesrat der Bundesversammlung den Entwurf eines Schweizerischen Strafgesetzbuches vor. Die Behandlung der Vorlage begann im Nationalrat im März 1928 und im Ständerat im März 1931.

Neben der Frage der Einführung der Todesstrafe gehörte der Artikel über die *straflose Unterbrechung der Schwangerschaft* während der Gesetzesberatung zu den umstrittensten und meist diskutierten Problemen. Vorauszuschicken ist, daß die verschiedenen Eingaben der Schweizerischen Gynäkologischen Gesellschaft und der Verbindung der Schweizer Ärzte an die parlamentarischen Kommissionen und an die eidgenössischen Räte deren Verhandlungen über die erlaubte Schwangerschaftsunterbrechung wesentlich beeinflußt haben.

Wie unterschiedlich die Auffassungen waren — und es wahrscheinlich heute noch sind —, ergibt sich aus den verschiedenen, von der vorbereitenden nationalrätlichen Kommission formulierten und aus den im Rat gestellten Anträgen.

Die einschlägige Bestimmung im bundesrätlichen Entwurf vom 23. Juli 1918 (Artikel 107) lautete:

„Wird die Abtreibung mit dem Willen der Schwangeren von einem patentierten Arzt vorgenommen, so bleibt sie straflos, wenn sie erfolgt, um eine nicht anders abwendbare Lebensgefahr oder Gefahr dauernden schweren Schadens an der Gesundheit der Schwangeren abzuwenden."

Die vorberatende nationalrätliche Kommission faßte 1925 folgenden Beschluß zu Artikel 107 (sogenannter Zermatterbeschluß):

„Die mit dem Willen der Schwangeren von einem patentierten Arzt vorgenommene Abtreibung bleibt straflos:

wenn sie erfolgt, um eine nicht anders abwendbare Lebensgefahr oder Gefahr dauernden schweren Schadens an der Gesundheit von der Schwangeren abzuwenden;

wenn die Schwängerung aus Notzucht, Blutschande oder Ausübung des Beischlafes mit einem Mädchen von unter 16 Jahren oder mit einer blödsinnigen, geisteskranken oder bewußtlosen Person herrührt oder wenn der Schwängerer oder die Geschwängerte geisteskrank ist.

Ist die Schwangere nicht urteilsfähig, so ist die Zustimmung ihres gesetzlichen Vertreters zur Abtreibung erforderlich. Der Arzt, der die Abtreibung vornimmt, ist verpflichtet, vorgängig die zuständige Behörde zu benachrichtigen. (Unter den Übertretungen ist eine Vorschrift gegen die Unterlassung der Benachrichtigung aufzunehmen.)"

In einer gemeinsamen Eingabe vom 15. Juni 1927 nahmen die *Schweizerische Gynäkologische Gesellschaft* und die *Verbindung der Schweizer Ärzte* zum ganzen Problem einläßlich Stellung. Die Zusammenfassung dieser Eingabe lautet:

„1. Die gesundheitlichen, moralischen und sozialen Gefahren einer gänzlichen oder teilweisen Freigabe der Schwangerschaftsunterbrechung für die Frauenwelt rechtfertigen eine Einschränkung derselben auf strikte ärztliche Indikation, etwa in folgender Fassung:

„Die vom Inhaber eines eidgenössischen Arztdiploms nach den anerkannten Grundsätzen der medizinischen Wissenschaft und nach den geltenden Regeln der ärztlichen Kunst zur Abwendung einer erheblichen Gefahr für Leben und Gesundheit der Schwangeren vorgenommene vorzeitige Schwangerschaftsunterbrechung ist straflos, wenn sie mit der schriftlichen Einwilligung der Schwangeren beziehungsweise ihres gesetzlichen Vertreters geschieht."

2. Die juristischen Indikationen im Sinne von Artikel 107 Absatz 3 des Zermatter Entwurfes (Notzucht, Blutschande oder Schändung — Bewußtlose — Minderjährige) wären nur insofern haltbar, als dafür einwandfreie gerichtliche Feststellungen bestehen, da der Arzt nicht in der Lage ist, über den Tatbestand solcher Verbrechen selber zu entscheiden.

Da sich aber gewisse hierher gehörende Fälle, bei denen eine psychische Schädigung der Geschwängerten droht, unter die medizinischen Indikationen einreihen lassen, dürfte es sich empfehlen, von der Aufstellung einer reinen juristischen Indikation ganz abzusehen.

3. Die Anerkennung der eugenischen Indikationen, wie sie sich im letzten Passus des Absatzes 3 formuliert finden (Geisteskrankheiten), kann ärztlicherseits so lange nicht geschehen, als der Arzt dafür keine sicheren Grundlagen in Gestalt von unzweideutigen Vererbungsgesetzen besitzt. Auch hier wird übrigens ein Teil der Fälle medizinischen Indikationen unterstehen.

4. Die in Artikel 107 (Zermatter Fassung) ausgesprochene Anzeigepflicht wird, entgegen der Absicht des Gesetzgebers, die künstliche Schwangerschaftsunterbrechung einzuschränken, aus den erwähnten Gründen die Schwangere in vermehrtem Maße der verbrecherischen Abtreibung ausliefern.

Eine schärfere Kontrolle des Arztes würde unseres Erachtens garantiert durch nachstehenden Zusatz:

Die kantonalen Sanitätsbehörden haben im Verein mit den ärztlichen Standesorganisationen und unter deren Mitwirkung Maßnahmen zu treffen, die geeignet sind, Mißbräuchen vorzubeugen."

Die Kommission des Nationalrates befaßte sich am 23. August 1927 erneut mit Artikel 107 des Gesetzentwurfes, wobei sie — beeinflußt durch die vorerwähnte Eingabe der Ärzte — mit Mehrheitsbeschluß folgende Fassung beantragte:

„Wird die Abtreibung von einem patentierten Arzt mit schriftlicher Zustimmung der Schwangeren und unter Beiziehung eines zweiten, von der zuständigen Behörde bezeichneten Arztes vorgenommen, so bleibt sie straflos, wenn sie erfolgt, um eine nicht anders abwendbare Lebensgefahr oder Gefahr dauernden schweren Schadens an der Gesundheit von der Schwangeren abzuwenden.

Ist die Schwangere nicht urteilsfähig, so ist die schriftliche Zustimmung ihres gesetzlichen Vertreters zur Abtreibung erforderlich."

Diesem Mehrheitsantrag standen zwei völlig entgegengesetzte Minderheitsanträge gegenüber, nämlich ein erster Antrag auf Streichung der Bestimmung über die straflose Abtreibung und ein zweiter Minderheitsantrag, welcher die Straflosigkeit nicht auf die medizinische Indikation beschränken wollte und folgendermaßen lautete:

„Wird die Abtreibung nach dem Willen der Schwangeren oder ihres gesetzlichen Vertreters von einem patentierten Arzte vorgenommen, so bleibt sie straflos, wenn sie erfolgt, um eine nicht anders abwendbare Lebensgefahr oder Gefahr dauernden schweren Schadens an der Gesundheit von der Schwangeren abzuwenden oder wenn die Schwängerung unter den Umständen der Notzucht, der Schändung, der Unzucht mit einer Schwachsinnigen, mit einem Kinde oder der Blutschande erfolgte oder wenn der Schwängerer oder die Geschwängerte geisteskrank oder geistesschwach ist.

Wurde die Tat aus Not begangen, so kann der Richter die Strafe nach freiem Ermessen mildern oder von einer Bestrafung Umgang nehmen."

Die Verhandlungen in den eidgenössischen Räten über die Vorlage für ein Schweizerisches Strafgesetzbuch dauerten bis 1937. Gegen das in der Schlußabstimmung vom 21. Dezember 1937 angenommene Gesetz wurde das Referendum ergriffen und das Gesetz in der Volksabstimmung vom 3. Juli 1938 mit 358 438 Ja gegen 312 030 Nein knapp angenommen. Es trat am 1. Januar 1942 in Kraft. Mit dem Inkrafttreten des StGB wurden die bisherigen kantonalen Strafgesetze aufgehoben.

Zweiter Teil

Die Artikel über die Abtreibung *(118 bis 121)* finden sich im StGB als besondere Bestimmungen im zweiten Buch des Gesetzes unter dem Titel „Strafbare Handlungen gegen Leib und Leben" („Infractions contre la vie et l'intégrité corporelle"). Dieser Titel enthält vier Deliktsgruppen, nämlich:

1. Die Tötungsdelikte.
2. Die Abtreibung.
3. Die Körperverletzungen.
4. Die Gefährdung des Lebens und der Gesundheit.

Die Abtreibung ist somit auch äußerlich von den Tötungsdelikten abgetrennt. Die Artikel *118* und *119* befassen sich mit dem *kriminellen Abort,* Artikel *120,* ergänzt durch Artikel 121, mit der vom Arzt vorgenommenen *Unterbrechung der Schwangerschaft,* die unter gewissen formellen und materiellen Voraussetzungen straflos ist. Mißachtet der Arzt diese Voraussetzungen für die Straflosigkeit, so fällt sein Handeln — wie dasjenige eines Laienabtreibers — unter den Straftatbestand von Artikel 119 StGB.

Das StGB unterscheidet beim kriminellen Abort zwei Tatbestände, je nachdem die Schwangere selbst (Artikel 118) oder eine Drittperson (Artikel 119) als Täter in Betracht kommt. Die Schwangere, die ihre Frucht abtreibt oder abtreiben läßt, wird mit Gefängnis von drei Tagen bis drei Jahren bestraft. Die Strafverfolgung verjährt bereits in zwei Jahren (ordentliche Verjährungsfrist: fünf Jahre). Bedeutend schwerer ist die Strafandrohung für die Drittperson, welche einer Schwangeren die Frucht abtreibt oder ihr zu der Abtreibung Hilfe leistet. Sie wird mit Zuchthaus von einem bis zu fünf Jahren oder mit Gefängnis von drei Tagen bis zu drei Jahren bestraft, wenn die Tat mit Einwilligung der Schwangeren ausgeführt wird. In diesem Falle besteht gegenüber dem Täter ebenfalls die abgekürzte Frist für die Strafverfolgungsverjährung von zwei Jahren.

Treibt der Täter die Frucht ohne Einwilligung der Schwangern ab, so lautet die Strafandrohung ein bis zehn Jahre Zuchthaus. Die Strafe lautet auf Zuchthaus nicht unter drei Jahren (Maximum: 20 Jahre Zuchthaus), wenn der Täter das Abtreiben gewerbsmäßig betreibt oder wenn die Schwangere an den Folgen der Abtreibung stirbt und der Täter dies voraussehen konnte, den Erfolg also fahrlässig verursacht hat. In allen diesen qualifizierten Fällen besteht die ordentliche Frist von zehn Jahren für die Strafverfolgungsverjährung von mit Zuchthaus bedrohten Delikten.

Erwähnt sei noch, daß das StGB selber keine Begriffsumschreibung der strafbaren Abtreibung gibt. Sowohl Artikel 118 als auch Artikel 119 StGB setzen den *Begriff* der *„Abtreibung"* als bekannt voraus. Die ersten Entwürfe zum StGB sahen weniger allgemeine Fassungen vor, indem sie ausdrücklich von der Tötung der Frucht sprachen. So bezeichnete der Entwurf von 1903 die Abtreibung als die vorsätzliche Tötung der Frucht, während der Entwurf von 1908 die Tötungsabsicht als Begriffsmerkmal erklärte. Im StGB ist, wie erwähnt, von der Tötung der Frucht nicht mehr die Rede, sondern nur noch von der „Abtreibung".

Unter Abtreibung im Rechtssinn wird die Bewirkung der vorzeitigen Ausstoßung der menschlichen Leibesfrucht aus dem Mutterleib verstanden. Der Reifegrad der Frucht ist unerheblich. Theoretisch fällt also unter den Begriff der Abtreibung jede Herbeiführung einer Fruchtausstoßung vor dem natürlichen Geburtstermin, wobei vorausgesetzt wird, die Frucht lebe.

Diese weitgehende Umschreibung des Tatbestandes der Abtreibung und insbesondere die Weglassung der Tötungsabsicht als Tatbestandsmerkmal erschweren die Abgrenzung der strafbaren Abtreibung gegen gewisse ärztliche Eingriffe, deren Erlaubtheit schon aus Vernunftsgründen nicht bestritten werden kann. Zu nennen ist hier die künstliche Frühgeburt, also die Einleitung der Geburt zu einer Zeit, da die Frucht außerhalb der Gebärmutter lebensfähig ist, aber noch nicht die vollständige Reife erlangt hat. Im Gegensatz zum künstlichen Abort bezweckt die künstliche Frühgeburt die Erhaltung von Mutter und Kind. Nach dem Wortlaut des StGB läge hier trotzdem eine Abtreibung vor. Eine solche Auslegung des Gesetzes ist nicht vertretbar. Trotz des fehlenden ausdrücklichen Hinweises im StGB ist die Abtreibung doch ein Tötungsdelikt. Die Vernichtung der Frucht muß dem Täter als die notwendige Folge seines Eingriffes erscheinen. Die Einleitung einer künstlichen Frühgeburt ist daher keine Unterbrechung der Schwangerschaft im Sinne des StGB, eine Ansicht, die unwidersprochen auch anläßlich der Gesetzesberatung im Nationalrat und im Ständerat geäußert wurde. Für ihre Vornahme müssen also nicht die Bedingungen von Artikel 120 StGB erfüllt werden, d. h. es ist nicht das Gutachten eines zweiten Arztes nötig, und es fällt auch die Pflicht zur Anzeige binnen 24 Stunden dahin. Diese Interpretation bedeutet, daß die Tat auch dann nicht zur Abtreibung wird, wenn bei der künstlichen Frühgeburt die Frucht unerwarteterweise nicht am Leben bleibt. Abtreibung ist zudem ein Vorsatzdelikt, d. h. die *fahrlässige* Verursachung eines Abortes ist nicht strafbar.

Bei der Abgrenzung der Abtreibung gegen gewisse erlaubte ärztliche Eingriffe ist auch die — allerdings nur noch höchst selten vorkommende — Perforation des lebenden Kindes zu erwähnen. Obschon in der Zweckbestimmung verwandt mit dem therapeutischen Abort — Opferung des Kindes zur Rettung der Mutter —, ist die Perforation auch juristisch keine Unterbrechung der Schwangerschaft, da diese eine Fruchtausstoßung *vor* dem natürlichen Geburtsbeginn darstellt, während die Perforation ein Eingriff während des Geburtsaktes ist. Die Straflosigkeit der Perforation ergibt sich aus den allgemeinen Regeln des Notstandes und der Berufspflicht.

Daß nach dem Gesagten eine therapeutische Auskratzung in einem Zeitpunkt, in welchem die Frucht schon tot oder ausgestoßen ist, keine Unterbrechung der Schwangerschaft darstellt, scheint klar zu sein, da die Unterbrechung der Schwangerschaft eine lebende Frucht voraussetzt.

Dritter Teil

Es wurde bereits darauf hingewiesen, daß die Bestimmung über die „straflose Abtreibung“ in Artikel 107 des Gesetzesentwurfes die eidgenössischen Räte sehr stark beschäftigt und ihnen große Schwierigkeiten bereitet hat. Das Resultat war eine Kompromißlösung, die als *Artikel 120* im definitiven StGB Aufnahme fand, und zwar mit dem Marginale *„Straflose Unterbrechung der Schwangerschaft“*. Im Vergleich zu Artikel 107 des Entwurfes ist *Artikel 120* des Gesetzes viel umfangreicher; dieser für die Ärzte sehr wichtige Artikel lautet:

„1. Eine Abtreibung im Sinne dieses Gesetzes liegt nicht vor, wenn die Schwangerschaft mit schriftlicher Zustimmung der Schwangern infolge von Handlungen unterbrochen wird, die ein patentierter Arzt nach Einholung eines Gutachtens eines zweiten patentierten Arztes vorgenommen hat, um eine nicht anders abwendbare Lebensgefahr oder große Gefahr dauernden schweren Schadens an der Gesundheit von der Schwangern abzuwenden.

Das in Absatz 1 verlangte Gutachten muß von einem für den Zustand der Schwangern sachverständigen Facharzt erstattet werden, der von der zuständigen Behörde des Kantons, in dem die Schwangere ihren Wohnsitz hat oder in dem der Eingriff erfolgen soll, allgemein oder von Fall zu Fall ermächtigt ist.

Ist die Schwangere nicht urteilsfähig, so ist die schriftliche Zustimmung ihres gesetzlichen Vertreters erforderlich.

2. Die Bestimmungen über den Notstand (Art. 34, Ziffer 2) bleiben vorbehalten, soweit eine unmittelbare, nicht anders abwendbare Lebensgefahr oder große Gefahr dauernden schweren Schadens an der Gesundheit der Schwangern besteht und die Unterbrechung der Schwangerschaft durch einen patentierten Arzt vorgenommen wird.

Der Arzt hat in solchen Fällen innert 24 Stunden nach dem Eingriff Anzeige an die zuständige Behörde des Kantons, in dem der Eingriff erfolgte, zu erstatten.

3. In den Fällen, in denen die Unterbrechung der Schwangerschaft wegen einer andern schweren Notlage der Schwangern erfolgt, kann der Richter die Strafe nach freiem Ermessen mildern (Art. 66).

4. Art. 32 findet nicht Anwendung."

Ergänzend wird in *Artikel 121* der Arzt, welcher die in Artikel 120 Ziffer 2 vorgeschriebene Anzeige unterläßt, mit Haft oder Buße bedroht.

Diese Vorschrift gibt dem Arzt *abschließend* darüber Auskunft, wann und unter welchen Bedingungen für ihn die Unterbrechung einer Schwangerschaft straflos ist. Er kann sich also nicht über die Vorschriften von Artikel 120 hinwegsetzen und, gestützt auf die allgemeinen Strafausschließungsgründe der „Berufspflicht" oder des „Notstandes", Straflosigkeit der getätigten Schwangerschaftsunterbrechung beanspruchen.

Nach den allgemeinen Bestimmungen von Artikel 32 StGB ist nämlich eine sonst strafbare Tat rechtmäßig, wenn eine *„Berufspflicht"* sie gebietet. Dieser originelle Rechtfertigungsgrund — er war in den bisherigen kantonalen Strafgesetzen nicht enthalten — ist hinsichtlich seiner Bedeutung und seinen Auswirkungen in der Doktrin stark umstritten. Er ist in erster Linie auf die ärztliche Berufsausübung zugeschnitten, welcher er übrigens die Aufnahme in das Gesetz verdankt. Um die Jahrhundertwende ist, hauptsächlich in Deutschland, von zahlreichen Rechtsgelehrten versucht worden zu erklären, aus welchen Gründen der ärztliche Eingriff in die Körperintegrität rechtmäßig sei. Die verschiedensten Theorien wurden aufgestellt. Man begründete zum Beispiel die Rechtmäßigkeit mit dem sittlichen Zweck der ärztlichen Handlung, mit der Einwilligung des Patienten, mit der Notwendigkeit des Eingriffs, mit dem Gewohnheitsrecht usw. Alle diese Theorien geben jedoch höchstens eine Teillösung des Problems. Wir stehen daher vor der Tatsache, daß zum Beispiel der vom Arzt ausgeführte operative Eingriff — selbstverständlicherweise — nicht als Körperverletzung betrachtet wird, obschon dafür ein rechtlicher Beweis bisher nicht beigebracht werden konnte.

Im Zusammenhang mit den Vorarbeiten für das Schweizerische Strafgesetzbuch hat daher die Schweizerische Ärztekommission im Jahre 1906 in einer Eingabe die Aufnahme gewisser Bestimmungen in das StGB verlangt, welche die Rechtmäßigkeit ärztlicher Berufshandlungen festlegen. Diese ärztliche Forderung an das neue Strafgesetz wurde gestellt aus der richtigen Überlegung heraus, daß die erfolglosen Versuche, die Rechtmäßigkeit der ärztlichen Eingriffe mit dem Gesetz in Einklang zu bringen, die Lückenhaftigkeit dieses Gesetzes beweisen und die Notwendigkeit, durch eine entsprechende Vorschrift Klarheit zu schaffen. Die Folge war die Aufnahme von Artikel 32 in das StGB.

Um keinerlei Mißverständnisse aufkommen zu lassen, wird in Artikel 120 Ziffer 4 bei der Schwangerschaftsunterbrechung die Anwendbarkeit von Artikel 32 ausgeschlossen. Die straflose Unterbrechung der Schwangerschaft soll also nur im Rahmen von Artikel 120 StGB möglich sein.

Nach dem weiteren allgemeinen Strafausschließungsgrund des *Notstandes* (StGB Artikel 34 Ziffer 2) ist straflos, wer eine an sich strafbare Tat begeht, um das Gut eines andern, namentlich Leben, Leib, Freiheit, Ehre, Vermögen, aus einer unmittelbaren, nicht anders abwendbaren Gefahr zu erretten, vorausgesetzt, daß dem Gefährdeten die Preisgabe seines Gutes nicht zuzumuten war, beziehungsweise, daß eine bestehende Zumutbarkeit vom Täter nicht erkannt werden konnte.

Artikel 120 StGB stellt einerseits eine Einengung dieses allgemeinen Notstandsbegriffes dar, indem nur eine nicht anders abwendbare Lebensgefahr oder große Gefahr dauernden schweren Schadens an der Gesundheit der Schwangern, nicht aber auch die Gefährdung eines andern Rechtsgutes der Schwangern wie zum Beispiel Ehre oder Vermögen dem Arzt das Recht gibt, die Schwangerschaft zu unterbrechen. Andererseits enthält Artikel 120 StGB aber auch eine Erweiterung des Notstandes, indem die Unterbrechung der Schwangerschaft auch dann straflos ist, wenn das den Notstand bezeichnende Begriffsmerkmal der Unmittelbarkeit der Gefahr fehlt.

Liegt ein echter Notstandsfall vor, d. h. besteht eine *unmittelbare Gefahr*, so kann der Arzt ohne Konsultierung eines zweiten Arztes und ohne im Besitze der schriftlichen Zustimmung der Schwangern oder ihres Vertreters zu sein, den Eingriff vornehmen; dagegen hat er in einem derartigen Falle — und nur in diesem — innert 24 Stunden Anzeige an die zuständige Behörde des Kantons zu erstatten, in dem der Eingriff erfolgte *(Artikel 120 Ziffer 2 StGB)*. Nichtanzeige einer solchen Schwangerschaftsunterbrechung macht den Eingriff nicht zu einer strafbaren Abtreibung. Dagegen wird der Arzt wegen Nichterfüllung der Anzeigepflicht mit Haft oder Buße bestraft *(Artikel 121 StGB)*. Die Anzeigepflicht in solchen Fällen läßt sich vor allem im Interesse des behandelnden Arztes, der bei einem von ihm angenommenen Notstand eine Schwangerschaftsunterbrechung auf eigene Faust vorgenommen hat, rechtfertigen. Durch die Erstattung der Anzeige kann er von vornherein den möglichen Verdacht, er habe sich gegen das Gesetz vergangen, beseitigen.

Die Straflosigkeit der Schwangerschaftsunterbrechung beurteilt sich somit nicht nach den allgemeinen Strafausschließungsgründen der Berufspflicht und des Notstandes, sondern einzig nach Artikel 120 StGB als lex specialis. Die Aufnahme von Artikel 120 in das Gesetz bedeutet gleichzeitig Erweiterung wie Beschränkung der Möglichkeit, eine Schwangerschaft straflos zu unterbrechen. Während der parlamentarischen Beratungen wurde von kompetenter Seite, wie zum Beispiel von Professor Logoz, wiederholt darauf hingewiesen, daß bei einer Streichung des Artikels 120 die straflose Unterbrechung der Schwangerschaft dennoch möglich wäre, nämlich gestützt auf die allgemeinen Bestimmungen über die Berufspflicht und über den Notstand. Diese Überlegung wurde im Parlament denjenigen entgegengehalten, welche eine Gesetzesbestimmung über die straffreie Unterbrechung der Schwangerschaft (ärztlicher Abort) anfänglich ablehnten. Aus praktischen Überlegungen stimmten diese Kreise später der straflosen Unterbrechung der Schwangerschaft bei Vorliegen medizinischer Gründe zu, sofern der entsprechende Tatbestand ausdrücklich normiert werde. Diese Haltung entsprach dem Gedanken, daß es besser sei, für einige Fälle eine kontrollierte Schwangerschaftsunterbrechung zuzulassen, statt zuzusehen, wie diese unkontrolliert auf Grund des allgemeinen Notstandesartikels und der Bestimmung über die Berufspflicht vorgenommen werde (vergleiche Stenographisches Bulletin, Nationalrat, 1929, Seite 317).

Vierter Teil

Für den Normalfall, d. h. wenn die der Schwangern drohende Gefahr *keine* unmittelbare ist (die Sonderregelung von Artikel 120 Ziffer 2 StGB bei unmittelbarer Gefahr ist oben kurz dargestellt worden), regelt Ziffer 1 von Artikel 120 StGB die Voraussetzungen für die Straflosigkeit des ärztlichen Eingriffs. Diese Bedingungen, die alle miteinander erfüllt sein müssen sind:

1. Die Schwangere muß *schriftlich* ihre *Zustimmung* geben. Ist sie nicht urteilsfähig, d. h. nicht imstande, das Besondere ihrer Situation zu erfassen und daraus die für ihren Fall sich aufdrängenden Schlüsse selbständig zu ziehen, so ist die schriftliche Zustimmung ihres gesetzlichen Vertreters (Eltern, Vormund) nötig. Die Urteilsfähigkeit ist also nicht von der Erreichung einer bestimmten Altersgrenze abhängig. Nicht erforderlich ist das Einverständnis des Ehemannes, es sei denn, daß dieser zum Vormund seiner wegen Urteilsunfähigkeit entmündigten Ehefrau bestellt worden ist.

2. Die Unterbrechung der Schwangerschaft muß durch einen *patentierten Arzt* vorgenommen werden. Diese Bedingung gilt selbstverständlich auch beim echten Notstandsfall von Artikel 120 Ziffer 2 StGB, d. h. bei einer unmittelbaren Gefährdung der Schwangern. Daß der Arzt im Besitze des eidgenössischen Arztdiploms sein müsse, wird nicht verlangt. Der Arzt muß lediglich in der Schweiz zur Ausübung der Praxis berechtigt sein.

3. Die Unterbrechung darf nur geschehen, um eine *nicht anders abwendbare Lebensgefahr oder große Gefahr dauernden schweren Schadens an der Gesundheit von der Schwangern abzuwenden.* (Besteht *eine solche* Gefahr unmittelbar, so gilt die weiter oben erwähnte Sonderregelung von Artikel 120 Ziffer 2 in Verbindung mit Artikel 121 StGB.)

4. Es muß ein *Gutachten eines zweiten patentierten Arztes vorliegen,* und zwar selbstverständlich — obschon dies in Artikel 120 StGB nicht ausdrücklich erwähnt wird — ein die Notwendigkeit der Unterbrechung bejahendes Gutachten (französischer Text: „sur avis conforme d'un second médecin diplomé"; italienischer Text: „. . . su parere conforme d'un secondo medico patentato"). Dieser zweite Arzt muß ein „für den Zustand der Schwangern sachverständiger Facharzt" sein, der von der zuständigen Behörde des Kantons, in dem die Schwangere ihren Wohnsitz hat oder in dem der Eingriff erfolgen soll, entweder allgemein oder von Fall zu Fall bestimmt wurde. Erst nach Vorliegen des zustimmenden Gutachtens des zweiten Arztes darf der Eingriff vorgenommen werden.

Die kantonale Behörde hat also nicht etwa die Unterbrechung der Schwangerschaft zu bewilligen. Die behördlich bezeichneten Fachärzte sind nicht sachverständige Berater der kantonalen Behörde, sondern die offiziell ermächtigten Gutachter, an die sich die Ärzte zu wenden haben, bevor sie eine Schwangerschaft unterbrechen. Die Mitwirkung der Behörden erschöpft sich somit in der Bezeichnung dieser Gutachter.

Das Gesetz wollte nicht eine Schwangerschaftsunterbrechung unter staatlicher Leitung einführen, sondern durch dieses *Zwangskonsilium* eine bisher schon von vielen Ärzten geübte Praxis obligatorisch erklären. Die Einschränkung gegenüber dem bisherigen Zustand besteht in der schärferen Umgrenzung der Fälle, welche eine straflose Unterbrechung der Schwangerschaft erlauben, sowie darin, daß der Arzt, der den Eingriff vornimmt, nicht frei ist in der Wahl des zweiten Arztes, sondern daß er sich an einen behördlich bestimmten Gutachter wenden muß.

Der Gesetzesentwurf von 1918 hatte diese obligatorische Mitwirkung eines zweiten Arztes nicht vorgesehen. Im Laufe der parlamentarischen Beratung wurden als weitere Garantien die schriftliche Zustimmung der Schwangern verlangt sowie die Pflicht des die Schwangerschaft unterbrechenden Arztes, noch einen zweiten Arzt beizuziehen, beziehungsweise das Gutachten eines zweiten Arztes einzuholen.

Im Ständerat hatte AMSTALDEN den Antrag gestellt: „Zu dem Eingriff ist ein zweiter, von der zuständigen Behörde des Wohnsitzes der Schwangeren bezeichneter Arzt beizuziehen" (Stenographisches Bulletin, Ständerat, 1931, Seite 487). Im Nationalrat hat der Berichterstatter der Kommission, SEILER, dazu zunächst bemerkt: „Die Bestimmung, daß der zweite, begutachtende Arzt von einer Behörde bezeichnet werden müsse, ist auf starken Widerstand gestoßen. Es wird geltend gemacht, daß die an und für sich nicht zu bestreitende Gefahr von Mißbräuchen in Einzelfällen nicht zu der Maßnahme allgemeiner behördlicher Einmischung führen dürfe, die andererseits wiederum die Gefahr in sich berge, daß aus Furcht vor dem Bekanntwerden des Eingriffs ungeeignete Elemente aufgesucht werden. Unsere Kommission konnte sich diesen Erwägungen nicht verschließen. Sie begnügt sich daher mit der Zuziehung eines frei gewählten zweiten Arztes" (Stenographisches Bulletin, Nationalrat, 1934, Seite 369).

Nach mehrfachen Änderungen im weitern Lauf der parlamentarischen Beratungen ist schließlich, fast in letzter Stunde, der in Artikel 120 StGB enthaltene Text zustande gekommen. Im letzten Beratungsstadium (Stenographisches Bulletin, Nationalrat, 1936, Seite 783) führte der Berichterstatter der nationalrätlichen Kommission im Hinblick auf die endlich gefundene Lösung aus, sie sei „eine Garantie dafür, daß die Schwangere nicht zu befürchten braucht, daß die Sache irgendwie an die Öffentlichkeit kommt, denn die beiden Ärzte, der behandelnde Arzt wie der zugezogene begutachtende Arzt, sind zur Verschwiegenheit verpflichtet und keine Behörde erfährt etwas von dem, was die beiden Ärzte miteinander festgestellt haben".

Prof. Dr. E. HAFTER, Zürich, hat daher in einem 1947 erstatteten Rechtsgutachten festgestellt: „Wenn man die mühsamen parlamentarischen, über Jahre sich hinziehenden Beratungen verfolgt, so tritt immer wieder der Gedanke hervor, bei berechtigten Schwangerschaftsunterbrechungen eine weitgehende staatliche Einmischung und namentlich die Publizität möglichst zu vermeiden."

Der das Gutachten erstattende zweite Arzt muß nach Artikel 120 Ziffer 1 Absatz 2 StGB ein für den Zustand der Schwangern sachverständiger „Facharzt" sein. Da der von der Verbindung der Schweizer Ärzte erteilte Spezialarzttitel FMH kein staatliches Diplom ist, sind die zuständigen Behörden rechtlich nicht verpflichtet, lediglich Inhaber des Spezialarztdiploms FMH als begutachtende Ärzte im Sinne von Artikel 120 StGB zu ermächtigen.

Als Indikation für den straflosen Eingriff gelten physische oder psychische Zustände, die bei Fortbestehen der Schwangerschaft sich für die Schwangere als lebensgefährlich erweisen oder die wenigstens eine große Gefahr dauernden schweren Schadens für die Gesundheit der Mutter in sich schließen würden. Zudem muß die Gefährdung nicht anders als durch die Schwangerschaftsunterbrechung abwendbar sein, und die Gesundheitsschädigung, welche die Mutter bei Fortbestehen der Schwangerschaft erleiden würde, muß schwer und dauernd sein. Eine zwar schwere, aber vorübergehende Beeinträchtigung des Gesundheitszustandes genügt somit nicht, ebenso wenig eine zwar dauernde, aber nur leichte Störung.

Ärzte, Zahnärzte, Tierärzte und Hebammen, die vorsätzlich ein *unwahres Zeugnis* ausstellen, das zum Gebrauch bei einer Behörde oder zur Erlangung eines unberechtigten Vorteils bestimmt oder das geeignet ist, wichtige und berechtigte Interessen Dritter zu verletzen, werden nach Artikel 318 Ziffer 1 StGB mit Gefängnis oder Buße bestraft. Hat der Täter dafür eine besondere — also über das übliche Maß hinausgehende — Belohnung gefordert, angenommen oder sich versprechen lassen, so lautet die Strafandrohung auf Gefängnis. Die nicht vorsätzlich, sondern bloß fahrlässig begangene Tat des falschen Zeugnisses wird nach Artikel 318 Ziffer 2 StGB mit Buße geahndet. Auch in einem Verschweigen oder Verschleiern erheblicher Umstände kann eine Unwahrheit gemäß Artikel 318 StGB liegen.

Ein falsches, unwahres Zeugnis im Sinne dieser Strafbestimmung liegt auch dann vor, wenn der zweite Arzt in seinem Bericht für die Schwangerschaftsunterbrechung bewußt oder leichtfertig eine bei näherer Prüfung nicht haltbare Indikation behauptet.

Fünfter Teil

Nach dem Gesagten ist die Schwangerschaftsunterbrechung nur straffrei, wenn sie bei gegebener medizinischer Indikation von einem patentierten Arzt ausgeführt wird. Sollte ein Arzt eine Schwangerschaft „wegen einer andern schweren Notlage der Schwangern" durchführen, so kann nach Artikel 120 Ziffer 3 StGB der Richter — er muß also nicht — die Strafe nach freiem Ermessen mildern.

Diese Bestimmung des Gesetzes ist ebenfalls das Ergebnis eines Kompromisses. Der Gesetzgeber konnte sich zur Anerkennung anderer, *nicht-medizinischer Indikationen* nicht entschließen, erließ aber hierfür milde Strafandrohungen. Unter Artikel 120 Ziffer 3 kann fallen die soziale Indikation (materielle Notlage), die eugenische Indikation (Gefahr der Vererbung von Krankheiten) und die juristische Indikation (Schwängerung in Verbindung mit einer strafbaren Handlung wie zum Beispiel Notzucht). Die Möglichkeit der Strafmilderung nach freiem Ermessen bedeutet nach Artikel 66 StGB, daß der Richter an die Strafart und an das Strafmaß, die für das betreffende Verbrechen oder Vergehen angedroht sind, nicht gebunden ist. Der schuldig Befundene kann also im günstigsten Falle mit einer minimalen Buße davonkommen.

Wenn mit diesen kurzen Ausführungen der rechtliche Aspekt der erlaubten Schwangerschaftsunterbrechung geschildert und die im Schweizerischen Strafgesetzbuch scheinbar klar gezeichnete Grenze dargestellt wurde, welche die kriminelle Abtreibung von der straflosen Unterbrechung der Schwangerschaft trennt, so wollen wir uns bewußt sein, daß auch die formell tauglichste Bestimmung des Strafrechts allein wenig auszurichten vermag. Selbst die größte Strenge der Gesetze hat die kriminelle Abtreibung nie zu beseitigen vermocht. Das ist nicht verwunderlich, denn eine reibungslose gesetzliche Ordnung, welche die Auswirkungen eines menschlichen Elementartriebes erfassen könnte, ist kaum denkbar, um so weniger auf einem Gebiete, auf welchem die Auffassungen je nach Weltanschauung so stark auseinanderklaffen, wie auf diesem.

Die schweizerische Ärzteschaft hat an den Vorarbeiten zum Schweizerischen Strafgesetzbuch regen Anteil genommen und die Genugtuung erfahren, daß verschiedene ihrer Gedankengänge im Gesetz verwirklicht wurden. Besonders unverkennbar ist der ärztliche Einfluß auf die Gestaltung von Artikel 120 StGB, welcher die Voraussetzungen für die Straflosigkeit der Schwangerschaftsunterbrechung formuliert. Er überträgt dem Arzt weitgehende Entscheidsbefugnisse und damit sicher auch eine große Verantwortung.

XXI. Gefahren der Schwangerschaftsunterbrechung

C. Müller

Körperliche Schäden

Das große russische Experiment, 8 Jahre Abtreibungsfreiheit nach der Revolution, gibt uns über die körperlichen Schäden nach einer Schwangerschaftsunterbrechung am besten Auskunft.

Auf dem allukrainischen Kongreß im Jahre 1927 trugen hundert Fachärzte ihre Erfahrungen zusammen. Die Ergebnisse erschienen in Buchform. Daraus entnehmen wir: Mortalität 0,7%, leichtes Fieber in 90%, Oligomenorrhoe in 10%, Sterilität bis zu 30%. Auffallend häufig sind Eileiterschwangerschaften nach artefiziellem Abort. In 40—65% der Fälle von Tubargravidität war eine Unterbrechung vorausgegangen. „Chronische Entzündungen der Gebärmutter und der Adnexe sind das Erbe dieser Jahre" (Laptew). Sehr häufig sind Dysmenorrhoe, Adenomyosis, habituelle Aborte, Atonien und Placenta accreta. „Mit 140 000 Aborten im Jahr dokumentieren wir nur, daß wir 140 000 Frauen jährlich zu Invaliden machen" (Kirillow).

Das sollte all jenen, welche die Schwangerschaftsunterbrechung für einen harmlosen Eingriff halten, zu denken geben. Gerade die Möglichkeit einer Sterilität ist bedenklich genug, um die Schwangere zu warnen und sich eine Unterbrechung reiflich zu überlegen. Der künstliche Eingriff in das Urgesetz der Frau, das Leben weiterzugeben, wird von der Natur in vielen Fällen mit einem tragischen Rückschlag gerächt. Die Frau wird von ihrer wichtigsten Lebensaufgabe ausgeschlossen.

Psychische Schäden

Die organischen Schäden, die durch artefizielle Aborte entstehen, sind allgemein bekannt. Der erfahrene Arzt rechnet mit ihnen. Über die psychischen Nachwirkungen gibt man sich selbst in der Psychiatrie erstaunlich wenig Rechenschaft. Diese seelischen Störungen werden zu Unrecht sehr oft bagatellisiert, ja sogar negiert. Der Hauptgrund mag wohl im Nichterkennen eines kausalen Zusammenhangs liegen. Unsere klinische Denkmethode, die eine exakte organische Diagnose ermöglicht, erweist sich zur Aufdeckung von psychischen Zusammenhängen als wenig geeignet. Diese Probleme nämlich gehen über das rein Medizinische hinaus; sie führen in das Gebiet der Trieblehre, der Biologie, der Psychologie. Sie sind letztlich in ihrem ganzen Umfang kaum zu erfassen, ohne daß die Frage nach der Bedeutung der Schwangerschaftsunterbrechung aufgeworfen wird. Wir geraten dabei nicht nur in die Tiefe der Einzelseele, sondern betreten auch die oft verschlungenen und schwer erkennbaren Pfade der Massenpsychologie.

Da wir keine Berufspsychologen sind, fehlen uns die entsprechenden Fachausdrücke. Wir müssen uns darauf beschränken, den Versuch zu wagen, einiges aus persönlichem Erleben und eigener Schau zu deuten.

Neurotische Zustände nach einer Schwangerschaftsunterbrechung sind nach unserer Erfahrung sehr häufig; sie erweisen sich meist als Störungen im Triebhaushalt. Sie haben ihre Wurzeln wohl darin, daß die Motivierung einer Abtreibung, so sehr sie sich der Ratio, dem Bewußtsein als notwendig aufdrängt, stets auch die unbewußten Tiefen des Seelenlebens berührt und beschäftigt. Dort aber liegen die vererbten biologischen Urgesetze der menschlichen Art, die anderes fordern als das Individuum mit seinen soziologischen und utilitaristischen Überlegungen.

Wir alle haben diese Gesetze ererbt, und wenn sie uns auch im täglichen Leben nicht bewußt werden, weil sie schwer erkenn- und faßbar sind, so existieren sie trotzdem und haben ihren Teil an unserem Fühlen und Handeln. Nach diesem vererbten Triebgesetz ist der Frau das „opus pro natura" aufgetragen. Die Frau ist ihrem Wesen nach vor allem Natur, Mutter, also Erhalterin der Art. Die Beschränkung der Kinderzahl, der vollständige Verzicht auf Kinder, erweist sich so als individueller Sieg über die überindividuelle Aufgabe und Anlage. Es entstehen Dysharmonien zwischen persönlichen und ererbten Zielen der menschlichen Art. Die Abtreibung wird zum psychischen und biologischen Trauma und muß oft genug mit dem Opfer an Lebensglück und seelischem Gleichgewicht bezahlt werden. Das „Ich", tyrannisch geworden durch den Sieg des Willens, verkennt, ja verleugnet das Bestehen jenes tieferen und genetisch älteren Anteils an der Gesamtpersönlichkeit, den die Psychologie, im Unterschied zum „Ich“ das „Es“ nennt. Es vergißt sozusagen, daß es selbst nur ein individueller Abkömmling von diesem „Es“ ist.

Doch ist heute die differenzierte, emanzipierte Frau nicht nur Artwesen, sondern sie strebt, wie der Mann, auch nach geistiger Unabhängigkeit. Das Schicksal stellt sie zwischen Natur und Geist, und es wird heute für sie schwieriger, die Kluft zu überbrücken und beiden gerecht zu werden. Hinzu kommt, daß viele Frauen aus wirtschaftlichen Gründen zu beruflicher Tätigkeit gezwungen sind. Wohl ist die Frau ihrem Wesen nach — es sei noch einmal gesagt — vor allem Natur, d. h. Mutter, Erhalterin der Art. Aber, seitdem sie zu stärkerem Selbstbewußtsein gelangte und ihre geistigen Möglichkeiten entwickelte, will sie auch diesen gerecht werden.

Die Zunahme der Abtreibungen und auch die zunehmende Intersexualität der Frau sind nur einige Anzeichen für viele, daß wir in einer Krise des Sexuallebens stehen, an der wir alle in der einen oder anderen Weise beteiligt sind. Heute ist man dabei, die Frau in einem gewissen Maße von ihrer natürlichen Bestimmung zu entbinden und ihre dadurch freiwerdenden Kräfte anderen Zielen zuzulenken. Diese Zerreißung des naturgegebenen Zusammenhangs ist prometheïsch und insofern tragisch. Die Emanzipation der Frau, in deren Zeichen sich die Abtreibung zum sozialen Problem entwickelt, mag in ihrem Widerspruch einseitig das Recht für das „Ich“ und das „Jetzt“ der Frau fordern. Doch gebärdet sich dieses „Ich“ wie der Mann ohne Schatten: es glaubt unbeschwert von jenen verleugneten und darum unbewußt gewordenen Gesetzen der Art handeln zu können. Der in der Gemeinschaft der Geschlechter erweckte „Libidostrom“, der seinem Wesen nach zur Mutterschaft drängt, wird durch eine Abtreibung mitten in seiner vollen Bestimmung unterbrochen. Es besteht kein Zweifel, die Frau entzieht sich der Lebensaufgabe — und das ist die Mutterschaft — nicht ohne Schaden.

Sicher ist, daß sich auch unsere verlogene Moralauffassung und Gesellschaftsstruktur und nicht zuletzt die Einstellung des Partners wesentlich ändern müßte, um die Erfüllung dieser Aufgabe gerade für die alleinstehende Frau tragbarer zu machen.

Wie zeigen sich die seelischen Störungen in der Praxis? Da begegnen wir zunächst Versündigungsideen und bitteren Selbstvorwürfen. Versündigungsideen treffen wir auch bei konfessionell ungebundenen Frauen; sie manifestieren sich — wie wir gesehen haben — als Versündigung gegen die Natur. Besonders gut verständlich wird die Anklage vor dem eigenen Richterstuhl, wenn sich das geopferte Kind nachträglich als unersetzbar erweist, sei es durch den Tod schon vorhandener Kinder oder einer der Unterbrechung folgenden Sterilität. Seelische Wunden solcher Art können sich bis zum Verlust des inneren Gleichgewichts, ja bis zur seelischen Zerrüttung entwickeln. Nicht selten erheben diese Frauen Klage wider den Arzt, der als Außen- und Darüberstehender ihrem Wunsche nach Unterbrechung nicht hätte nachgeben dürfen.

Weiter begegnen wir Sexualneurosen, wie Frigidität, Dyspareunie und Vaginismus. Nach den russischen Berichten (Serdjukov) kommen sie in 20—40% der Fälle nach künstlichem Abort vor. Es ist im übrigen aufschlußreich, wie oft sich in der Anamnese bei Störungen der Psychosexualität Aborte finden. Diese Störungen, als Folge eines durch die Interruptio ausgelösten Traumas, bedeuten wohl nichts anderes als den faßbaren Ausdruck der über die gehemmte Mütterlichkeit bedrückten, unzufriedenen und unruhigen Seele.

Eine besondere Bereitschaft zu solchen Störungen scheint da zu bestehen, wo besonders der Mann zu einer Schwangerschaftsunterbrechung drängte und die Frau schließlich nachgab, mehr der Not gehorchend als dem eigenen Triebe. Hier nehmen die Sexualstörungen den Charakter von Rache an; dem Manne wird nicht verziehen, daß er die Persönlichkeit seiner Partnerin mißachtete und vergewaltigte.

Im Jahre 1951 hat S. Siegfried unter dem Titel „Psychiatrische Untersuchungen über die Folgen der künstlichen Schwangerschaftsunterbrechung“ eine ausführliche Arbeit veröffentlicht. Der Autor hat untersucht, wie eine Interruptio hinterher von der Frau verarbeitet wurde. Viele Frauen bereuten den Eingriff bitter, ihr psychisches Gleichgewicht erwies sich bei der Nachuntersuchung als deutlich gestört. Es entstanden Schuldgefühle, Depressionen, Minderwertigkeitsgefühle, Neurosen. Offensichtlich sind diese Frauen der einstigen schwierigen Situation nicht gewachsen und dadurch in ihrem Urteilsvermögen stark eingeschränkt gewesen, so daß sie unfähig waren, den Eingriff in seiner ganzen Bedeutung und die daraus entstehenden Folgen richtig einzuschätzen. Sicher wird es vor allem die differenzierte, mütterliche, verantwortungsbewußte und religiös verankerte Frau sein, die es sich mit der seelischen Verarbeitung des Traumas nicht leicht macht.

Es gibt zu denken, daß diese praktischen Erfahrungen die psychiatrische Begutachtung nicht stärker beeinflussen. Bei einer Begutachtung müßte doch die prägravide Lebenstüchtigkeit, die Persönlichkeit der Frau, die sie andere schwierige Lebenssituationen meistern ließ, mehr berücksichtigt werden.

Siegfried faßt die Untersuchungsergebnisse folgendermaßen zusammen: „... daß auch bei sorgfältiger Begutachtung der Interruptionsindikation einzelne Fälle vorkommen, bei denen die Interruptio die Entwicklung der Frau ungünstig beeinflußt und sie vielleicht mehr schädigt, als es das Austragen der Frucht getan hätte. Es bestätigt sich die Notwendigkeit, sich bei der Interruptionsbeurteilung von jedem Schematismus fernzuhalten und sich in das Studium der Einzelpersönlichkeit zu vertiefen; dabei dürfen nicht einseitig nur die möglichen Schädigungen durch das Austragen des Kindes im Auge behalten werden, vielmehr verdienen die gleiche Beachtung auch die möglichen Schädigungen durch die Verletzung des Muttergefühls, der Religion und der allgemeinen Sittlichkeit.“ Andere Autoren kommen zu ähnlichen Resultaten.

Literaturverzeichnis

Buser, R.: Über die uneheliche Schwangerschaft und deren Unterbrechung aus psychiatrischer Indikation. Diss. Zürich 1948.

Glaus, A.: Über Schwangerschaftsunterbrechung und deren Verhütung. Bern-Stuttgart: Hans Huber 1961.

Kirillow, B. F.: zit. von A. Mayer, 1933.

Laptew, M. I.: zit. von A. Mayer, 1933.

Mayer, A.: Erfahrungen mit der Freigabe der Schwangerschaftsunterbrechung in der Sowjetrepublik. Stuttgart: Enke-Verlag 1933.

— Körperliche und seelische Folgen der Schwangerschaftsunterbrechung. Zbl. Gynäk. **9**, 354 (1940); Arch. Gynäkol. **180**, 335 (1951).

Naujoks, H.: Das spätere Schicksal der Frauen nach ausgeführter und abgelehnter Schwangerschaftsunterbrechung. Medizinische **1952**, 1247.

Siegfried, S.: Psychiatrische Untersuchungen über die Folgen der künstlichen Schwangerschaftsunterbrechung. Schweiz. Arch. Neurol. Psychiatr. **67**, 365 (1951).

Zwahlen, R.: Noch nicht veröffentlicht.

XXII. Verantwortung

C. Müller

Schon in den Anfängen der griechischen Philosophie traten sich die anthropologische und die theologische Ethik gegenüber. Die Ethik von „unten nach oben“ widersprach der Ethik „von oben nach unten“, je nachdem die Philosophen die sittlichen Normen und Ideale nur aus der Natur der Menschen oder aus dem „Weltgrund“

ableiteten. Das heißt, je nachdem sie die verantwortlich machende Instanz in der Gesellschaft oder in Gott, im Sinn- oder Seinsgrund fanden.

Vergleichen wir nun Gott oder Weltgrund mit der gesetzlich geformten und geordneten Gesellschaft, das heißt die beiden Instanzen, die zur Verantwortung ziehen können, so wird uns zunächst klar, daß der Raum der ersten Instanz weiter und größer sein wird. Sie ist es, die den Einzelnen zur sittlichen Verantwortung im weitesten Sinne verpflichtet, während jene den ihr angehörigen Menschen nur im Aktionsraum ihrer Gesetze verantwortlich machen kann, das heißt nur dann — zum Schutze der Gesellschaft — wenn ein rechtliches Delikt vorliegt.

Im Gegensatz zum Tier versucht aber der Mensch „eine Person mit einem Verhältnis zur Wahrheit" zu sein, mit anderen Worten, er bekennt sich zur Verantwortung. Damit ist es aber unmöglich geworden, den Menschen nur vom Biologischen her zu erfassen.

Verantwortung kann nur sein, wenn es die Instanz gibt, vor der ich mich verantworte und „Selbstverantwortung" ist nur dann wirklich, wenn dieses Selbst ins Unbedingte transzendiert wird.

Unter der uns zur Verantwortung aufrufenden Instanz verstehen wir „vornehmlich diejenige Macht, der gegenüber unsere Handlungen offenbar unzurücknehmbar und unvergänglich" sind. Diese Instanz muß nicht ausdrücklich ein Gottesbegriff sein, sie wird aber nur da wahrhaft, wo „die Ewigkeitsbedeutung unseres Lebenslaufs und unseres Verhaltens" anerkannt wird.

Unter denen, die auf unsere Frage nach einer Antwort suchen, stoßen wir auch heute auf eine Gruppe von Philosophen und Soziologen, die in der Gesellschaft jene Instanz sehen, welche zu sittlicher Verantwortung verpflichtet.

Sicher ist die in der Rechtssatzung gebietende und zur Verantwortung ziehende Instanz die gesetzlich organisierte und geformte Gesellschaft. Das Sittliche oder Unsittliche beschränkt sich hier auf das der Gesellschaft Dienliche oder Schädliche. Jedoch: der Mensch gibt sich im Kollektivismus, dem die Gesellschaft letzte Instanz ist, durch den Verzicht auf die Unmittelbarkeit persönlicher Entscheidung und Verantwortung selber auf. Die persönliche Entscheidung als Ursprung von Geschehen und Schicksal und auch von gesellschaftlichem Geschehen und Schicksal wird oft nicht gesehen oder doch unterschätzt. Die Menschen können nicht in vollem Bewußtsein, ohne Selbsttäuschung auf sich allein stehen. Sie können es zwar sagen, es begehren, es behaupten. In der Tat werden sie alsbald überwältigt von dem, was für sie an Gottes Stelle tritt.

Jakob Amstutz formuliert es folgendermaßen: „Es kann lehrreich sein, wenn wir einmal die übersinnliche Instanz gänzlich hinwegdenken. — Welches sind die Folgen des Wegfalles dieser Instanz? Sogleich verschwindet und wird unmöglich jede sinnhafte Richtung menschlichen Verhaltens. Keine Sinn- und Werturteile werden mehr vollstreckt. Die Kultur bricht zusammen, denn was ist diese anderes als Vollstreckung solcher Urteile, Wertverwirklichung? Die radikale Leugnung dieser Instanz bricht damit alle Dämme, welche den menschlichen Kosmos vom Chaos abgrenzen."

Heute steht jedes Problem der Menschen im Schatten der Untergangsdrohung. Amstutz: „Unsere heutige Nihilismus-Nähe mag Schaudern erregen, mag uns, wenn wir ihrer erstmals gewahr werden, mit Schrecken erfüllen. Allein, wenn wir uns unserer Lage nur voll bewußt sind, so bietet sie uns ein vorwärtsweisendes Moment. Fragen wir uns vor allem einmal: *Worum* bangen wir und *wovor* erschrecken wir? Unleugbar sind wir mit Bangen erfüllt um uns selber, mit Angst erfüllt vor dem drohenden Verlust unseres Wesenskernes. Es wird uns also in dieser Bangnis zum unmittelbarsten Erlebnis, daß mit dem Einsturz unserer Sinngrundbezogenzeit, dem Hinfall unserer Verantwortlichkeit sozusagen das Gerüst unseres Wesens einstürzen würde. Wir erleben auf das Unmittelbarste, daß wir entweder Verantwortliche sind oder überhaupt nicht sind, daß wir unser eigentlichstes und wesentlichstes Sein verlieren. In der Weise also hängt in der sittlichen Verantwortlichkeit das wesentlichste menschliche Sein vom Sein oder Nichtsein der übersinnlichen Instanz ab. Welcher Mensch wird aber diese Abhängigkeit besser erkennen und tiefer erleben als derjenige, welcher mit vollem Bewußtsein in der Alternative Verantwortlichkeit—Wesensverlust steht, welcher mit vollem Bewußtsein ins Nichts hinunterblickt. Ständiges Infragestellen und kritisches Sichaneignen bringt erst Erfahrung der Wahrheit." In dieser Ohnmacht wird die Freiheit erst lebendig.

Buber sagt dazu: „Heute ist die Sicherheit im geordneten Chaos einer furchtbaren geschichtlichen Wendung untergegangen. Vorbei ist die Beruhigung, eine neue, anthropologische Bangigkeit ist emporgekommen, die Frage nach dem Wesen des Menschen steht vor uns in all ihrer Größe und ihrem Schrecken wie nie zuvor, und nicht mehr in philosophischer Gewandung, sondern in der Nacktheit der Existenz. Keine dialektische Garantie hindert den Menschen vor dem Sturz; ihm selber liegt's ob, den Fuß zu heben und den Schritt zu tun, der ihn vom Abgrund entfernt. Die Kraft, diesen Schritt zu tun, kann ihm aus keiner Zukunftssicherheit kommen, sondern allein aus jenen Tiefen der Unsicherheit, in denen der Mensch, von der Verzweiflung beschattet, die Frage nach dem Wesen des Menschen durch seine Entscheidung beantwortet."

Sittliche Verantwortung ist die Übernahme von Sinnerfüllung oder Sinnverfehlung des mir Verfügbaren als Erfüllung oder Belastung meiner eigenen Existenz.

Der Staat als verantwortlich machende und verantwortende Instanz

Das Entscheidende eines Kollektivs ist das Ethos der Gemeinschaft; nur so bedeutet das Kollektiv nicht Bündelung der Einzelnen, sondern Verbindung. Freiheit und Autorität gehören zusammen, die eine wird nur wahr und tief mit der anderen und der beide tragende und einende Boden ist die Transzendenz. Wird nämlich die Freiheit zur Willkür, die Autorität zur Gewalt, verlieren beide ihr Wesen, ihre Wirklichkeit, ihren Wahrheitsgehalt. Denn wo der Staat behauptet: „Wahr ist, was Unser ist", wirkt in ihm der Glaube nach, Menschen könnten Gottesgericht betreiben.

Überall auf der ganzen Welt wird nach Freiheit gerufen — aber es scheint, daß der Begriff leer geworden ist. Und diese Leere erzeugt den Wunsch nach Abhängigkeit im Geführtwerden. Die Menschen begehren wohl die Freiheit, ertragen sie aber nicht. Sie wollen im Namen der Freiheit von der Freiheit befreit werden. Sie möchten nicht aufgerufen werden zu eigener Verantwortung in der Freiheit ihrer Entschlüsse. Unsere heutige Generation möchte aus dem „fordernden Immerwieder des Verantwortensollens" in ein schützendes „Ein-für-Allemal" des gebietenden Kollektivs fliehen. Nie mehr müßte man so am Kreuzweg stehen, man hätte nicht mehr unter den möglichen Handlungen die rechte zu wählen, alles wäre entschieden, abgenommen. Diese Haltung bedeutet aber den Sturz aus dem Allumfassenden, aus dem Glauben, denn bleibt „das Glaubensverhältnis nicht allumfassend, wird es Schein und Selbstbetrug". Macht der Mensch in seinem Glauben Halt bei einer vorletzten, zweithöchsten Instanz und verabsolutiert diese, dann betrügt er sich selber, dann eben wird Freiheit Willkür und Autorität Gewalt. Nur wenn der Mensch gläubig bezogen ist auf eine letzte und höchste Instanz, sind die Gefahren gebannt, seine Freiheit ist von Verantwortung und die Autorität von der Ehrfurcht vor dem Leben untrennbar. In solcher Gläubigkeit ist der Mensch bereit und fähig zu stets neuer Entscheidung und Verantwortung.

Der Einzelne kann ein rechtmäßiges Verhältnis zum Staat nur gewinnen, wenn er in seinem Glaubensverhältnis zur höchsten Instanz die bestimmende Kraft findet, die Grenze zwischen Mitmachen und Nichtmitmachen zu ziehen. Eine Gemeinschaft kann nur wahr sein, wenn sie durch das verantwortende Dasein jedes Einzelnen stets erneuert wird: durch die „Wahrheitsverantwortung der Person in ihrer geschichtlichen Lage".

Der Mensch findet die Wahrheit erst wahrhaft, wenn er sie bewährt. Denn der Mensch ist eine Realität und die Menschheit eine Abstraktion.

Die rationale Verkehrung unseres menschlichen Selbstseins in das nur Gegenständliche und Zweckhafte scheint eine Grundgefahr menschlichen Daseins zu sein. Der Irrtum scheint unvermeidlich, er muß aber durchschritten und immer von neuem überwunden werden, die Befreiung aus der Verstandesbefangenheit muß immer wieder vollzogen werden.

Die größte, die einzige Chance liegt in der Verantwortung der Menschen, jedes Einzelnen. Wo die Kommunikation im allumfassenden Sinn abbricht, steht am Ende Gewalt, Verhängnis, Chaos, Krieg.

Der Staat gibt kraft seiner Gesetze dem Arzt die Möglichkeit, die Erlaubnis zur straffreien Fruchttötung. Kann aber der Staat dem Arzt auch die Schuld abnehmen? Wenn wir der Meinung sind, der Staat sei die höchste und letzte sittlich gebietende Instanz, dann muß der Staat auch Schuld abnehmen können. Doch widerspricht diese Annahme der intimen Erfahrung unseres Gewissens.

Der Staat ist uns letzten Endes unwesentlich, wenn wir im Tiefsten Schuld erleben. Der Staat hat über das, was in unserer tiefsten und intimsten Personschicht vorgeht, nichts auszusagen. Er kann uns nicht helfen. Was kümmert uns der Staat, wenn wir menschlich oder beruflich versagen? Selbst wo der Staat freispricht, kann der Freigesprochene Suizid begehen. Wo er bestraft, kann er dem Menschen das Schulderlebnis nicht nehmen, kann er das Gewissen nicht befriedigen und beruhigen. Weit über die Funktionen und die Macht des Staates hinaus bindet den Menschen die Macht seines Gewissens. Das Schulderlebnis weist über die Rechtsbeziehung, ja selbst über die Ichbeziehung des Menschen hinaus. Den Gewissensregungen wohnt eine Sinnbezogenheit auf eine unsichtbare Ordnung inne. Im Letzten fühlt der Gewissensgeplagte nur dieser, Gott gegenüber, Verantwortung und Schuld. Er braucht sich dessen nicht reflektierend bewußt zu sein, genau so wie wir vieles wissen, ohne uns durch einen Reflexionsakt dessen bewußt zu werden. Wissen ist ein viel umfassenderer Begriff als Bewußtsein; denn dieses ist nur eine der vielen Formen des Wissens. Selbst der also, welcher den Gottesbegriff ablehnt, vernimmt in seinen Gewissensregungen jene Stimme, die uns anruft, fühlt die Ordnungsmacht über sich, die ihn zur Verantwortung ruft. Wir vernehmen diese Stimme selbst dann, wenn uns rechtlich keine Gesellschaft zur Verantwortung ziehen kann.

Gewissen an sich ist noch kein religiöses Phänomen, und es ist nicht unbedingt richtig, daß das Gewissen uns positiv Gottes Stimme offenbart. Und dennoch ist das schlechte Gewissen nicht ein nur moralisches Erlebnis. Es ist nicht notwendig ein religiöses, aber weit mehr als ein nur moralisches Phänomen. Es ist ein Vorphänomen des Religiösen. Es gewinnt aber erst dann den vollen Sinn und seine volle Sprache, wenn es eingefügt in einen metaphysisch-religiösen Weltzusammenhang erlebt wird.

Das Verantwortete

Unter dem Verantworteten verstehen wir den jedem Individuum eigenen Bezirk alles desjenigen, worüber er verfügt und ferner den Bezirk alles dessen, wovon er durch sein Verfügen Urheber ist. Für den Arzt ist das Verantwortete das Leben und die Gesundheit seiner Patienten.

Die ärztliche Ethik hat in ihren offiziellen Kundgebungen in der ganzen abendländischen Medizin stets an den Grundgesetzen des Eides des Hippokrates festgehalten. Dieser Eid ermöglicht auch jenen einen geistigen Zugang zu den Forderungen ärztlicher Sittlichkeit, die nicht auf dem Boden des Christentums stehen.

Als einziger Sonderfall ist in diesen Eid die Abtreibung aufgenommen: „Ebensowenig werde ich einem Weib ein Mittel zur Vernichtung des keimenden Lebens geben.“

Und nicht zufällig schließt sich der Schwur an: „Rein und gottgefällig will ich mein Leben und meine Kunst bewahren." Wieviel weiter und tiefer hat hier Hippokrates gedacht als die großen Philosophen Plato und Aristoteles, die den Abortus artificialis aus „bevölkerungspolitischen Gründen" gelten ließen. Sie haben nicht vorausgesehen, wohin diese Toleranz führen kann und wie viele Morde unter diesem Signet in späteren Jahrhunderten geschehen würden. Hippokrates aber hat die Unteilbarkeit des Begriffes „Leben" klar erkannt.

Nur utilitaristisches und opportunistisches Zweckdenken kann sich anmaßen, das Leben in verschiedene Kategorien einzuteilen und es unterschiedlich zu werten: das ungeborene Leben, das „verlorene" und belastende des unheilbar Kranken, das erlöschende des Greises, starkes und schwaches, nützliches und lästiges und vor allem das so überaus kostbare eigene Leben. Es muß sich zu dieser Wertung des Lebens nur die Macht gesellen und dieses Denken wird in Massenvernichtung zur grauenhaften Tat; der Schritt zum Gasofen ist erschreckend klein. Es gibt aber nur *ein* Leben und mit ihm den geheimnisvollen Willen zum Leben. Dieses Leben zu erhalten, ist für den Arzt berufliches Gebot.

Der artefizielle Abort ist und bleibt Mord; es ist sinnlos, sich hier mit Spitzfindigkeiten zu beschwichtigen, etwa mit den jahrhundertelang geführten scholastischen Diskussionen über den Zeitpunkt des Einzugs der Seele in die Leibesfrucht. Der Embryo ist Mensch, persona incognita zwar, aber Mensch mit all seinen prospektiven Potenzen und kein Etwas. Auch der Einwand, ein Kind sei erst am Ende der Schwangerschaft lebensfähig, ist nicht stichhaltig. Mit demselben Argument wäre man berechtigt, Säuglinge umzubringen, denn diese müßten ohne sorgsame Pflege doch auch zugrunde gehen. Buddha sagt: „Es gibt — ein Ungeborenes, Ungewordenes, Ungeschaffenes, Ungestaltetes; gäbe es dieses nicht, es gäbe kein Ziel, es gibt dieses, der Weg hat ein Ziel."

Der Arzt in der Entscheidung

Was dem Arzt im Grenzfall das Sichentscheiden für das ungeborene Kind so sehr erschwert, ist dessen Anonymität. Wir können den Menschen nicht erkennen, der bei der Schwangerschaftsunterbrechung durch unsere Hand stirbt.

Damit geraten wir in die Konfliktsituation der Schillerschen „Jungfrau von Orléans". Solange nämlich Johanna den, der durch ihre Hand sterben soll, nicht erkennt, solange sie das „Du" nicht bewußt in ihr Handeln einbezieht, ist es ihr ein Leichtes, das Mordhandwerk, in ihrer Mission für das Vaterland, auszuüben. Mit dem Erkennen des Menschen im Feind, mit der bewußt gewordenen Beziehung zum „Du" aber zieht der tragische Konflikt, zwischen zwei Wahrheiten, zwei Pflichten zu stehen, in ihre Seele: „Du bist es also" — da steht das Du mit ihr in einer Wirklichkeit!

„Sollt ich ihn töten? Konnt' ich's,
da ich ihm ins Auge sah?"
„Bin ich strafbar, weil ich menschlich war?
Ist Mitleid Sünde? — Mitleid! Hörtest du
Des Mitleids Stimme und der Menschlichkeit
Auch bei den andern, die dein Schwert geopfert?"
„Mit blinden Augen mußtest du's vollbringen!"

Der Mangel an Vorstellungsgabe vieler an sich unbescholtener und rechtschaffener Menschen kann sich unter dem Einfluß eines verbrecherischen, totalitären Regimes bis zur vollständigen Vorstellungs-Unmöglichkeit steigern. Nur so ist es erklärlich, daß so viele zu fühllosen, willfährigen Mordwerkzeugen der großen Nazimörder wurden. Ist nämlich die Beziehung zum Mitmenschen gestört, so wird die Gefahr, unter entsprechendem äußerem Druck zum modernen Roboter zu werden, sehr groß.

Nur wer Beziehung kennt und den andern ins eigene Denken und Fühlen einbezieht, ist fähig, sich zu entscheiden. Wer unter dieser Voraussetzung sich entscheidet, tut es in Freiheit, denn er ist vor das Angesicht getreten.

Dem Arzt ist durch das Gesetz die Macht über Leben und Tod des Ungeborenen gegeben. Es ist ihm das Schwert für das Mordhandwerk übergeben. Aber er muß sich entscheiden, muß Entschlüsse fassen.

Wir verstehen unter Macht das Vermögen des Menschen, zu verwirklichen, was sein Wille ist. Macht, die an das Ziel, an das Werk, an die Berufung gebunden ist, ist weder gut noch böse. Sie ist ein „geeignetes oder ungeeignetes Werkzeug". Sobald aber die Bindung an das Ziel sich lockert oder löst, entzieht sich die Macht der Verantwortung, sie verrät den Geist, sie wird böse. Wo wir ihr in einem Menschen begegnen, wird uns bald klar, daß das Verhältnis dieses Menschen zu seinem Werk ohne Ziel, krank geworden ist.

Doch wir müssen uns entscheiden, wir müssen handeln. Daß wir Entscheidungen treffen und Taten verwirklichen können, dazu braucht es Entschlossenheit. Erst durch diese bestimmen wir eine Situation, statt von ihr bestimmt zu werden.

In äußersten Grenzsituationen, wie zum Beispiel bei Placenta praevia, in der äußersten Not fällt uns der Entschluß leicht. Da steht das Leben dem Leben bei. Gerade die spontane, unreflektierte, improvisierte Hilfe ist für solche Notsituationen typisch. SCHOPENHAUER nennt es Mitleid, und dieses ist für ihn die Grundlage jeder Ethik: „Das heißt die ganz unmittelbare, von allen anderweitigen Rücksichten unabhängige Teilnahme am Leiden eines anderen ... Das Mitleid hebt die Scheidewand, die sonst Individuen voneinander trennt, auf, macht das Nicht-Ich gewissermaßen zum Ich und ermöglicht damit ein selbstloses Wollen." Das Mitleid ist das „große Mysterium der Ethik", eben weil hier das Unmögliche möglich wird, ein Wille, der nicht für sich, sondern für andere will.

Wer danach fragt, was daraus entstehe, wenn er die Hilfe in der Not gewähre, macht sich schuldig; auch vor dem Gesetz. Es liegt im Sinn der christlichen Lehre, daß ich auf das Nächste und den Nächsten, daß ich immer auf das unmittelbar Gegebene, auf das mir vor den Füßen liegende und in die Hände kommende verwiesen werde.

Weit problematischer als im Fall des äußersten Notstandes wird unsere ethische Position dem keimenden Leben gegenüber bei der prophylaktischen Indikation der Schwangerschaftsunterbrechung. Es besteht hier meist keine unmittelbare Gefahr für das mütterliche Leben. Es steht hier nicht Leben gegen Leben.

Wie groß ist die Gefahr? Ja, selbst der Begriff „Gefahr" ist relativ, subjektiv und wird, wie so viele Begriffe, in verschiedenen Epochen nicht gleich gewertet. Vor 150 Jahren war die Todesgefahr durch Puerperalfieber enorm: beinahe die Hälfte aller Wöchnerinnen starben daran. An unseren heutigen Gesetzen gemessen, wäre damals die Unterbrechung fast jeder Schwangerschaft berechtigt gewesen. Die Gefahr, am Wochenbettfieber zugrunde zu gehen, war weit größer als sie heute bei irgendeiner unserer prophylaktischen Indikationen ist. Die Menschen lebten damals näher am Tod als wir heute, und sie hatten ein anderes Verhältnis zu ihm.

Heute geht es in den weitaus meisten Fällen der medizinischen Anzeigestellung zur Interruptio nicht um Lebensbedrohung, sondern um die mögliche Gefahr eines dauernden gesundheitlichen Schadens. Mit anderen Worten: um die Gesundheit der Mutter zu sichern, töten wir das kindliche Leben. Wir tun es hier, ganz im Gegensatz zur Situation des äußersten Notstandes, nicht improvisiert, sondern nach reiflicher Überlegung, nüchterner Vorausberechnung und Abschätzung der Prognose, auf Grund von Erfahrungen in ähnlichen oder analogen Fällen. Damit haben wir uns von vornherein für das Leben und die Gesundheit der Mutter und gegen das Leben des Kindes entschieden. Um ein Leben, das uns bekannt ist und das uns näher steht, zu erhalten, töten wir, nüchtern abwägend, ein anderes und nehmen damit bewußt *Schuld* auf uns.

Für diese Schuld gibt es vom theologischen Standpunkt aus keine Freisprechung. Es kann keine geben, denn wo kämen wir hin, wenn das Leben von der Kirche aus nicht als unteilbar Ganzes verstanden und als solches kompromißlos verteidigt, als heilig und unantastbar erklärt würde. Keine Freisprechung, höchstens Gnade haben wir zu erwarten. Die Schuld fällt auf uns persönlich. Wir geraten in den tragischen Konflikt wie Schillers „Jungfrau von Orléans", zwischen zwei Pflichten zu stehen und eine Entscheidung treffen zu müssen, die nicht mit Sicherheit die richtige ist, ja in welcher wir, wie immer wir uns entscheiden, schuldig werden. Wir nennen diesen Konflikt einen tragischen im wirklichen Sinn der Bedeutung: tragisch ist eine Situation dann, wenn wir unter der Notwendigkeit stehen, etwas Schuldhaftes zu tun, ohne daß wir die Schuld abstreiten könnten mit der Begründung der Notwendigkeit. Leben zu gefährden oder zu töten, sei es das der Mutter oder das des Kindes, ist und bleibt schuldhaft.

Wenn wir für unser Handeln Vergebung in Anspruch nehmen, dann bekennen wir damit auch in aller Deutlichkeit, daß dieses Handeln sich im Widerspruch mit dem göttlichen Willen befinde, daß es folglich nicht in Ordnung sei. Wir können unsere fragwürdigen Lösungen und Auswege nicht gleichzeitig auf das Konto des göttlichen Tuns setzen. Zwar hoffen wir, daß uns „im Augenblick eine Klarheit darüber geschenkt wird, wo die Grenze zwischen der göttlichen und der widergöttlichen Sache verläuft".

Der Ruf des Gewissens bedeutet „einen Aufruf zum Schuldigwerden", denn es ist unmöglich, ein empfindliches und ein gutes Gewissen miteinander zu vereinen. „Das gute Gewissen ist eine Erfindung des Teufels", meint Albert Schweizer und Jaspers sagt, „daß ich erst im Bewußtsein der Schuld frei werde, sonst bleibe ich Knecht der Natur, und ich werde frei nur im Entschluß". Grenzsituationen, und um solche handelt es sich hier, erleben und Existieren ist dasselbe. Nur so kann ich als Ganzes bestehen und vegetiere nicht dumpf von Augenblick zu Augenblick, „so gewiß ich mich immer nur von meiner Grenze her übersehe, in diesem Falle also ... vom äußersten meines Daseins her, von Tod, Leid und Schuld her".

Wer die Konfliktsituation als solche leugnet, leugnet auch die Entscheidung, ein Grundphänomen unseres geistigen Lebens. Viele Ärzte erleben die medizinischen Grenzsituationen nicht. Sie glauben, der therapeutische Weg sei unproblematisch. Es wird deshalb eine der wichtigsten Aufgaben sein, die Indikationen neuen medizinischen Erkenntnissen anzupassen und stets zu revidieren. Es gibt kein billiges Rezeptchen, nach dem man sich entscheiden kann. Es gibt keine Sicherheit im Entschluß — dieser bleibt, wie jeder Entschluß, ein Wagnis. Aber er allein führt in den „Atemraum" der Wahrheit.

Wir müssen uns jedoch bewußt sein, daß ein ärztliches Ethos, ein ärztliches Entscheiden und Verantworten ohne eine transzendente Deutung des Lebens nicht möglich ist.

Der Arzt in der Verantwortung

Weder die Gesellschaft noch der Staat noch die Kirche können also dem Arzt, der sich für eine Schwangerschaftsunterbrechung entscheidet, die Verantwortung abnehmen. Wir haben gesehen, daß nur der Einzelne, in unserm Fall der Arzt, Verantwortung wirklich tragen kann. Der Einzelne wird frei oder willkürlich sich entscheiden und handeln, je nach Charakterveranlagung und Weltanschauung.

Buber charakterisiert den freien und den willkürlichen Menschen sehr prägnant: „Der freie Mensch ist der ohne Willkür wollende. Er glaubt an die Wirklichkeit; das heißt: er glaubt an die reale Verbundenheit der realen Zweiheit Ich und Du. Er glaubt an die Bestimmung und daran, daß sie seiner bedarf ... Es wird nicht so kommen, wie sein Entschluß es meint; aber was kommen will, wird nur kommen, wenn er sich zu dem entschließt, was er wollen kann. Er muß seinen kleinen Willen, den unfreien, von Dingen und Trieben regierten, seinem großen opfern, der vom Bestimmtsein weg und auf die Bestimmung zugeht. Da greift er nicht mehr ein, und er läßt doch auch nicht bloß geschehen. Er lauscht dem aus sich Werdenden ..., um es so zu verwirklichen, wie es von ihm, dessen es bedarf, verwirklicht werden will, mit Menschengeist und Menschentat, mit Menschenleben und Menschentod.

Der willkürliche Mensch ... kennt die Verbundenheit nicht, er kennt nur die fiebrige Welt da draußen und seine fiebrige Lust, sie zu gebrauchen ... Wenn er Du sagt, meint er: „Du mein Gebrauchenkönnen"; und was er seine Bestimmung nennt, ist nur Ausstattung und Sanktion seines Gebrauchenkönnens. In Wahrheit hat er keine Bestimmung, nur ein Bestimmtsein von Dingen und Trieben, das er mit dem Gefühl der Selbstherrlichkeit, das heißt eben in Willkür vollzieht. Er hat keinen großen Willen; nur die Willkür, die er dafür ausgibt ... Er greift fortwährend ein, und zwar zu dem Zweck, „es geschehen zu lassen". Wie sollte man denn ... nicht der Bestimmung nachhelfen, nicht die erreichbaren Mittel verwenden, die ein solcher Zweck erfordert? So sieht er auch den Freien; er kann ihn nicht anders sehen ... Ohne Opfer und ohne Gnade, ohne Begegnung und ohne Gegenwart, eine verzweckte und vermittelte Welt ist seine Welt ... und diese heißt Verhängnis. So ist er in all seiner Selbstherrlichkeit schier unauswirrbar ins Unwirkliche verstrickt; und er weiß es, so oft er sich auf sich besinnt — darum richtet er den besten Teil seiner Geistigkeit darauf, die Besinnung zu verhüten oder doch zu verhüllen ..., da sie ja den Zusammenbruch mit sich führen würde."

Die Stellung des Geburtshelfers ist innerhalb der Unterbrechungspraxis paradox: mit der einen Hand soll er zum Leben verhelfen, mit der anderen Leben zerstören.

Früher vertrat man den Standpunkt, der Geburtshelfer habe allein die Indikation zur Schwangerschaftsunterbrechung zu stellen. Diese Auffassung wurde von den meisten Gynäkologen mit Recht abgelehnt. Manche medizinische Gebiete sind zu spezialisiert und erfordern Kenntnisse und Untersuchungsmethoden, die dem Geburtshelfer nicht geläufig sind. Doch jeder Frauenarzt weiß, ob eine Indikation vorgeschoben ist. Nicht jeder ist gewillt, sich als Handlanger und Abtreiber mißbrauchen zu lassen. Mancher wird glauben, sich hinter der Verantwortung eines begutachtenden Kollegen — meist eines Psychiaters — verschanzen zu können. Außerdem fühlt er sich gesichert durch die Signatur der Behörden. Eine solche Auffassung ist ein gefährlicher Selbstbetrug. Wenn der Geburtshelfer nämlich solchen Gutachten die Hand leiht, steht er übler da als ein gewerbsmäßiger Abtreiber. Letzterer muß für sein Verbrechen mit seiner Person haften. Der dienstgefällige Frauenarzt macht sich zudem der Unehrlichkeit schuldig: zunächst vernichtet er wider besseres Wissen keimendes Leben und zudem betrügt er die Behörden, welche die Erlaubnis in guten Treuen und im Vertrauen auf die gesuchstellenden Ärzte gegeben haben.

Wenn der Gynäkologe Komplikationen aus anderen Spezialgebieten auch oft nicht beurteilen kann, so muß doch von ihm verlangt werden, daß er die wenigen Indikationen zur Interruptio kennt. Außerdem dürfte selbstverständlich sein, daß er sich mit dem begutachtenden Arzt auseinandersetzt und mit der Schwangeren den ärztlichen und menschlichen Kontakt herstellt, bevor er diese auf den Operationstisch legt. Uns sind Fälle bekannt, in denen die Schwangere vom Arzt, der die Unterbrechung vornahm, nur die Rechnung zu sehen bekam.

Wer also soll die Verantwortung übernehmen? Der begutachtende Facharzt? Der unterbrechende Gynäkologe? Oder soll die Verantwortung aufgeteilt werden, je zur Hälfte? Oder zu einem Drittel, wenn die Schwangere miteingerechnet wird? Dieses Rechenkunststück gelingt nicht. Es gibt nur eine persönliche Verantwortung. Und diese hat der Arzt zu übernehmen, der die Schwangerschaft unterbricht. Aus diesem Grunde sollte die letzte Entscheidung in der Indikation ihm gehören.

Eine abgenommene Entscheidung wäre eine entmächtigte Entscheidung. Denn Verantwortung im Handeln vollzieht sich nur im Identischsein mit meiner eigenen, unobjektivierbaren Wirklichkeit. Auch die Schwangere kann uns die Verantwortung nicht abnehmen. Sie kommt in einer Notlage zu uns und übersieht die Situation nicht.

Muß aus ärztlichen Erwägungen eine Unterbrechung vorgenommen werden, so müssen wir der Schwangeren die Schuld an der Kindstötung abnehmen und sie auf uns nehmen. Denn *wir* entscheiden und handeln. Daß viele Frauen nach einer Unterbrechung in Schuldgefühle geraten und seelsorgerischer und psychiatrischer Hilfe bedürfen, bedeutet, daß sie ihrerseits zur Schuld in ein echtes Verhältnis gekommen sind. Keineswegs können sie aber dem Arzt, der den Eingriff vollzogen hat, seiner vollen Verantwortung entbinden, diese einschränken oder teilen. Der Arzt haftet für das, was er getan hat. Denn genau so wie jeder seinen eigenen Tod stirbt, muß jeder seinem eigenen Gericht stehen. Doch selbst dann, wenn wir unsere Verantwortung wahrnehmen, ist unser Verhalten zu ihr noch nicht bestimmt. „Immer noch können wir das Schweigen um uns schlagen— eine für einen bedeutenden Typus charakteristische Entgegnung — oder in die Gewöhnung ausweichen." Beide Male tragen wir eine durch keine Betriebsamkeit und durch keine Betäubung zu vergessende Wunde davon.

Wir berufen uns in diesem Kapitel auf folgende Philosophen: AMSTUTZ, BUBER, HEIDEGGER, JASPERS, JODL, KANT, KIERKEGAARD, SCHOPENHAUER, TILLICH.

Namenverzeichnis

Die kursiv gedruckten Ziffern beziehen sich auf die Literaturverzeichnisse

Sachverzeichnis